Thieme

Screening in der Physiotherapie

Das Flaggen-System – Warnsignale erkennen

Kerstin Lüdtke

Lucia Grauel, Daniela Laube

2. Auflage

100 Abbildungen

Georg Thieme Verlag
Stuttgart • New York

Impressum

Bibliografische Information der Deutschen Nationalbibliothek
Die Deutsche Nationalbibliothek verzeichnet diese Publikation in der Deutschen Nationalbibliografie; detaillierte bibliografische Daten sind im Internet über http://dnb.d-nb.de abrufbar.

Ihre Meinung ist uns wichtig! Bitte schreiben Sie uns unter:
www.thieme.de/service/feedback.html

Wichtiger Hinweis: Wie jede Wissenschaft ist die Medizin ständigen Entwicklungen unterworfen. Forschung und klinische Erfahrung erweitern unsere Erkenntnisse, insbesondere was Behandlung und medikamentöse Therapie anbelangt. Soweit in diesem Werk eine Dosierung oder eine Applikation erwähnt wird, darf der Leser zwar darauf vertrauen, dass Autoren, Herausgeber und Verlag große Sorgfalt darauf verwandt haben, dass diese Angabe **dem Wissensstand bei Fertigstellung des Werkes** entspricht.
Für Angaben über Dosierungsanweisungen und Applikationsformen kann vom Verlag jedoch keine Gewähr übernommen werden. **Jeder Benutzer ist angehalten**, durch sorgfältige Prüfung der Beipackzettel der verwendeten Präparate und gegebenenfalls nach Konsultation eines Spezialisten festzustellen, ob die dort gegebene Empfehlung für Dosierungen oder die Beachtung von Kontraindikationen gegenüber der Angabe in diesem Buch abweicht. Eine solche Prüfung ist besonders wichtig bei selten verwendeten Präparaten oder solchen, die neu auf den Markt gebracht worden sind. **Jede Dosierung oder Applikation erfolgt auf eigene Gefahr des Benutzers.** Autoren und Verlag appellieren an jeden Benutzer, ihm etwa auffallende Ungenauigkeiten dem Verlag mitzuteilen.

Georg Thieme Verlag KG
Rüdigerstr. 14, 70469 Stuttgart, Germany
www.thieme.de

Printed in Germany

1. Auflage 2015

Zeichnungen: Helmut Holtermann, Dannenberg; Andrea Schnitzler, Innsbruck
Umschlaggestaltung: Thieme Group
Umschlagfoto: Dommer, Stuttgarter Fahnenfabrik
Fotos: Ronald Doll, Hamburg
Satz inkl. Satzsystem: L42 AG, Berlin, gesetzt in PTC APP
Druck: Grafisches Centrum Cuno, Calbe

DOI 10.1055/b000000341

ISBN 978-3-13-243752-4 1 2 3 4 5 6

Auch erhältlich als E-Book:
eISBN (PDF) 978-3-13-243753-1
eISBN (epub) 978-3-13-243754-8

Wo datenschutzrechtlich erforderlich, wurden die Namen und weitere Daten von Personen redaktionell verändert (Tarnnamen). Dies ist grundsätzlich der Fall bei Patienten, ihren Angehörigen und Freunden, z. T. auch bei weiteren Personen, die z. B. in die Behandlung von Patienten eingebunden sind.

Vorwort

Wörtlich übersetzt bedeutet das englische Wort „Screening“: Aussieben, Sichten, Trennen, Auswahlprüfverfahren. Aber wonach suchen Physiotherapeuten wenn sie „screenen“? Der Begriff wird in der Physiotherapie für eine ähnliche Vorgehensweise auf verschiedenen Ebenen angewendet. Zum Beispiel verwendet man den Begriff in der Manuellen Therapie für die Überprüfung einer Struktur (z. B. eines Gelenksystems), um dessen (Nicht-)Beteiligung an einem klinischen Problem festzustellen. Zusätzlich zu diesen manualtherapeutisch wichtigen Strukturen und Systemen soll in diesem Buch das Screening-Prozedere für weitere Systeme vorgestellt werden. Dazu gehören das pulmonale System, das kardiovaskuläre System inkl. der peripheren Blutgefäße, das gastrointestinale System, das Harnwegsystem, das gynäkologische System und das zentrale Nervensystem. Weiter müssen auch Erkrankungen wie Tumoren / Metastasen, Entzündungen, Osteoporose und z. B. Frakturen mit ihren typischen Leitsymptomen erkannt (gescreent) werden. Übergeordnet stellt sich hier also die Frage, ob es sich bei den bestehenden Symptomen überhaupt um ein physiotherapeutisch behandelbares Problem handelt, oder ob eine ärztliche Intervention / Diagnostik erforderlich ist. Traditionell entscheidet dies der überweisende Arzt.

Es gibt jedoch eine ganze Reihe von Gründen, warum es für Physiotherapeuten von zunehmender Bedeutung ist, solche Entscheidungen mittragen zu können. Das gilt besonders, wenn z. B. durch die Zulassung zum Heilpraktiker für Physiotherapie, Patienten im Erstkontakt, also ohne vorher einen Arzt konsultiert zu haben, von Physiotherapeuten untersucht und behandelt werden. Aber auch der zunehmende Zeitdruck in Arztpraxen kann gelegentlich dazu führen, dass wichtige Informationen übersehen werden. Viele Situationen z. B. im Sport am Spielfeldrand, im Präventionsbereich, im Freundes- und Familienkreis, erfordern eine schnelle und sichere Entscheidung, ob ein Arztbesuch notwendig ist. Und nicht zuletzt ist es auch eine ethische Pflicht von Physiotherapeuten, ernsthafte Pathologien früh zu erkennen und eine ärztliche Diagnostik und Behandlung zu initiieren.

Dieses Buch soll dazu dienen, eine strukturierte Vorgehensweise für das physiotherapeutische Screenen zu erlernen. Es bietet viele Beispiele für Pathologien, die sich im Frühstadium wie physiotherapeutisch behandelbare Symptome darstellen können. Dennoch kann nur ein kleiner Teil der nahezu unendlichen (und somit auch unendlich seltenen) Krankheiten berücksichtigt werden. Es werden täglich neue Fallstudien veröffentlicht, in denen sich eine Erkrankung ungewöhnlich darstellt, somit ist ein kompletter Katalog von Pathologien nicht möglich und auch ein komplettes Abbild der zum heutigen Zeitpunkt bekannten Pathologien und ihren klinischen Präsentationen würde sehr viel mehr Seiten füllen, als in diesem Rahmen zur Verfügung stehen. Dieses Buch beinhaltet somit die häufigsten und – aus Sicht der Autoren – wichtigsten Erkrankungen, die eine muskuloskeletale Präsentation zeigen kann. Es ist aber auch ausdrücklich erwünscht, dass Leser ihre eigenen Erfahrungen teilen und ungewöhnliche Patientenfälle beschreiben. Dies kann gern an die E-Mail-Adresse k.luedtke@uke.de oder auf unserer Facebook Seite (EPS Institut) erfolgen. Weitere Informationen finden sich auch auf der Website http://www.eps-institut.de.

Dies ist das erste deutschsprachige Buch für physiotherapeutisches Screening, und wir hoffen, ein übersichtliches und verständliches Nachschlagewerk für die tägliche physiotherapeutische Praxis geschaffen zu haben.

Viel Freude beim Lesen und Lernen wünschen
Daniela Laube, Lucia Grauel & Kerstin Lüdtke

Inhaltsverzeichnis

Anschriften

Prof. Dr. Kerstin **Lüdtke**
Oelkersallee 13
22769 Hamburg
Deutschland

unter Mitarbeit von

Lucia **Grauel**
Griegstr. 20
22763 Hamburg
Deutschland

Daniela **Laube**
Im Dorfe 14
28865 Lilienthal
Deutschland

Autorenvorstellung

Prof. Dr. Kerstin Lüdtke

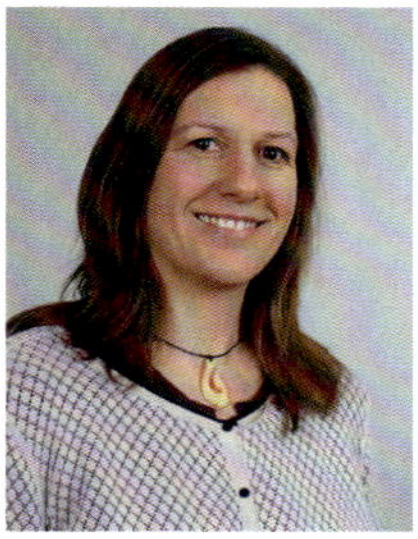

Kerstin Lüdtke MSc, PhD ist Physiotherapeutin und Studiengangsleiterin des Bachelorstudienganges Physiotherapie an der Universität zu Lübeck. Ihre Forschungsinteressen umfassen neben Screening in der Physiotherapie vor allem chronische Schmerzen und Kopfschmerzen. Ihr Interesse für Screening begann während eines 4-jährigen Aufenthaltes in Großbritannien wo sie erstmalig als Physiotherapeutin im Erstkontakt tätig war und erkannte, dass die physiotherapeutische Ausbildung in Deutschland auf diese Rolle nicht konsequent vorbereitet. Bei einer Fortbildung, die William Boissonnault in Siena (Italien) zum Thema Screening hielt, entstand zusammen mit Lucia Grauel die Idee, Kurse für Physiotherapeuten in Deutschland anzubieten. Aus dem hierfür entwickelten Skript und der Notwendigkeit ein deutschsprachiges Nachschlagewerk und Lehrbuch anbieten zu können, ist dieses Buch entstanden.

Lucia Grauel

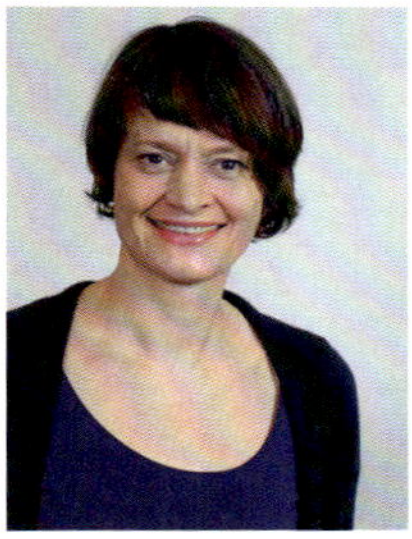

Lucia Grauel, MA manipPhysio, OMT- DVMT, HP-PT, ist als Physiotherapeutin in eigener Praxis mit dem Fokus auf Krankheitsbilder der Wirbelsäule, chronischem Schmerz und Beckenbodendysfunktionen tätig; ausserdem arbeitete sie als wissenschaftliche Mitarbeiterin an der Hochschule Fresenius in Hamburg, sowie als Dozentin für Screening/HP-PT. Ihr Interesse für Screening/Erstkontakt entstand schon während ihrer früheren Tätigkeit in einer psychsomatischen Klinik durch den Kontakt zu Patienten mit sehr unterschiedlichen Diagnosen und differierenden Krankheitsverläufen. Im Master Studium in Australien/ Adelaide war sie erstmals mit der Arbeit im Erstkontakt konfrontiert. Dies war damals sehr faszinierend, mit deutlich mehr Möglichkeiten für die Physiotherapie, aber für Deutschland zu diesem Zeitpunkt noch visionär. Durch die Fortbildung bei William Boissonnault in Siena (Italien) zum Thema Screening entstand zusammen mit Kerstin Lüdtke die Idee, Kurse für Physiotherapeuten in Deutschland anzubieten.

Daniela Laube

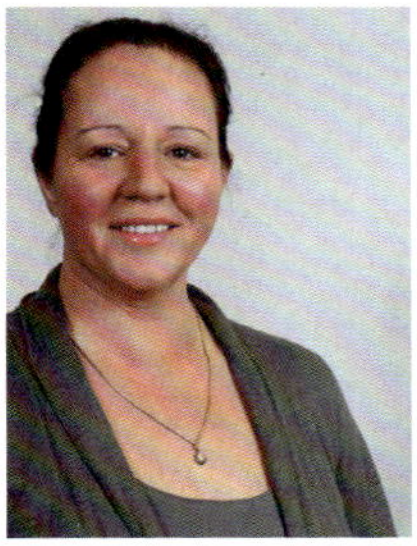

Daniela Laube ist Physiotherapeutin und hat an der FU-Berlin und der Charité ein Studium der Humanmedizin abgeschlossen. Seit 2006 bildet sie Physiotherapeuten am Bremer Lehrinstitut für Physiotherapie aus und unterrichtet den ärztlichen Anteil der „Heilpraktiker für Physiotherapie" Fortbildung.

1 Allgemeines zum physiotherapeutischen Screening

1.1 Physiotherapeutischer Erstkontakt in Deutschland

Der Weltverband der Physiotherapeuten (WCPT) definiert in seinem Policy Statement die Rolle der Physiotherapie (www.wcpt.org, 2007). Zum Erstkontakt findet sich dort der folgende Satz:

Nature and extend of physiotherapy:

„Physiotherapists are able to act as first contact practitioners and patients may seek direct care without referral from any other health professional"

In Deutschland besteht seit 2009 lediglich über den sektionalen Heilpaktiker für Physiotherapie eine Erstkontaktmöglichkeit:

„Die Heilpraktikererlaubnis kann auf die Ausübung der Physiotherapie beschränkt werden. Ein ausgebildeter Physiotherapeut muss sich zur Erlangung einer solchen Erlaubnis einer eingeschränkten Überprüfung seiner Kenntnisse und Fähigkeiten unterziehen." (BVerwG 3 C 19.08 Bayer. VG Ansbach – 08.09.2008 – AZ: VG AN 9 K 07.03319)

Die Überprüfung erfolgt durch die Gesundheitsämter der jeweiligen Bundesländer, darf keine Inhalte des physiotherapeutischen Staatsexamens beinhalten und dient der Gefahrenabwendung, d. h. die Prüfungskommission muss sicher sein, dass bei der Zulassung der betreffenden Person als Heilpraktiker für Physiotherapie keine Gefahr für Patienten entsteht. Um dies sicherzustellen, wurden von den Gesundheitsämtern der einzelnen Bundesländer Themenbereiche definiert, die in der Prüfung abgefragt werden können. Einige Bundesländer erlauben auch eine Zulassung „nach Aktenlage" unter der Voraussetzung, dass ein entsprechender Screeningkurs belegt wurde. Unabhängig von einer ärztlichen Verordnung untersuchen und behandeln zu können, ist ein wichtiger Schritt für die Professionalisierung der Physiotherapie, für das Selbstverständnis des Berufes und für die Wahrnehmung der Physiotherapie in der Gesellschaft. Die Eigenständigkeit bringt aber auch eine neue Verantwortung für die sichere Versorgung der Patienten mit sich. Ernsthafte Pathologien müssen frühzeitig erkannt werden und eine unmittelbare ärztliche Versorgung muss gewährleistet sein. Das erfordert ein zuverlässiges Screening-Prozedere mit fundierten Differenzialdiagnostik-Kenntnissen und schriftliche sowie verbale Kommunikationsstrategien, die dazu führen, tatsächlich gehört und ernst genommen zu werden. Die Physiotherapie wird so zu einem gleichberechtigten Partner in der Gesundheitsversorgung, in deren Zentrum das Wohlergehen des Patienten steht. In vielen Ländern ist der physiotherapeutische Erstkontakt seit Jahren etabliert.

Aus international erhobenen Daten lassen sich Antworten auf einige der oft gestellten Fragen finden, z. B. auf die Frage nach der Sicherheit: Daten hierzu liefert eine Studie, die Erstkontakt-Physiotherapie innerhalb des US-Militärs untersuchte. Von über 470000 untersuchten Fällen gab es keine berichtete Gefahrensituation oder negative Konsequenz für Soldaten, die den Erstkontakt in Anspruch genommen haben [Moore, 2005].

Auch der Sorge, dass Patienten in Folge des Erstkontaktes deutlich mehr Behandlungen beanspruchen und somit eine Explosion der Behandlungskosten zu erwarten ist, kann anhand der vorhandenen Daten entgegengewirkt werden: Die Anzahl der erforderlichen Behandlungen pro Episode ist im Erstkontakt international deutlich geringer als im Arzt-Überweisungssystem, die Kosten sind geringer und das Behandlungsziel wird häufiger erreicht. Einige Beispiele für internationale Publikationen finden sich in ▸ Tab. 1.1:

Tab. 1.1 Veröffentlichungen zur Auswertung von Kosten im Erstkontakt

Autor; Jahr; untersuchte Fälle; Land	Faktoren	Erstkontakt	Überweisungssystem
[Mitchell, 1997]; n > 600 Datensätze; USA	Anzahl der Behandlungen, Kosten	7,6 USD 1004	12,2 USD 2236
[Leemrijse, 2008]; Daten aus 43 Praxen; n = ca. 10000 Patienten; Niederlande	Behandlungsziel erreicht, Anzahl der Behandlungen	72,6 % 8,1	63,3 % 10,5
[Holdsworth, 2007]; n = 3010; Schottland	Kosten einer Episode	GBP 66,31	GBP 88,99
[Pendergast, 2012]; n = 62000; USA	Anzahl der Behandlungen	5,9	7,0

Vorteile des Erstkontakts

Der direkte Zugang zu Gesundheitsberufen ist ein wichtiger Aspekt für die Patientenzufriedenheit und somit für die Qualität eines Gesundheitssystems [Kroneman, 2006]. Insgesamt zeigen alle Veröffentlichungen eine positive Bilanz für ein System, das kostensparend, sicher und effizient ist und zu einer hohen Patientenzufriedenheit führt.

1.2 Screening der Organsysteme

1.2.1 Erstkontaktsituationen im physiotherapeutischen Alltag

Erstkontakte und erstkontaktähnliche Situationen, in denen ein physiotherapeutisches Screening erforderlich ist, finden im Therapiealltag der meisten Physiotherapeuten (unabhängig von der Heilpraktiker-Zulassung) statt. Ein typisches Beispiel ist eine Verordnung mit einer unspezifischen Diagnose, z.B. „LWS-Syndrom". Auch zusätzliche Symptombereiche, die ein Patient während einer Behandlung berichtet, für die aber keine Verordnung besteht, sind solche Situationen. Das Screening umfasst hier eine Abgrenzung, ob der neue Symptombereich zu der bekannten (und behandelten) Pathologie gehört, also unter der bestehenden Verordnung mitbehandelt werden darf, oder ob es sich um eine zusätzliche Pathologie handelt, für die eine weitere Verordnung notwendig ist. Auch außerhalb des Praxisalltags sind Screeningkenntnisse und die daraus resultierende Entscheidung „Arztbesuch oder kein Arztbesuch" gefragt, z.B. wenn Familie oder Freunde um Rat fragen oder wenn beim Sport eine (eigene oder fremde) Verletzung auftritt. Beispiele für solche Situationen sind in ► Abb. 1.1 dargestellt, es sind aber noch viele weitere Situationen denkbar.

Ein bewusster Umgang mit diesen Situationen ist grundlegend für ein umfassendes physiotherapeutische Arbeiten. Auch wenn eine Behandlung im Rahmen einer ärztlichen Verordnung erfolgt, besteht eine Verantwortung für Physiotherapeuten (z.B. eine zügige ärztliche Kontrolle einzuleiten), da sie nicht selten die ersten medizinisch geschulten Personen sind, denen ein neu aufgetretenes Symptom berichtet wird. In der Situation des Erstkontakts ist diese Verantwortung präsenter und ein klares Prozedere mit einem sofortigen eindeutigen Ergebnis erforderlich.

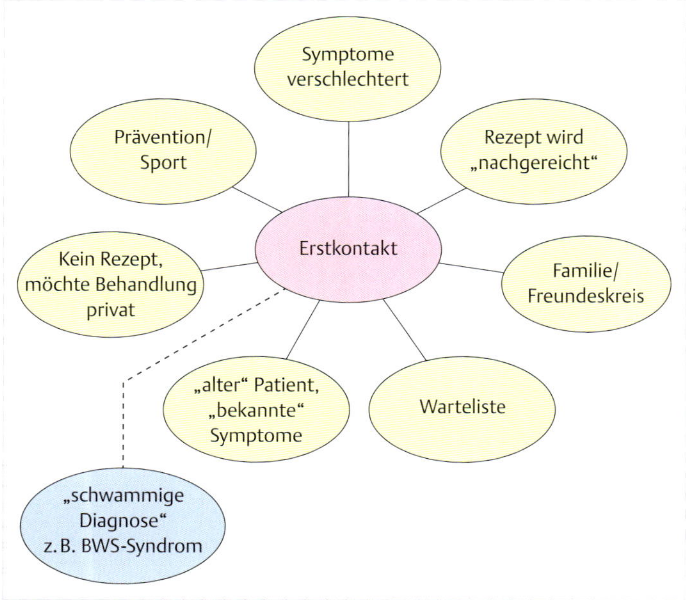

Abb. 1.1 Erstkontakte/erstkontaktähnliche Situationen, die Screeningkenntnisse erfordern.

1.2.2 Ergebnisse des Screenings

Wörtlich übersetzt bedeutet das englische Wort Screening: Aussieben, Sichten, Trennen, Auswahlprüfverfahren. Das trifft genau das Kernziel: Im Erstkontakt soll die Kompetenz einer effizienten, sicheren, evidenzbasierten Auswahl von physiotherapeutisch beeinflussbaren Symptomen vermittelt werden. Oder umgekehrt: Diejenigen Symptome sollen herausgefiltert werden, die einer ernsthaften Pathologie zugeordnet und somit medizinisch diagnostiziert und behandelt werden müssen.

Alle verfügbaren Informationsquellen (Fragebögen, Anamnese, körperliche Untersuchung, vorhandene Laborergebnisse oder Bildgebung) müssen ausgeschöpft werden, und ein breites Denken mit mehreren parallelen Hypothesen („Lateral Thinking" [Lewis, 1995; Kuhn, 2000; Hernandez, 2008]) bestimmt das therapeutische Denken und Entscheiden („Clincal Reasoning" [Ekwo, 1979; Mattingly, 1991; Jones, 1992; Edwards, 2004]). Der Screening-Prozess kann nur drei mögliche Ergebnisse haben (▶ Abb. 1.2) [Boissonnault, 2010]:

- Das Problem ist allein durch Physiotherapie behandelbar,
- das Problem ist (zu diesem Zeitpunkt) nicht physiotherapeutisch behandelbar,
- das Problem ist wahrscheinlich physiotherapeutisch behandelbar, bedarf aber einer zusätzlichen ärztlichen Abklärung.

Im Gegensatz zum Screening steht die Differenzialdiagnose:

Die Differenzialdiagnose erfolgt anhand der ärztlichen Untersuchung. Das Ziel einer Differenzialdiagnose ist es, anhand von Leitlinien eine medizinische Therapie einzuleiten. Lautet z. B. das Ergebnis der Differenzialdiagnose „Migräne", so bieten Leitlinien für deren Akut-Therapie eine Liste möglicher Medikamente, z. B. Sumatriptan. Die Differenzialdiagnose ist in den seltensten Fällen physiotherapeutisch zu erzielen: Beschriebene Goldstandardtechniken für die meisten Diagnosen erfordern Bildgebung oder Laborwerte; beides Handlungskompetenzen des Mediziners. Eine gezielte Anamnese und spezifische körperliche Tests können jedoch die Anzahl möglicher Differenzialdiagnosen bereits eingrenzen und dem Arzt die Tätigkeit erleichtern bzw. schneller zielführend sein.

Der physiotherapeutische Screening-Prozess ist im ersten Teil dieses Buches für alle Körperregionen dargestellt. Obwohl keine Differenzialdiagnosen gestellt werden, erfordert Screening gute differenzialdiagnostische Kenntnisse, insbesondere von Pathologien, die sich als muskuloskeletale Dysfunktionen „tarnen" können. Die häufigsten dieser Pathologien und deren ärztliche Diagnose werden im Kapitel zur jeweiligen Körperregion beschrieben.

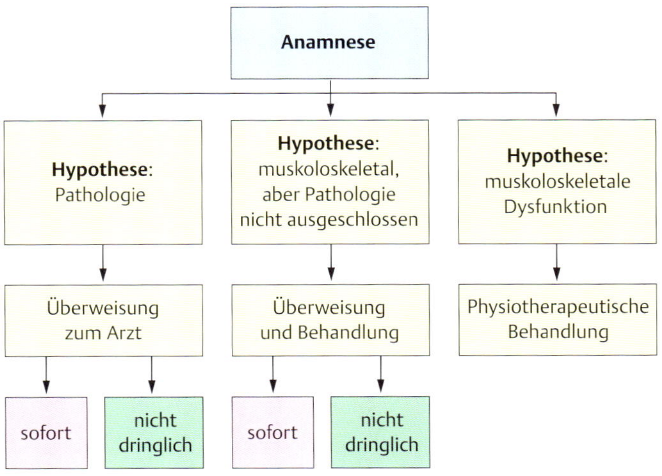

Abb. 1.2 Ergebnisse des physiotherapeutischen Screenings.

Abgrenzung der Ziele von Screening und Differenzialdiagnostik M!

Ziel des Screenings:
Unterscheidung von physiotherapeutisch behandelbaren und nicht behandelbaren Symptomen.

Ziel der Differenzialdiagnostik:
Medizinische Behandlung einleiten, z. B. anhand vorliegender Praxisleitlinien das Medikament der Wahl für eine bestimmte Diagnose auswählen.

► **Elemente des Screening-Prozesses** (► **Abb. 1.3**). Effizientes und effektives Screening erfordert die geschickte Nutzung verschiedener Informationsquellen sowie das Abrufen erworbener Kenntnisse und Fähigkeiten. Das Screening-Ergebnis basiert demnach auf extern gewonnenen Fakten und auf dem Clinical Reasoning des Therapeuten, welches wiederum von seinem Wissen und von seinen Erfahrungen abhängig ist.

- Externe Daten sind z. B.
  - Erstkontaktfragebogen,
  - krankheitsspezifische Fragebögen,
  - Anamnese,
  - körperliche Untersuchung,
  - Laborwerte/Bildgebung.
- Der Clinical-Reasoning-Prozess berücksichtigt das Screening
  - nach Körperregionen,
  - der (Organ-)Systeme.
- Dazu benötigt werden die Kenntnisse der
  - den Körperregionen zugeordneten Organsysteme,
  - Red Flags für Pathologien,
  - Risikofaktoren für Pathologien,
  - speziellen Testverfahren für Pathologien.

1.2.3 Das Flaggen-System

Die verschiedenfarbigen „Flaggen" beschreiben ein System der Warnsignale für bestimmte Situationen im medizinischen Kontext. Trotz ihrer internationalen Verwendung ist die Definition der Farben nicht immer einheitlich. Für dieses Buch werden die Farben wie folgt definiert:

► **Die Roten Flaggen (Red Flags).** sind Warnsignale für ernsthafte (= ärztlich behandlungsbedürftige) Pathologien. Das Vorhandensein einer oder mehrerer Red Flags erfordert eine zeitnahe ärztliche Abklärung. In den einzelnen Kapiteln wird jeweils darauf hingewiesen, ob dies dringlich (= noch am selben Tag) oder weniger dringlich ist. Des Weiteren finden sich Hinweise, ob eine einzelne Red Flag bereits ein Überweisungsgrund ist oder ob die Kombination aus zwei oder mehreren Red

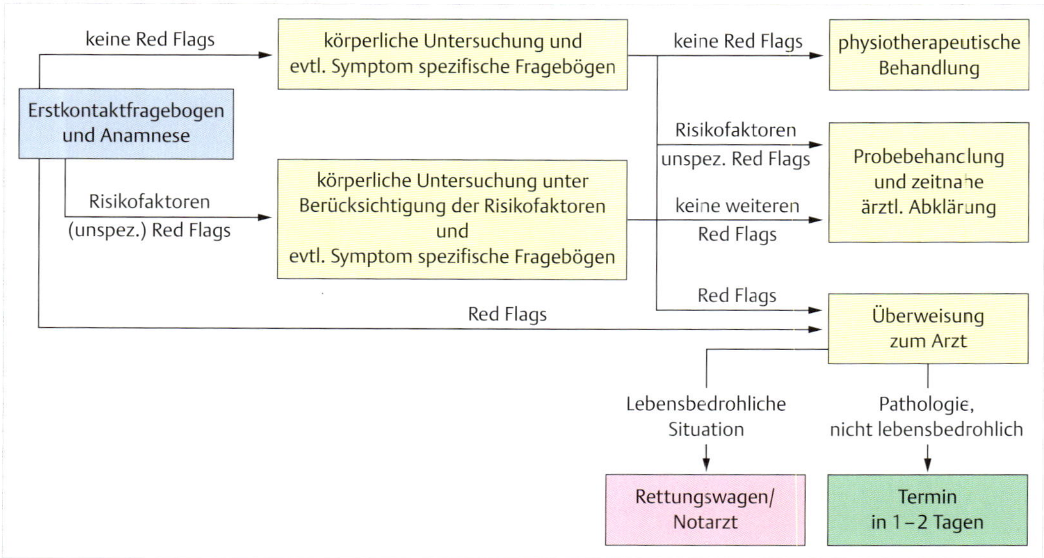

Abb. 1.3 Algorithmus des Screening-Prozederes.

Flags erforderlich ist, um eine ernsthafte Pathologie vermuten zu lassen. Nicht alle Red Flags sind gleich dringlich, in der Vergangenheit wurde vorgeschlagen, Warnsignale im Hinblick auf die Schwere der vermuteten Pathologie in Kategorien einzuteilen, aber auch diese Einteilung ist nicht ohne Risiken und könnte zu falschen Entscheidungen führen [Size, 2007]. Nur für sehr wenige Körperregionen, z. B. LWS, sind in der Literatur klar definierte Red Flags zu finden. Für alle anderen Körperregionen wurden als Red Flag die Warnsignale verwendet, die als Kardinalzeichen einer spezifischen Pathologie bekannt sind.

▸ **Gelbe Flaggen (Yellow Flags).** In der Vergangenheit wurde der Begriff Yellow Flags im Sinne einer Ampel als „mögliches Gefahrensignal für eine Pathologie" verwendet. Seit 1999 von Kendall [Kendall, 1999] der Begriff Yellow Flags im Zusammenhang mit Chronifizierung von muskuloskeletalen Erkrankungen geprägt wurde, versteht man unter Yellow Flags das „Vorhandensein psychosozialer Faktoren, die z. B. eine Chronifizierung begünstigen können". In diesem Sinne wird der Begriff auch in diesem Buch verstanden. Eine Vielzahl von Faktoren wurden als chronifizierungsgefährdend identifiziert [Nicholas, 2011; Stewart, 2011]. Die wichtigsten sind:

- Angst-Vermeidungsverhalten (Fear-Avoidance-Beliefs) [Waddell, 1993; Thomas, 2010],
- Bewegungsangst (Kinesiophobia) [Vlaeyen, 1995; Thomas, 2010],
- Depressionen [Sullivan, 2003],
- passives Bewältigungsverhalten [Rosenstiel, 1983; Koleck, 2006],
- mangelndes Schmerzkontrollempfinden [O'Looney, 1983; Sengul, 2010],
- Katastrophisieren [Wertli, 2014].

▸ **Arbeitsplatzfaktoren: Blaue Flaggen (Blue Flags).** Außer den Red Flags und Yellow Flags besteht eine Inkonsistenz in der Definition anderer Flaggenfarben. Die Bezeichnung Blue Flags geht auf die traditionelle Kleidung des „Arbeiters" zurück, der im Vergleich zu einem Büroangestellten keinen weißen, sondern einen blauen Kragen trägt (z. B. blauer Overall). Dennoch gelten die Flaggen für berufliche Tätigkeiten jeder Art. Die wichtigsten beschriebenen Blue Flags sind [Main, 1999; Shaw, 2009]:

- Anforderungen am Arbeitsplatz (Überforderung *und* Unterforderung),
- geringe eigene Gestaltungsmöglichkeit der Tätigkeit,
- Stress,
- mangelnde soziale Unterstützung am Arbeitsplatz,
- Arbeitsunzufriedenheit,
- Erwartung, die Tätigkeit nicht wieder ausführen zu können (bei bestehender Arbeitsunfähigkeit),
- Angst vor erneuter Verletzung (wenn der Rückenschmerz bei der Tätigkeit aufgetreten ist).

▸ **Monetäre (Arbeitsplatz-)Faktoren (Black Flags).** Schwarze Flaggen beschreiben die Bedrohung der finanziellen Sicherheit, inklusive der Dauer der Arbeitsunfähigkeit, und andere finanzielle Aspekte. Wenn z. B. das Vorhandensein von Symptomen entscheidend ist für den Ausgang einer Schmerzensgeldklage oder eines Rentenverfahrens, so ist die Prognose für eine Schmerzreduktion ungünstig [Rasmussen, 2008]. Aus diesem Grund gelten die beschriebenen Situationen als Risikofaktor für eine Chronifizierung.

▸ **Unspezifische Flaggen.** Neben den spezifischen Warnsignalen gibt es auch noch sogenannte unspezifische Red Flags (▸ Abb. 1.4). Physiotherapeuten kennen diese Situation als „komisches Bauchgefühl, dass irgendetwas nicht stimmt". Unspezifische Warnsignale sind immer dann gegeben, wenn die klinische Situation Unstimmigkeiten aufweist, z. B. der Behandlungsfortschritt nicht zur Prognose passt oder die körperliche Untersuchung nicht zur Anamnese.

Im Rahmen der Heilungsstadien von Gewebearten [Van den Berg, 2010] und klinischen Erfahrungen erwartet man von bestimmten Diagnosen eine Heilung oder Verbesserung in einem bestimmten Zeitraum, z. B. ist die Prognose nach einem Supinationstrauma des Knöchels eine langsame, aber stetige Verbesserung der Belastbarkeit über einen Zeitraum von wenigen Wochen. Nimmt die Belastbarkeit jedoch nicht zu, sondern bleibt auf einem verminderten Niveau oder nimmt mit zunehmender Zeitdauer weiter ab, so entsteht die Hypothese, dass eine weitere Struktur betroffen ist, die eine andere Vorgehensweise erfordert, z. B. eine Talusfraktur. Hier liegt eine Red Flag vor, und eine sofortige ärztliche Abklärung wird erforderlich.

Passt die klinische Symptomatik nicht zu der Anamnese, z. B. präsentiert sich ein Symptom in der körperlichen Untersuchung als schmerzhafter, als es die Diagnose oder die Anamnesebefunde des

Patienten vermuten ließen, kann dies auch eine Red Flag sein, z. B. wenn ein lange bestehendes BWS-Syndrom mit ideopathischer Genese bei der körperlichen Untersuchung stark schmerzhaft auf den Test der Flexion/Extension reagiert, kann dies der Hinweis auf eine versteckte Pathologie sein (z. B. Fraktur bei bestehender Osteoporose, Knochenmetastasen bei bestehender Brustkrebserkrankung).

Unspezifische Red Flags sind auch immer gegeben, wenn der Allgemeinzustand im Verlauf der Erkrankung schlechter wird, wenn schmerzfreie Phasen abnehmen, wenn ein zunächst mechanisch aufgetretenes Symptom nichtmechanisch wird und wenn zu belastungsabhängigen Symptomen auch Symptome in Ruhe auftreten. Jedes viszerale Symptom (im Sinne von: „auf ein Organ hinweisend", z. B. Bauchschmerzen, Herzrasen, Übelkeit, Atemnot, Husten) im Zusammenhang mit muskuloskeletalen Beschwerden sollte als unspezifische Red Flag registriert und abgeklärt werden.

Unspezifische Red Flags [ ]

- Anamnesebefunde passen nicht zusammen und ergeben kein klinisches Muster,
- Ergebnisse der körperlichen Untersuchung passen nicht zu dem Muster, das die Anamnese ergeben hat,
- keine Verbesserung oder Verschlechterung durch Behandlung,
- keine Verbesserung im Verhältnis zur Prognose,
- klinische Präsentation passt nicht zu einem klinischen Muster,
- mechanisches Symptomverhalten wird nichtmechanisch,
- Allgemeinzustand verschlechtert sich,
- viszerale Symptome im Zusammenhang mit einem muskuloskeletalen Symptom.

Erfassen von Risikofaktoren

Ergänzend zu den Warnsignalen für bestimmte Pathologien gibt es oft eine Reihe von definierten Risikofaktoren, die eine Pathologie begünstigen können. Diese ergeben sich aus einer Kombination von klinischer Erfahrung und statistischen Untersuchungen. Ein Beispiel sind Risikofaktoren für Osteoporose: um die Hypothese „Stressfraktur" zu bestätigen oder zu verwerfen, ist es wichtig zu wissen, ob der betreffende Patient möglicherweise eine verminderte Knochenstruktur aufweist. Ist dies dem Patienten nicht bekannt, weil er z. B. nie eine Knochendichtemessung hat durchführen lassen, so können die Risikofaktoren für Osteoporose (z. B. langfristige Kortisontherapie) helfen, die Hypothese zu bestätigen oder zu verwerfen. Ähnlich verhält es sich mit kardiovaskulären Risikofaktoren (z. B. Bluthochdruck, Familiengeschichte von kardiovaskulären Erkrankungen) oder psychogenen Risikofaktoren (z. B. Familiengeschichte psychogener Erkrankungen, Ereignisse in Familie oder am Arbeitsplatz, Verlust etc.). Sind Risikofaktoren für bestimmte Pathologien bekannt, so sind diese zusammen mit den Pathologien aufgeführt. Risikofaktoren zu den einzelnen Organsystemen finden sich in den betreffenden Kapiteln die das Screening-Prozedere für die Organsysteme erläutern.

1.2.4 Erstkontakt-Fragebogen

Ein spezieller Erstkontakt-Fragebogen gibt sicher und effizient Auskunft über den globalen Gesundheitszustand eines Patienten und bietet eine gewisse rechtliche Sicherheit über den Erhalt von Daten, sofern er mit Datum und Unterschrift von Patient und Therapeut versehen ist. Der Einsatz des Fragebogens ist besonders vor der ersten Behandlung sinnvoll und sollte nach einer längeren Behandlungspause aktualisiert werden.

Es gibt unterschiedliche Versionen von Erstkontaktfragebögen, diese sollten nach den Bedürfnissen und Spezialisierungen einer Praxis/des Therapeuten ausgesucht bzw. angepasst werden. Ein idealer Fragebogen ist auf einem einzelnen Bogen Papier (Vorder- und Rückseite) druckbar, für jede Art von Patient/Symptomatik geeignet und beinhaltet mindestens eine Frage zu jedem Organsystem. Am effizientesten ist es, wenn der Patient den Erstkontakt-Fragebogen bereits im Wartezimmer ausfüllt, unter Umständen muss er jedoch bei Verständnisschwierigkeiten beim Ausfüllen unterstützt werden.

Der ausgefüllte Bogen dient während des Anamnesegespräches als Grundlage für Folgefragen, um bei jedem angegebenen Symptom weitere Hinweise für das Vorliegen einer potenziellen Pathologie zu erhalten.

Folgefragen basieren auf der Kenntnis der Red Flags, Risikofaktoren und spezieller Screeninginstrumente für bestimmte Pathologien (z. B. Wells-Score für Thrombosen).

Der in diesem Buch vorgeschlagene Fragebogen (s. Erstkontaktfragebogen im Anhang (S. 154)) umfasst Fragen zur allgemeinen Gesundheit, der globalen Geschichte, zu Organsystemen, Sicherheitsfragen und zur Medikation. Der Fragebogen wurde von William Boissonnault entwickelt und immer wieder angepasst. Für die deutsche Version wurde eine Frage zu Vorsorgeuntersuchungen hinzugefügt. Ein weiterer Fragebogen wurde von der Arbeitsgruppe der Zukunftsinitiative Physiotherapie erstellt. Er wird auf der Seite http://screeningbogen.de zur Verfügung gestellt.

▶ **Spezielle Fragebögen.** Für Symptome in bestimmten Körperregionen (z. B. Neck-Disability-Index) oder für bestimmte Pathologien (z. B. Wells-Score für tiefe Beinvenenthrombose) gibt es eine Vielzahl von Fragebögen, die jedoch zu unterschiedlichen Zwecken entwickelt wurden: Sie dienen entweder zur Ersterfassung von Daten und im Weiteren zur Verlaufskontrolle bzw. Messung des Behandlungserfolges oder als Screening-Instrument zur Erfassung unmittelbarer Gefahrensituationen. Hier kann es um die Gefahr einer Chronifizierung gehen (z. B. Örebro-Fragebogen) und somit um eine Behandlungsentscheidung oder das Fragebogenergebnis kann sogar eine Red Flag darstellen (z. B. Wells-Score für tiefe Beinvenenthrombose mit einem Punktewert > 2). Für die weitere Kommunikation, insbesondere mit Ärzten, sind solche validierten und interprofessionell verwendbaren Bögen ein hilfreiches und professionelles Mittel. Die meisten als Screening-Instrument zu verwendenden Bögen sind im Internet frei verfügbar, hier einige Beispiele:

Frakturscreening

- Ottawa Ankle Rules (http://www.fomt.info/Frageboegen/Ottawa-Ankle-and-Knee-Rules.pdf),
- Canadian C-Spine Rules (http://link.springer.com/article/10.1007 %2Fs10049-011-1476-2#page-1),
- Osteoporose-Screening, z. B. (http://www.osteoporosezentrum.de/osteoporodezentrum-muenchen-dr-helmut-radspieler-fragebogen-osteoporose-risiko.html),
- Frakturrisiko FRAX (http://www.shef.ac.uk/FRAX/tool.jsp?lang = de).

Krebsscreening

- Hautkrebs-Regel (ABCDE) (http://www.hautkrebs.com/frueherkennung/abcde-regel-fuer-die-selbstuntersuchung.html):
  - Asymmetrie,
  - Begrenzung,
  - schwarz oder mehrfarbig,
  - Durchmesser > 5 mm,
  - Entwicklung: Stelle verändert sich.

Screening für rheumatoide Erkrankungen

- z. B. http://rheumacheck.rheumanet.org/questionnaire.aspx

Bei Aufrufen dieser Webseite erfragt ein Online-Fragebogen das individuelle Risiko einer Person an einer rheumatoiden Erkrankung zu leiden.

▶ **Screening nach Körperregionen.** Aus klinischen Beobachtungen weiß man, dass bestimmte Organe sich mit ausstrahlenden Symptomen in bestimmte definierte Regionen des Körpers präsentieren. Das bekannteste Beispiel ist sicher der Schmerz im linken Arm bei Angina pectoris oder Herzinfarkt. ▶ Abb. 1.4 zeigt die typische Symptomverteilung bei Pathologien des gastrointestinalen Organsystems. Analog zeigen auch alle anderen Organsysteme bestimmte klinische Muster, die sich z. T. mit denen muskuloskeletaler Dysfunktionen überschneiden. Diese werden in den folgenden Kapiteln des Buches, die sich mit den einzelnen Organsystemen beschäftigen, vorgestellt.

Im Folgenden finden sich Empfehlungen, basierend auf bekannten klinischen Mustern, welche Organsysteme in den Screening-Prozess eingeschlossen werden sollten, wenn in bestimmten Körperregionen Symptome auftreten, für die eine organische (viszerale) Quelle nicht ausgeschlossen werden kann:

▶ **HWS, Schulterschmerz rechts + links, gesamter Schultergürtel.** Es empfiehlt sich die folgenden Organsysteme zu screenen:

- Kardiovaskulär,
- pulmonal,
- gastrointestinal,
- urogynäkologisch.

▶ **Mitte Femur, Humerus und Zehen/Finger**

- Peripher vaskulär.

▶ **BWS**

- Kardiovaskulär,
- pulmonal,
- gastrointerstinal,
- urogynäkologisch.

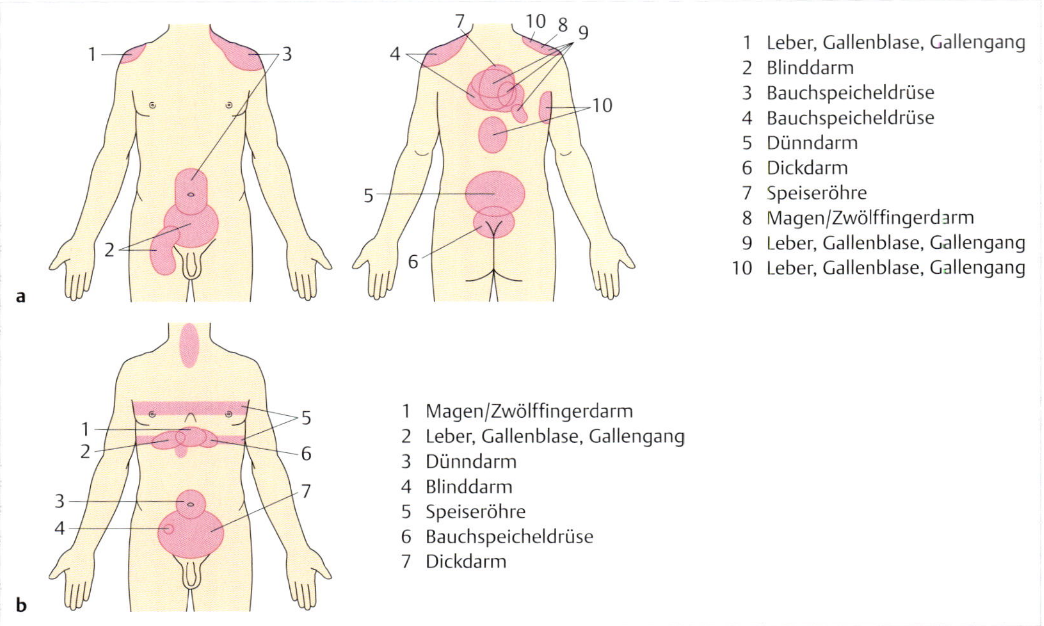

Abb. 1.4 Verteilung gastrointestinaler Symptome.
a Übertragene Schmerzmuster (Goodman Snyder, S. 352)
b Direkte Schmerzmuster. (Goodman Snyder, S. 352)

► **LWS**
- Gastrointestinal,
- urogynäkologisch,
- peripher vaskulär.

► **Unklare klinische Muster**
- Psychologisch/Yellow Flags,
- endokrinologisch,
- neurologisch,
- rheumatoide Erkrankung,
- Nebenwirkung von Medikamenten/Drogen.

► **Screening der Organsysteme.** Um ein im Erstkontakt identifiziertes oder anhand der symptomatischen Körperregion verdächtigtes Organsystem auf das Vorhandensein einer Pathologie zu screenen, ist eine Liste von Folgefragen hilfreich. Diese Fragen fördern und erleichtern den Screening-Prozess und die Bildung der Verdachts-Diagnose oder Arbeitshypothese. Zusammenfassend eine Liste von Vorschlägen, nach welchen Symptomen und Zeichen gefragt werden kann.

Überprüfung der Systeme ✔

Symptome und Zeichen für das Screening der Organsysteme:
- Allgemeine Gesundheit:
  - Müdigkeit,
  - allgemeines Krankheitsgefühl,
  - Fieber/Schüttelfrost/Schweißausbrüche,
  - Übelkeit/Erbrechen,
  - unerklärliche Gewichtsveränderung,
  - Taubheit/Parästhesie/Kraftverlust,
  - Schwindel/Benommenheit,
  - Erkennungsvermögen/Wahrnehmung.
- Herz-Kreislauf-System:
  - Atemnot,
  - Atemnot im Liegen,
  - Herzrasen,
  - Schmerz/Schweißausbrüche,
  - Herzrhythmusstörungen,
  - peripheres Ödem,
  - kalte Hände/Füße,
  - Hautverfärbungen,
  - offene Wunden/Gangrän,
  - Husten.

- Atemsystem:
  - Atemnot,
  - beginnender Husten,
  - Veränderung des Hustens,
  - Auswurf,
  - blutiger Auswurf,
  - gebogene Fingernägel,
  - Röcheln,
  - Keuchen.
- Gastrointestinales System:
  - Schluckstörungen,
  - Sodbrennen, Magenverstimmung,
  - Nahrungsmittelunverträglichkeiten,
  - Veränderung des Appetits,
  - Darmfunktionsstörungen:
    - Farbe,
    - Häufigkeit,
    - Form/Größe,
    - Verdauung/Durchfall,
    - Probleme, zu initiieren,
    - Inkontinenz.
- Harnwegsystem:
  - Häufigkeit,
  - Dringlichkeit,
  - Inkontinenz,
  - reduzierte Menge oder geringerer Strahl,
  - Schwierigkeiten, Urinstrahl zu initiieren,
  - Farbe,
  - Dysurie.
- Geschlechtsorgane, männlich
  - Uretherausfluss,
  - Impotenz,
  - Schmerz bei Geschlechtsverkehr, Ejakulation.
- Geschlechtsorgane, weiblich:
  - Vaginaler Ausfluss,
  - Schmerz bei Geschlechtsverkehr,
  - Veränderung der Menstruation:
    - Häufigkeit und Dauer des Zyklus,
    - Dysmenorrhoe,
    - Blutfluss.
  - 4. Datum der letzten Periode,
  - 5. Anzahl der Schwangerschaften,
  - 6. Anzahl Geburten,
  - 7. Menopause (perimenopausal, postmenopausal vaginale Blutung, „Spotting“).

1.3 Physiotherapeutische Untersuchung

Die physiotherapeutische Untersuchung besteht aus verschiedenen Elementen: Übergeordnet umfasst sie zwei große Abschnitte: das Anamnese-Gespräch und die körperliche Untersuchung. In beiden Abschnitten wird an verschiedenen Punkten entschieden, ob der Patient behandelt/behandelt und überwiesen/direkt zum Arzt überwiesen wird. Diese Entscheidung zieht sich durch den gesamten Prozess des Erstbefundes und begleitet in den weiteren Behandlungen das klinische Denken.

Unterschiedliche Behandlungskonzepte der Physiotherapie lehren unterschiedliche Modelle der Befundaufnahme. Letztendlich jedoch beinhalten alle Befundmodelle ähnliche Elemente und liefern vergleichbare Informationen zu unterschiedlichen Zeitpunkten und mit unterschiedlichen Schwerpunkten. Die Reihenfolge der Untersuchung ist nicht entscheidend, sondern das Vorhandensein aller wichtigen Elemente sowie eine systematische Vorgehensweise, um alle entscheidenden Informationen zu erhalten. Eine gleichbleibende Systematik vereinfacht den Prozess der Befundaufnahme. Im Folgenden wird beispielhaft eine Vorgehensweise beschrieben, die weitestgehend an die Inhalte des im von der Internationalen Maitland Teacher Association (IMTA) verwendeten Befundes angelehnt ist [Maitland, 2008]. Während des gesamten Prozesses stellen sich an jeder Stelle folgende Fragen:

- Passen die aktuellen Symptome zur Geschichte?
- Passen die Informationen aus der Anamnese und die körperlichen Untersuchungsergebnisse zueinander?
- Passen die Anamneseergebnisse und die Ergebnisse der körperlichen Untersuchung zu einem bekannten klinischen Muster?
- Wie ist die Prognose für dieses klinische Muster?
- Passt das Symptomverhalten über den Zeitraum der Behandlungen zu der Prognose?
- Liegen Warnsignale oder Risikofaktoren vor? Wenn ja, ist eine ärztliche Abklärung erforderlich? Wie dringend ist diese erforderlich?

1.3.1 Das Anamnese-Gespräch

Unter der Berücksichtigung der Inhalte der „Internationalen Klassifikation der Funktionsfähigkeit, Behinderung und Gesundheit“ (ICF) der Weltgesundheitsorganisation (WHO) [Schuntermann,

2001], werden im Anamnese-Gespräch nicht nur Symptome und daraus resultierende Beeinträchtigungen berücksichtigt, sondern im Sinne des bio-psychosozialen Modells auch die Lebensumstände des Patienten und relevante Umwelteinflüsse.

Neben den Stammdaten sind eine Körpertabelle und folgende übergeordnete Elemente wichtig:

- Hauptproblem/Körpertabelle (Symptomzeichnung),
- aktuelle und Langzeitgeschichte,
- Symptomverhalten,
- Fragen zur allgemeinen und speziellen Gesundheit einschließlich gezielter Screeningfragen abhängig von der betroffenen Region des Körpers.

Im Vorfeld des Anamnese-Gespräches können Fragebögen (z. B. Erstkontaktfragebogen, s. Anhang (S. 154)) hilfreich sein und die Effizienz der Untersuchung für den Ausschluss schwerer Pathologien erhöhen. Ein Erstkontaktfragebogen liefert z. B. umfassende Angaben zum allgemeinen Gesundheitszustand, liefert erste Informationen zu den Organsystemen, erfasst Operationen, Vorerkrankungen und eventuelle Medikamente und kann den Weg zu gezielten Folgefragen während der Anamnese weisen.

► **Hauptproblem.** Das Hauptproblem wird durch den Patienten definiert und sollte möglichst funktionell beschrieben werden, z. B. „Gesäßschmerz beim Zubinden der Schnürsenkel“ anstelle von „Diskusprolaps L 5/S 1“. Dies ist häufig schwer, kann aber durch gezieltes Nachfragen unterstützt werden. Folgefragen sollten nicht suggestiv sein, sondern kurz, klar und offen.

Beim Vorhandensein mehrerer zunächst gleichbedeutend erscheinender Symptome sollte mit Folgefragen zunächst ein Problem priorisiert und so das Kernproblem identifiziert werden (z. B. „Wenn ich Ihnen heute ein Symptom nehmen könnte, welches sollte das sein?“). Das zusätzliche Vereinbaren von Behandlungszielen gibt Auskunft über konkrete funktionelle Ziele, Motivation und Compliance, aber auch über Therapievorstellungen des Patienten.

► **Körpertabelle (Symptomzeichnung).** Das Ausfüllen einer Körpertabelle/Symptomzeichnung (► Abb. 1.5) gibt erste Informationen über ein kli-

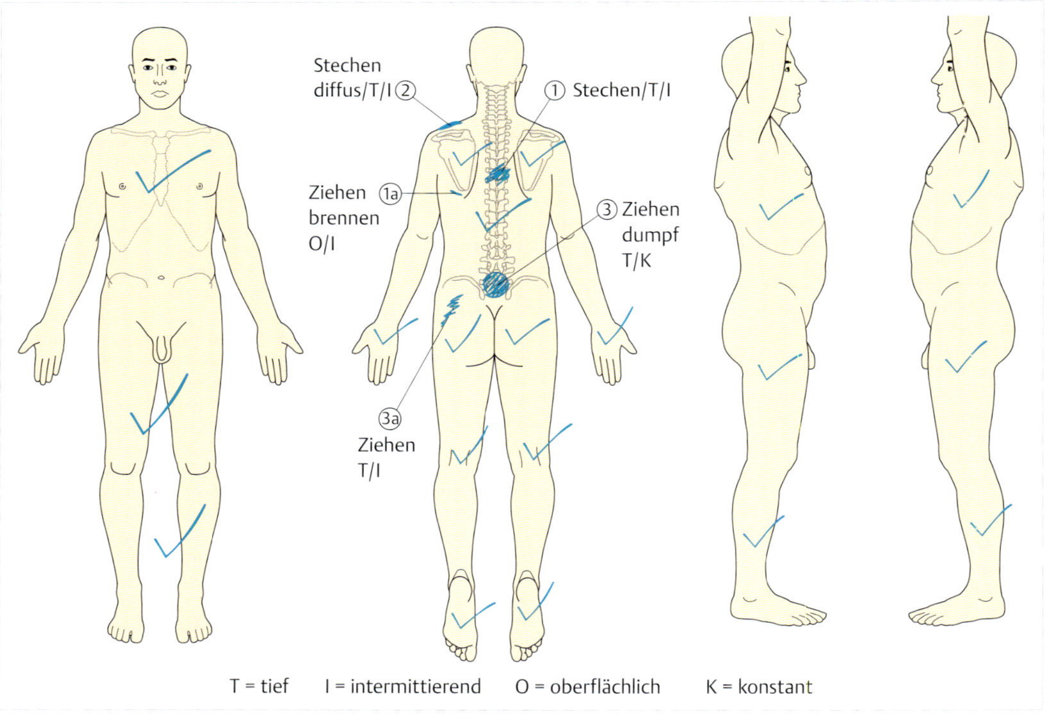

Abb. 1.5 Beispiel für eine Körpertabelle bzw. eine Symptomzeichnung.

nisches Muster, liefert wichtige Informationen über Gefahrensituationen und weitere notwendige Fragen. Eine solche Zeichnung kann durch den Therapeuten während des Anamnese-Gespräches oder durch den Patienten selbst angefertigt werden.

In der Zeichnung sollten die Symptome des Patienten deutlich dargestellt sein, um ein Bild der Beschwerden entstehen zu lassen. Dies kann häufig schon Informationen über mögliche Symptomquellen und nötige Untersuchungselemente bieten: Zeigt z. B. die Zeichnung einen ausstrahlenden Schmerz in Bein und Fuß, kann das ein Hinweis auf ein Nervenwurzelgeschehen sein und die Notwendigkeit einer neurologische Untersuchung ergeben. Hinweise aus der Symptomzeichnung können bereits die vorläufige Entscheidung ergeben, einen Patienten nicht (oder nur sehr eingeschränkt) körperlich zu untersuchen, sondern direkt zum Arzt zu schicken. Dies wäre z. B. der Fall bei bilateralen neurologischen Zeichen der unteren Extremität bei einem Hauptproblem in der Halswirbelsäule.

Die Symptome sollten nummeriert und das Hauptproblem mit der Nummer 1 beziffert werden. Angaben über die Qualität des Schmerzes, Frequenz und gleichzeitiges Auftreten mehrerer Symptome geben weitere wichtige Informationen. Das Kennzeichnen nicht betroffener Körperregionen ist sinnvoll zur klaren Abgrenzung der Problematik und um sicherzugehen, dass dieser Körperbereich bei der Untersuchung besprochen wurde. Die Angabe der wichtigsten Sicherheitstests auf der Körpertabelle tragen zu einer schnellen Übersicht bei. Dazu gehören z. B. Cauda-Equina-Zeichen bzw. Rückenmarkszeichen (Physiotherapeutische Untersuchung bei Verdacht auf Rückenmarksbeeinträchtigung) und Zeichen für die Insuffizienz der A. vertebralis (Kap. 2.2.9.1 (S. 43)).

▸ **Geschichte.** Die Informationen aus der Geschichte, dem zeitlichen Verlauf des Problems, gliedert sich in zwei Abschnitte: die akute und die Langzeit-Geschichte.

In der akuten Geschichte werden Daten erhoben, die den genauen Verlauf von Beginn der aktuellen Symptomatik bis zum Datum der Untersuchung beschreiben. Informationen sollten erfragt werden zur Dauer des Bestehens, der Stabilität des Problems, bisherigen Untersuchungen und anderen Therapien.

Die Dauer gibt Aufschluss über das Heilungsstadium betroffener Strukturen mit seinen spezifischen Behandlungsrichtlinien [Van den Berg, 2010]. Der Verlauf in den letzten Tagen bzw. Wochen gibt Aufschluss über die Progredienz eines Symptoms. Verschlechtert sich ein Problem mit seiner Dauer, kann dies eine Entscheidung begründen, diesen Patienten direkt zum Arzt zu überweisen (z. B. Verdacht auf Krebserkrankung, Stressfraktur, Entzündung). Umgekehrt kann eine aktuelle Verbesserung der Symptome einem ursprünglich für pathologisch gehaltenen Symptom eine bessere Prognose geben und zu der Entscheidung führen, vor der ärztlichen Abklärung einige Probebehandlungen durchzuführen. Untersuchungsergebnisse und vorherige Behandlungen leiten die Therapieentscheidung und geben einen Überblick, ob weitere Untersuchungen einzuleiten sind.

Betrachtet man den Langzeitverlauf eines Problems und die weiteren zusätzlichen Symptomatiken der Vergangenheit, gibt dies Hinweise auf eine vermeintlich bestehende Chronizität, eine eventuelle systemische Erkrankung und den Allgemeinzustand des Patienten. Tritt ein Symptom z. B. episodisch auf, beeinflusst dies das differenzialdiagnostische Denken, was wiederum eine Prognose für das aktuelle Problem zulässt. Ein Beispiel ist hier eine episodisch auftretende entzündliche Gelenksymptomatik, die den Verdacht einer rheumatischen Erkrankung wahrscheinlicher macht als ein erstmalig aufgetretenes schmerzhaft eingeschränktes Gelenk.

▸ **Symptomverhalten.** Die in der Körpertabelle/Symptomzeichnung eingetragenen Symptome werden näher hinterfragt. Dafür gibt es verschiedene Aspekte:

Symptomverstärkung

Was verstärkt das Problem? Wie verändert es sich dann? Wie intensiv wird der Schmerz/das Symptom maximal? Kann es auch phasenweise gar nicht vorhanden sein? Sinnvoll zur Quantifizierung eines Symptoms kann hier der Einsatz einer visuellen Analogskala (VAS) oder numerischen Ratingskala (NRS) sein. Diese geben nicht nur Auskunft über die Stärke, sondern auch über das subjektive Schmerzempfinden des Patienten. Weiterhin sollte erfragt werden, wie schnell ein Symptom ansteigt/sich verstärkt und ob in dieser Situation eine Verhaltensänderung notwendig ist, z. B. ein Wechsel der Position, Reiben des betroffenen Körperteils, Abstützen etc.

Die Latenz eines Schmerzes, also, ob dieser mit Verzögerung nach einer Aktivität auftritt und ob das Symptom lange nach Beendigung der Aktivität bestehen bleibt, sind wichtige Kriterien. Beide Aspekte gemeinsam zeigen an, wie umfangreich und wie intensiv die körperliche Untersuchung gestaltet werden sollte. Je größer die Schmerzstärke und je länger die Latenz, desto weniger Tests sollten durchgeführt werden bzw. desto geringer sollte die Intensität der einzelnen Tests sein.

Symptomreduktion

Angaben zur Schmerzreduktion sind im gleichen Maße hilfreich zur Identifikation klinischer Muster, wie die der Symptomverstärkung. Ein Beispiel ist die Differenzierung von Claudicatio spinalis (= neurogene Ursache) und Claudicatio intermittens (= vaskuläre Ursache): Genügt eine Pause während der Aktivität (z. B. stehen bleiben) oder ist zusätzlich eine Flexion der LWS zur Symptomreduktion erforderlich? Wichtig ist insbesondere auch, ob durch entlastende Positionen bzw. Ruhe eine Symptomreduktion möglich ist, denn die meisten mechanischen (und somit physiotherapeutisch behandelbaren) Muster gehen mit einer Symptomreduktion bei Entlastung einher.

Symptomverhalten über den Tagesverlauf

Der Tagesverlauf (morgens, mittags, abends, nachts) einer Symptomatik spiegelt häufig ein klinisches Muster wider und kann wichtige Daten für den Screeningprozess liefern:

Morgendliche Symptome gestalten sich unterschiedlich bei unterschiedlichen Pathologien: Entzündliche und insbesondere rheumatoide Erkrankungen habe eine typische Morgensteife von mehr als einer Stunde, die sich klar von einer arthrotischen Morgensteife (bis zu ca. 30 Minuten) unterscheidet.

Wichtig ist die genaue Betrachtung des Nachtschmerzes. Nicht jeder Nachtschmerz ist automatisch eine Red Flag [Harding, 2005]. Erst genaues Nachfragen ermöglicht eine Differenzierung: Nachtschmerzen zu Beginn der Nacht treten oft bei degenerativen Erkrankungen auf. Das Verhalten dieser Beschwerden ist mechanisch, d. h. bestimmte Positionen verstärken, andere lindern die Symptome. Nach einer Weile ist eine entlastende Position gefunden und (je nach Stadium) Durchschlafen möglich. Diskogene nächtliche Beschwerden sind geprägt von Lagewechseln, evtl. Aufstehen und Umhergehen, um dann weiterschlafen zu können. Unklare Nachtschmerzen und Nachtschmerzen, die keinen weiteren Schlaf erlauben, sind dagegen Red Flags und erfordern eine ärztliche Abklärung.

Im Verlauf des Tages ist eine Bestimmung der auslösenden Aktivitäten und deren Verhalten wichtig. So können sich z. B. diskogene Beschwerden abhängig von der Tagesbelastung zum Abend hin verschlechtern, entzündungsbedingte Schmerzen sind dagegen frühmorgens am akutesten. Eine interessante Doppelpublikation [Smolensky, 2014/1, Smolensky, 2014/2] fasst zusammen, zu welchen Tageszeiten kardiovaskuläre, pulmonale und verschiedene akute und chronische Krankheiten besonders oft auftreten bzw. ihren Symptomhöhepunkt zeigen. Kardiovaskuläre Erkrankungen treten gehäuft morgens auf mit einer zweiten Häufung in den frühen Abendstunden. Krebsbedingte Schmerzen haben ihren Höhepunkt um ca. 18:00 Uhr, außer bei gynäkologischen Krebsarten, die in den frühen Morgenstunden die akutesten Beschwerden verursachen. Bakterienbedingtes Fieber beginnt meist morgens, während virusbedingtes Fieber in der Regel abends auftritt. Einige dieser Phänomen lassen sich durch den Cortisolspiegel erklären, der nachts am niedrigsten ist, andere erklären sich durch Veränderungen des Blutdrucks oder der Aktivität des autonomen Nervensystems.

► **Fragen zur allgemeinen und speziellen Gesundheit.** In dieser Rubrik werden alle Informationen gesammelt, die nötig sind, um die Symptomatik vollständig einzugrenzen. Auch hierfür kann der Einsatz des Erstkontaktfragebogens hilfreich sein (s. Erstkontaktfragebogen im Anhang (S. 154)): Antworten des Patienten leiten zu weiteren Fragen wie solchen zum Allgemeinzustand, der Organsysteme, Ernährung, Lebenswandel, Alkoholkonsum, Sport etc.

Auch Fragen zu Familienstand und Arbeit sind notwendig, um einen umfassenden Überblick über krankheitsbeeinflussende Faktoren zu erhalten. In diesem Bereich könnten sich z. B. psychosoziale Belastungsfaktoren darstellen (Yellow Flags). Folgefragen analysieren im Weiteren, ob es sich um eine manifestierte psychische Erkrankung handeln könnte und ob Handlungsbedarf im Sinne einer Gefahrenabwendung besteht (z. B. bei bestehender Suizidalität).

1.3.2 Planung der körperlichen Untersuchung

Am Ende der Anamnese steht die Entscheidung, ob ein Patient direkt an einen Arzt überwiesen werden sollte, oder ob zunächst eine körperliche Untersuchung erfolgen kann. Aus den Informationen der Anamnese erschließen sich erste klinische Muster und erste Hypothesen zu betroffenen Strukturen, Heilungsstadien, möglichen Pathologien, Begleiterkrankungen etc. Diese dienen zur Planung einer strukturierten und gezielten körperlichen Untersuchung. Während der Planung sollte entschieden werden,

- ob Kontraindikationen für bestimmte Untersuchungstechniken vorliegen,
- ob es Gründe gibt, bestimmte Untersuchungstechniken vorsichtig oder zurückhaltend anzuwenden,
- welche Strukturen am ersten Tag untersucht werden sollen,
- ob spezielle Testverfahren notwendig sind.

▸ **Körperliche Untersuchung.** Auch die körperliche Untersuchung bedarf einer gleichbleibenden Systematik, um keine entscheidenden Informationen zu verpassen. Die Reihenfolge ist auch hier von unterschiedlichen Konzepten und persönlichen Vorlieben geprägt. Ziel ist es, Informationen zu filtern und somit Hypothesen aus der Anamnese zu unterstützen bzw. zu verwerfen. Sind während der Anamnese bereits Red Flags aufgedeckt worden, so kann es in seltenen Fällen notwendig sein, bereits vor der körperlichen Untersuchung zu einem Arzt zu überweisen, weil z. B. eine lebensbedrohliche Situation vorliegt (Beispiel: Herzinfarkt). In den meisten Fällen ist jedoch zumindest eine eingeschränkte körperliche Untersuchung möglich, während der die Hypothesen aus der Anamnese weiter eingegrenzt und im besten Falle bestätigt werden können. Entsteht eine Diskrepanz zwischen Anamnesebefunden und körperlichen Untersuchungsergebnissen, so ist dies auch Hinweis auf eine klinische Situation, die besonderer Aufmerksamkeit bedarf (s. Kap. 1.2.3). In vielen Fällen hat der betreffende Patient dann zwei oder mehr verschiedene Pathologien/Dysfunktionen gleichzeitig.

Hauptelemente der körperlichen Untersuchung sind:

- Inspektion,
- Palpation,
- Funktionsuntersuchung,
- spezielle Tests.

Bei der Testung ist zu beachten, dass wir sichere und aussagekräftige Ergebnisse benötigen, die uns klare Angaben zur Einschätzung einer Pathologie liefern. Dafür sind Informationen über die statistische Güte eines Tests hilfreich. Angaben zur Sensitivität und Spezifizität eines Testes unterstützen die Einordnung der Testergebnisse.

Sensitivität beschreibt die „Empfindlichkeit" eines Tests, eine bestehende Pathologie aufzudecken. Der Wert für Sensitivität wird zwischen 0 und 1 angegeben und berechnet sich aus der Anzahl der durch den Test richtig als erkrankt aufgedeckten Pathologien (positiv-Positiven) geteilt durch die Anzahl aller Erkrankten. Je höher der errechnete Wert, desto sensitiver ist ein Test.

Spezifizität beschreibt, wie genau ein Test eine spezifische Pathologie aufdeckt. Mit anderen Worten: wie hoch ist die Wahrscheinlichkeit, dass ein tatsächlich Gesunder anhand dieses Tests als gesund erkannt wird (negativ-Negative)? Berechnet wird die Spezifität aus der Anzahl der korrekt als gesund getesteten Personen geteilt durch die Anzahl aller gesunden Personen. Der resultierende Wert ist ebenso wie bei der Sensitivität eine Zahl zwischen 0 (nicht spezifisch) und 1 (perfekte Spezifität). Ein besonders nützliches Nachschlagewerk, in dem viele der in diesem Buch verwendeten Tests und noch einige weitere jeweils mit ihren Test-Gütekriterien aufgelistet sind, ist das Werk „Orthopedic Physical Examination Tests – An Evidence-based Approach" [Cook, 2013].

▸ **Inspektion.** Die Begutachtung des Patienten von allen Seiten ergibt erste direkte Daten, die zu einer ärztlichen Überweisung führen könnten. Im Sichtbefund sind Hautauffälligkeiten der häufigste Grund für die Empfehlung einer ärztlichen Abklärung.

In der *Palpation* erfolgt die Untersuchung der Haut auf Temperaturunterschiede, Sudomotorik und Verschiebbarkeit. Muskulatur wird auf Tonus und gegebenenfalls in Varianten wie z. B. Triggerpunkten untersucht, Knochen und Gelenke auf Ausrichtung und Anomalien.

► **Funktionsuntersuchung.** In der allgemeinen Funktionsuntersuchung sind verschiedene Elemente enthalten:

- Aktive Bewegungsuntersuchung,
- passive physiologische Bewegungsuntersuchung.

In der aktiven Bewegungsprüfung eines Gelenks werden die Bewegungsmöglichkeiten eines Gelenks geprüft und in Relation zu den Standardmaßen und dem generellen Status des Patienten gesetzt. Bewertet werden Informationen im Seitenvergleich. Es wird gesucht nach Symptomreproduktion/Schmerz, Qualität der ausgeführten Bewegung und Bewegungseinschränkungen.

Die passive physiologische Bewegungsprüfung gibt Auskunft über die Beweglichkeit eines Gelenks ohne Muskeltonus. Bewertet werden Symptomreproduktion/Schmerz, Widerstand und Spasmus. Deutlich können hier auch Hypomobilität und Hypermobilität sowie der Einfluss der Muskulatur herausgestellt werden [Banks, 2007; Maitland, 2008].

► **Spezielle Tests.** Entsprechend den bis zu diesem Zeitpunkt gebildeten Hypothesen können spezifische Test notwendig sein, die zum Verwerfen oder Bestätigen einzelner Hypothesen notwendig sind. Dazu gehören z. B. Muskelfunktionsprüfungen auf Kraft und Länge bei Hypothesen, die eine muskuläre Fehlfunktion erwarten lassen (z. B. Kompartmentsyndrom). Weiterhin gehören in diese Kategorie die Untersuchung der Integrität des zentralen (z. B. Babinski-Zeichen ► Abb. 3.14, Klonus ► Abb. 3.16 etc.) und peripheren Nervensystems (Reflexe, Dermatome, Myotome), sowie das Verhalten der Nerven gegenüber ihrer Umgebung (Neurodynamik). Zudem gibt es Tests, die auf Frakturen hinweisen, den Verdacht auf ein Aortenaneurysma nahelegen oder eine viszerale Ursache vermuten lassen.

a) Muskelfunktionsprüfungen

Zum einem wird durch die isometrische Krafttestung die neurologische Ansteuerung geprüft, zum anderen die isometrische Kraft. Bei Identifikation eines Ansteuerungsdefizites folgt eine weitere Untersuchung mit neurologischen Tests (siehe unten). Bei Identifikation eines Kraftdefizits erfolgt die Untersuchung der Muskulatur nach der Einteilung MFT-Werte I–V [Kendall, 2008]. Muskellängentests könnten ein Ergebnis der aktiven und passiven Funktionsuntersuchung sein und sind immer im Seitenvergleich zu bewerten [Kendall, 2008].

b) Neurologische Untersuchung

In der neurologischen Untersuchung werden die Integrität des Nervensystems sowie die Leitfähigkeit peripherer Nerven getestet. Standardtests für das zentrale Nervensystem sind Babinski-Zeichen (Pyramidenbahnzeichen), Klonus, Unterberger-Tretversuch, Finger-Nase-Versuch ► Abb. 3.17, Hacke-Knie-Versuch, Armvorhaltetest Gehlen, 2010; Mattle, 2010; Bender, 2012].

Die Leitfähigkeit des peripheren Nervensystems wird durch die Elemente Kraft (Myotome), Sensibilität (Dermatome) und Reflexe überprüft. Durch die Individualität des Menschen und Überschneidungen der Versorgungsareale der peripheren Nerven (insbesondere bei der dermatomalen Versorgung) sind Ergebnisse – wenn möglich – immer im Seitenvergleich zu werten.

Indikationen für eine neurologische Untersuchung sind:

- Neurologische Symptome,
- in Vergangenheit neurologische Symptome,
- Symptome distal von Gesäß/M. deltoideus,
- in Vergangenheit Symptome distal von Gesäß/ M. deltoideus,
- signifikante Verschlechterung der Symptome,
- Unsicherheit/Unklarheit.

Reflexuntersuchung

Je nach Lokalisation der Symptome werden zunächst folgende Standardreflexe untersucht, weitere Reflexe können in speziellen Situationen untersucht werden. Ein Reflex gilt nur dann als auffällig, wenn er sich im Seitenvergleich bzw. im Vergleich zu anderen Reflexen bei demselben Patienten unterschiedlich verhält. Auffällig veränderte Reflexe müssen ärztlich abgeklärt werden.

- Achillessehnen-Reflex (ASR) = Nervenwurzel S 1–2,
- Patellarsehnen-Reflex (PSR) = Nervenwurzel L 3–4,
- Bizepssehnen-Reflex (BSR) = Nervenwurzel C 5–6,
- Trizepssehene-Reflex (TSR) = Nervenwurzel C 6–8.

Dermatome werden aufgrund von Anastomosen, Anomalien und dermatomalen Überlappungen sehr variabel beschrieben. Getestet werden dermatomalen Endpunkte zunächst mit leichter Berührung (z. B. Wattestäbchen oder Taschentuch). Bei Seitendifferenzen werden die betroffenen Areale weiter eingegrenzt und zusätzlich mit einem spitzen Gegenstand getestet (pin-prick).

Auch bei den Kennmuskeln gibt es Überlappungen und daraus resultierend unterschiedliche Angaben. Ein positives Testergebnis besteht, wenn ein Muskel im Seitenvergleich unterschiedlich reagiert bzw. nicht gegen Widerstand aktiviert werden kann. Seitendifferenzen aufgrund von stark ausgeprägter Lateralität sind normal und gelten nicht als pathologischer Befund. Empfohlen wird ein langsamer Spannungsaufbau sowie ein 3-maliges „Brechen" des Widerstandes, um die Reaktionsfähigkeit eines Muskels beurteilen zu können. Ebenso wie veränderte Reflexe und Dermatome sollten Veränderungen der Myotome ärztlich geklärt werden, bevor eine physiotherapeutische Behandlung erfolgt.

c) Neurodynamische Untersuchung

Der Nerv mit seinen bindegewebigen Schutzhüllen bildet eine Einheit, die sich den mechanischen Anforderungen anpassen. Mit der neurodynamischen Testung wird die Anpassung und Sensitivität an die mechanische Belastung überprüft. Standardtests für die obere Extremität sind die Upper Limb Neurodynamic Tests, für die untere Extremität der Straight Leg Raise (SLR), Prone Knee Bend (PKB) und den Slump-Test. Die genauen Testdurchführungen sind in den Veröffentlichungen von Butler, Shacklock und Maitland beschrieben [Butler, 2004; Maitland, 2008; Shacklock, 2008].

d) Fraktur-Tests

Frakturiertes Knochengewebe reagiert schmerzempfindlich auf Bewegung, Druck und Vibration. Je oberflächlicher ein Knochen bzw. die Fraktur sich befindet, desto wahrscheinlicher ist sie anhand der folgenden Tests zu identifizieren:

- *Klopftest*: Fallenlassen eines Reflexhammers auf die vermeintlich frakturierte knöcherne Struktur, z. B. Wirbelsäulen-Dornfortsatz,
- *Vibrationstest:* Eine C-64-Hz-/C-128-Hz-Stimmgabel anschlagen und mit so viel Kontakt wie möglich auf den mutmaßlich frakturierten Knochen aufsetzen,
- *Percussionstest*: Frakturierte lange Röhrenknochen leiten Schallwellen weniger gut als intakte Knochen. Dies lässt sich feststellen, indem das Stethoskop am einen Ende des Knochens (auch über 1–2 Gelenke hinweg möglich) angesetzt wird, während am anderen Ende des Knochens ein Schallstimulus (z. B. Klopfen) gesetzt wird,
- *Fulcrum-Test*: Lange Röhrenknochen, insbesondere Femur, Tibia und Humerus können unter Biegespannung gesetzt werden, die im Falle einer Fraktur eine sofortige Schmerzprovokation auslöst.

e) Viszerale Palpation und Auskultation

Bei Verdacht auf eine viszerale Pathologie kann Palpation eine wichtige differenzialdiagnostisches Methode sein. Die Palpation der einzelnen Organe ist in dem jeweiligen Kapitel für dieses Organ beschrieben. Auskultation, das Abhören mit einem Stethoskop kann bei Verdacht auf Lungen- und Herzerkrankungen hilfreich sein und zusammen mit Palpation den Verdacht auf ein abdominales Aortenaneurysma bestätigen (Kap. 2.3.6).

▸ **Weitere spezielle Tests.** Hierzu gehören Tests, die spezifisch für eine bestimmte Pathologie sind, das sind z. B. Bändertests am Kniegelenk (Kap. 2.8.4) oder Impingementtests für das Schulter- und Hüftgelenk (Kap. 2.4.3 und Kap. 2.7.4). Sie werden im Zusammenhang mit der jeweiligen Hypothese in den folgenden Kapiteln dargestellt.

▸ **Dokumentation der Befundergebnisse.** In der Physiotherapie als Erstkontakt spielt die Dokumentation eine noch wichtigere Rolle, als sie es ohnehin im Rahmen der gesetzlichen Dokumentationspflicht und Qualitätssicherung tut. Dokumentierte Befund- und Verlaufsparameter, Behandlungstechniken und deren Ergebnisse dienen hier als Beweismaterial im Falle eines gerichtlichen Verfahrens. Daher sollten auch unbedingt negative Testergebnisse dokumentiert werden, um die Durchführung entsprechender (Sicherheits-)Tests und das Erfragen von typischen Warnsignalen nachweisen zu können [Leerar, 2007]. Die Dokumentation sollte für alle Berufsgruppen verständlich sein, denn sie dient auch als Grundlage für die interdisziplinäre Kommunikation. Diese sollte nach Möglichkeit schriftlich erfolgen (auch hier dient ein Überweisungsbrief im Falle des Falles als Beweisstück), wobei ein persönlicher Anruf eine zügige ärztliche Abklärung beschleunigen kann. Ein Überweisungsbrief für eine ärztliche Abklärung (s. ▸ Abb. 1.6) sollte so knapp wie möglich sein, aber alle wesentlichen Informationen enthalten. Er sollte keinen physiotherapeutischen Fachjargon und keine Abkürzungen verwenden. Das zentrale Element eines solchen Briefes sollten die Hauptbefunde sein, die eine ärztliche Abklärung notwendig machen, d. h. in der Regel die identifizierten Red Flags.

Sehr geehrter Herr Dr. ....,

Frau X, geb. am xx.xx.xxxx, hat sich heute in meiner Physiotherapiepraxis (HP-PT) vorgestellt. Als Hauptproblem gab sie spontan Rückenschmerzen seit einer BS-Operation am xx.xx.xxxx an. Bei meiner Untersuchung fand ich

- **erhöhte Körpertemperatur**
- **Schwellung in der LWS**
- **stark eingeschränktes Bewegungsausmaß**

Aufgrund dieses Befundes habe ich Frau X nicht behandelt und bitte um weitere Diagnostik Ihrerseits.

MfG,

....

(Heilpraktikerin für Physiotherapie)

Abb. 1.6 Überweisungsbrief

Literatur

Banks K. Maitlands Manipulation der peripheren Gelenke. 4. Auflage. München: Urban & Fischer Verlag/Elsevier GmbH; 2007

Bender A, Feddersen B, Rémi J et al. mediscript Kurzlehrbuch Neurologie: mit Zugang zur mediscript Lernwelt. München: Urban & Fischer Verlag/Elsevier GmbH; 2012

Boissonnault W. Primary Care for the Physical Therapist Examination and Triage. St. Lous: Elsevier Saunders; 2010

Butler DS. Mobilisation des Nervensystems. 1. Aufl. 1995, korr. Nachdruck 1997. Berlin: Springer; 2004

Cook CE, Hegedus EJ. Orthopedic Physical Examination Tests: An Evidence-Based Approach. 2. Aufl. Boston: Prentice Hall; 2013

Edwards I, Jones M, Carr J et al. Clinical reasoning strategies in physical therapy. Physical Therapy 2004; 84: 312–330; discussion 331–335

Ekwo EE, Loening-Baucke V. Clinical problem solving and clinical knowledge. Medical Education. 1979; 13: 251–256

Gehlen W, Delank H-W. Neurologie: unter Mitarbeit von Katharina Eger, Tobias Müller, Stephan Zierz. 12., vollständig überarbeitete Auflage. Stuttgart: Thieme; 2010

Harding IJ, Davies E, Buchanan E et al. The symptom of night pain in a back pain triage clinic. Spine. 2005; 30; 17: 1985–1988

Hernandez JS, Varkey P. Vertical versus lateral thinking. Physician Executive 2008; 34: 26–28

Holdsworth LK, Webster VS, McFadyen AK. What are the costs to NHS Scotland of self-referral to physiotherapy? Results of a national trial. Physiotherapy. 2007; 93: 3–11

Jones MA. Clinical reasoning in manual therapy. Physical Therapy 1992; 72: 875–884

Kendall NA. Psychosocial approaches to the prevention of chronic pain: the low back paradigm. Bailliere's Best Practice and Research: Clinical Rheumatology. 1999; 13: 545–554

Kendall. Muskeln: Funktionen und Tests. 5. Aufl. München: Urban & Fischer Verlag/Elsevier GmbH; 2008

Koleck M, Mazaux J-M, Rascle N et al. Psycho-social factors and coping strategies as predictors of chronic evolution and quality of life in patients with low back pain: a prospective study. European Journal of Pain. 2006; 10: 1–11

Kroneman MW, Maarse H, Zee J van der. Direct access in primary care and patient satisfaction: A European study. Health Policy. 2006; 76: 72–79

Kuhn N. Learn lateral thinking first and specialize later. Nature. 2000; 404: 542

Leerar PJ, Boissonnault W, Domholdt E et al. (2007). Documentation of red flags by physical therapists for patients with low back pain. The Journal of Manual & Manipulative Therapy. 2007; 15; 1: 42–49

Leemrijse CJ, Swinkels ICS, Veenhof C). Direct access to physical therapy in the Netherlands: results from the first year in community-based physical therapy. Physical Therapy. 2008; 88: 936–946

Lewis D. The use of thinking tools in nursing. Nursing standard. Royal College of Nursing (Great Britain). 1995; 1987; S: 31–34

Main CJ, Burton AK. Economic and occupational influences on pain and disability. In: Pain Management: An Interdisciplinary Approach (Main CJ, Spanswick CC, eds), pp 63–88. Churchill Livingstone Publishers. 1999; http://eprints.hud.ac.uk/7528/ [abgerufen 3.4.2014]

Maitland GD. Manipulation der Wirbelsäule. 4. Aufl. Heidelberg: Springer; 2008

Mattingly C. What is clinical reasoning? American Journal of Occupational Therapy. 1991; 45: 979–986

Mattle H, Mumenthaler M. Kurzlehrbuch Neurologie. 3., vollst. überarb. Aufl. Stuttgart: Thieme; 2010

Mitchell JM, de Lissovoy G. A comparison of resource use and cost in direct access versus physician referral episodes of physical therapy. Physical Therapy 1997; 77: 10–18

Moore JH, McMillian DJ, Rosenthal MD et al.. Risk determination for patients with direct access to physical therapy in military health care facilities. Journal of Orthopaedic & Sports Physical Therapy. 2005; 35: 674–678

Nicholas MK, Linton SJ, Watson PJ et al. "Decade of the Flags" Working Group. Early identification and management of psychological risk factors ("yellow flags") in patients with low back pain: a reappraisal. Physical Therapy. 2011; 91: 737–753

O'Looney BA, Barrett PT. A psychometric investigation of the Multidimensional Health Locus of Control Questionnaire. British Journal of Clinical Psychology. 1983; 22 (Pt 3): 217–218

Pendergast J, Kliethermes SA, Freburger JK et al. A Comparison of Health Care Use for Physician-Referred and Self-Referred Episodes of Outpatient Physical Therapy. Health Services Research. 2012; 47: 633–654

Rasmussen C, Leboeuf-Yde C, Hestbæk L et al. Poor outcome in patients with spine-related leg or arm pain who are involved in compensation claims: a prospective study of patients in the secondary care sector. Scandinavian Journal of Rheumatology. 2008; 37: 462–468

Rosenstiel AK, Keefe FJ. The use of coping strategies in chronic low back pain patients: relationship to patient characteristics and current adjustment. Pain. 1983; 17: 33–44

Schuntermann M. International Classification of Functioning, Disability and Health (ICF) by WHO – Short Summary. Physikalische Medizin, Rehabilitationsmedizin, Kurortmedizin. 2001; 11; 6: 229–230

Sengul Y, Kara B, Arda MN. The relationship between health locus of control and quality of life in patients with chronic low back pain. Turkish Neurosurgery. 2010; 20: 180–185

Shacklock M. Angewandte Neurodynamik: Neuromuskuloskeletale Strukturen verstehen und behandeln. Nachdruck der 1. Auflage. München: Urban & Fischer Verlag/Elsevier GmbH; 2008

Shaw WS, van der Windt DA, Main CJ et al. Early patient screening and intervention to address individual-level occupational factors ("blue flags") in back disability. Journal of Occupational Rehabilitation. 2009; 19: 64–80

Size, PS, Brismée JM, Cook C. Medical screening for red flags in the diagnosis and management of musculoskeletal spine pain. Pain Practice: The Official Journal of World Institute of Pain, 2007; 7 (1): 53–71

Smolensky MH, Portaluppi F, Manfredini R et al. Diurnal and twenty-four hour patterning of human diseases: acute and chronic common and uncommon medical conditions. Sleep Medicine Reviews. 2014

Smolensky MH, Portaluppi F, Manfredini R et al. Diurnal and twenty-four hour patterning of human diseases: Cardiac, vascular, and respiratory diseases, conditions, and syndromes. Sleep Medicine Reviews. 2014

Stewart J, Kempenaar L, Lauchlan D. Rethinking yellow flags. Manual Therapy. 2011; 16: 196–198

Sullivan MJL, Stanish WD. Psychologically based occupational rehabilitation: the Pain-Disability Prevention Program. The Clinical Journal of Pain. 2003; 19: 97–104

Thomas EN, Pers YM, Mercier G et al. The importance of fear, beliefs, catastrophizing and kinesiophobia in chronic low back pain rehabilitation. Annals of Physical and Rehabilitation Medicine. 2010; 53: 3–14

Van den Berg F. Angewandte Physiologie: Band 1: Das Bindegewebe des Bewegungsapparates verstehen und beeinflussen, 3., überarbeitete Auflage. Stuttgart: Thieme; 2010

Vlaeyen JW, Kole-Snijders AM, Rotteveel AM et al. The role of fear of movement/(re)injury in pain disability. Journal of Occupational Rehabilitation. 1995; 5: 235–252

Waddell G, Newton M, Henderson I et al. A Fear-Avoidance Beliefs Questionnaire (FABQ) and the role of fear-avoidance beliefs in chronic low back pain and disability. Pain. 1993; 52: 157–168

Wertli MM, Burgstaller JM, Weiser S et al. Influence of catastrophizing on treatment outcome in patients with nonspecific low back pain: a systematic review. Spine. 2014; 39: 263–273

Zentralverband für Krankengymnastik: Positionspapier des ZVK Kompetenzprofil eines Physiotherapeuten. ZVK-Journal, 2010; 10: 6–10

2 Screening nach Körperregionen

2.1 Physiotherapeutisches Screening bei Symptomen in der Lendenwirbelsäule (LWS)

2.1.1 Einleitung

Symptome in der Lendenwirbelsäule sind die fünfthäufigste Ursache für einen Arztbesuch [Deyo, 2006] und die häufigste muskuloskeletale Erkrankung [Picavet, 2003]. Die Prävalenzen von LWS-Symptomen in der westlichen Gesellschaft werden abhängig von der Definition von Rückenschmerzen, dem Land der Untersuchung und der Bevölkerungsstichprobe sehr unterschiedlich angegeben (zwischen 5% und 65% [Dagenais, 2008]). Westliche industrialisierte Länder zeigen insgesamt eine höhere Prävalenz als weniger entwickelte Länder und der asiatische Kulturraum [Hoy, 2012]. Über Ursachen für diese Verteilung kann nur spekuliert werden; die Verfügbarkeit von medizinischer Versorgung könnte hier eine Rolle spielen, aber auch die gesellschaftliche Akzeptanz von Rückenschmerzen sowie das Aktivitätenspektrum im Alltag. Diskutiert wurde – im Zusammenhang mit möglichen Ursachen für eine Chronifizierung – auch der sogenannte Krankheitsgewinn, also die Vorteile, die einer Person aufgrund vorhandener Rückenschmerzen entstehen (Befreiung von körperlich anstrengenden Tätigkeiten im Beruf oder in der Familie, Zuwendung, Arbeitsunfähigkeitsbescheinigung etc.) [Bundesarbeitsgemeinschaft für Rehabilitation, 2005]. Die Lebenszeitprävalenz, also die Wahrscheinlichkeit, dass ein (westlicher) Erwachsener mindestens einmal im Leben behandlungsbedürftige Rückenschmerzen hat, liegt bei 80% [Deyo, 2006, Balagué, 2012]. Wiederum 80% dieser Rückenschmerzen sind nichtspezifisch, d. h. ihnen liegt keine diagnostizierbare Ursache zugrunde [Balagué, 2012; Koes, 2010]. 1% bis 5% der LWS-Symptome haben eine ernsthafte Pathologie [Chou, 2007; Henschke, 2009]. Die häufigste Pathologie sind Frakturen, gefolgt von Tumoren, Entzündungen und entzündlichen systemischen Erkrankungen [Williams, 2013]. Wichtigste Aufgabe der medizinischen Versorgung ist der Erhalt der Integrität des Rückenmarkes und der Funktion des peripheren Nervensystems. Der Untersuchung des zentralen und peripheren Nervensystems gilt deshalb eine besondere Aufmerksamkeit.

Die Prognose unspezifischer LWS-Syndrome [Van Tulder, 2006] ist gut: 85–90% der LWS-Syndrome bilden sich nach etwa 4–6 Wochen vollständig zurück [Balagué, 2012]. Es besteht jedoch eine Rückfallquote von 24–33% [Stanton, 2008] und ein geringer Anteil von LWS-Syndromen chronifiziert, d. h. ist nach ca. 6 Monaten nicht vollständig abgeklungen. Dieser Anteil liegt bei etwa 10–15% [Balagué, 2012]. Als Ursache werden vor allem psychosoziale (Yellow Flags) [Hallner, 2004; Hill, 2011; Main, 2011; Nicholas, 2011] oder arbeitsplatzbezogene Faktoren (Blue Flags) [Gray, 2011; Soucy, 2006] angegeben. Auch monetäre Faktoren (Black Flags), wie z. B. ein Rentenbegehren oder eine Schadensersatzklage, können für eine Symptomreduktion hinderlich sein [Rasmussen, 2008]. Chronifizierende bzw. bereits chronifizierte LWS-Syndrome sollten frühzeitig erkannt und multimodal bzw. interdisziplinär behandelt werden (www.kreuzschmerz.versorgungsleitlinien.de). Der Screeningprozess für Symptome der Lendenwirbelsäule umfasst demnach ein Screening zum Ausschluss ernsthafter Pathologien (Red Flags) und eine Risikoerfassung für das Vorhandensein bzw. das Risiko einer Chronifizierung (Yellow, Blue und Black Flags).

2.1.2 Screening bei Verdacht auf eine Fraktur

Schätzungen zufolge hat eine von acht Personen über 50 Jahren in Europa eine radiologisch nachweisbare Wirbelfraktur, in der Mehrzahl basierend auf osteoporotischen Veränderungen [Woolf, 2003]. Im Jahr 2000 wurden weltweit 1,4 Millionen Wirbelfrakturen gezählt [Johnell, 2006]. Die Prävalenz von Wirbelfrakturen bei Patienten, die sich mit akuten Rückenschmerzen in der Primärversorgung vorstellen, liegt zwischen 0,5% [Suarez-Alamzor, 1997] und 4% [Chou, 2007].

Red Flags für LWS-Frakturen

- LWS-Beschwerden nach einem Trauma [Downie, 2013; Henschke, 2008; Koes, 2010; Williams, 2013],
- sichtbare/tastbare strukturelle Deformität [Koes, 2010],
- ungeklärte LWS-Beschwerden bei einer diagnostizierten Osteoporose [Chou, 2007].

Bei Vorhandensein eines dieser 3 Zeichen ist eine *sofortige* ärztliche Diagnostik notwendig, um das Vorhandensein einer Wirbelfraktur *vor* dem Beginn einer physiotherapeutischen Behandlung auszuschließen. Eine körperliche Untersuchung sollte dementsprechend nur eingeschränkt (bis zum Symptombeginn bzw. ersten Anzeichen einer Symptomverstärkung) durchgeführt werden und nur so viele Tests umfassen, wie absolut notwendig sind, um einen Eindruck der Bewegungseinschränkung und Schmerzsituation zu erfassen und diese an den Arzt kommunizieren zu können.

Weitere Risikofaktoren für das Vorhandensein einer Wirbelfraktur

Diese Faktoren sind in der Literatur ebenfalls als Red Flags beschrieben, eines dieser Zeichen allein ist jedoch nicht ausreichend, um eine medizinische Diagnostik einzuleiten. Bei ungeklärten LWS-Beschwerden und Vorhandensein mehrerer Faktoren bzw. einem unerwarteten Behandlungsverlauf ist die Differenzialdiagnose „Fraktur" zu berücksichtigen:

- Weibliches Geschlecht [Henschke, 2008],
- Schmerz und lokale Berührungsempfindlichkeit [Henschke, 2008],
- Alter über 50 Jahre [Downie, 2013; Henschke, 2008; Koes, 2010; Williams, 2013],
- Langzeit-Kortison-Einnahme [Downie, 2013; Koes, 2010; Williams, 2013].

Physiotherapeutische Untersuchung bei Verdacht auf Fraktur

► **Anamnese**

- Plötzlicher Beginn/Trauma: Verschiedene Unfallmechanismen können zu einer Wirbelfraktur führen, z. B. ein Sturz aus > 1 m Höhe, Autounfall mit Sicherheitsgurt, direkter Sturz auf den Rücken oder aufs Gesäß, Extensions- oder Flexionstrauma („major trauma"). Bei Vorhandensein eines Risikofaktors für mangelnde Integrität der Knochensubstanz (z. B. Osteoporose, Tumorerkrankung) kann es sich auch um einen scheinbar unbedeutenden Auslöser handeln, z. B. Abrutschen vom Bordstein oder Anheben eines mittelschweren Gegenstandes („minor trauma").
- Diagnose oder Risikofaktoren für Osteoporose, Tumorerkrankungen (Red Flags für eine Tumorerkrankung), Infektionen (Red Flags für lokale entzündliche Geschehen/Infektionen), sowie Medikamente/Substanzen, die die Integrität des Knochens gefährden können, z. B. Kortison, Hormone, Drogenmissbrauch, übermäßiger Konsum phosphathaltiger Getränke (Cola), Alkoholmissbrauch; oder Begleiterkrankungen, die einen negativen Einfluss auf die Knochenstruktur haben können, z. B. Diabetes mellitus, rheumatoide Erkrankungen, chronisches Nierenversagen, Schilddrüsenfehlfunktion, Magersucht.
- Integrität des Nervensystems: neurologische Symptome oder Zeichen jetzt oder seit dem Beginn der jetzigen Schmerzperiode.
- Symptomverschlechterung bei Belastung/Aktivität, Symptomreduktion in Ruhe.
- Progredienter Verlauf: Belastungstoleranz nimmt ab, Schmerz auch in Ruhe.

► **Inspektion**

- Schonhaltung.

► **Palpation**

- Schwellung,
- knöcherne Veränderung,
- Druckdolenz/Berührungsempfindlichkeit.

► **Funktionsuntersuchung der LWS**

- Alle Bewegungsrichtungen bis Beginn/Verstärkung der Symptome.

► **Spezielle Tests**

- Neurologische Untersuchung: Nur bei Vorhandensein neurologischer Zeichen (jetzt oder in der aktuellen Geschichte) bzw. bei Symptomverteilung dorsal des Gesäßes (Kap. 1.3.2).
- Neurodynamische Untersuchung: ggf. im weiteren Behandlungsverlauf.
- Klopftest (► Abb. 2.1, s. a. Kap. 1.3.2): Patient steht in leichter Wirbelsäulen-Flexion, mit dem Reflexhammer oder der Fingerkuppe einen Impuls auf den betreffenden Dornfortsatz und mit Segmenten oberhalb bzw. unterhalb vergleichen. Der Klopfimpuls ist auf dem betroffenen Segment schmerzhaft spürbar.

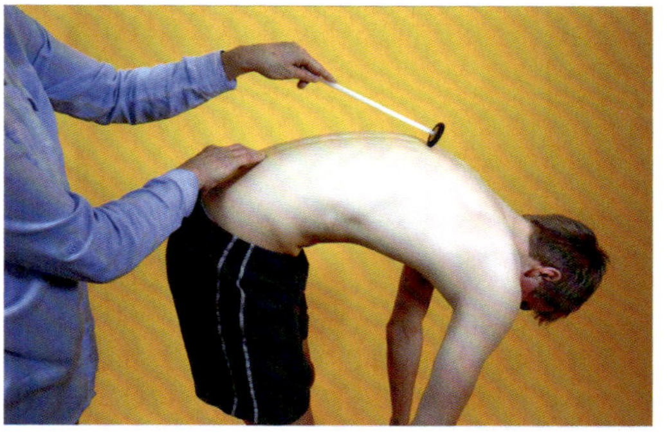

Abb. 2.1 Klopftest auf den Dornfortsätzen.

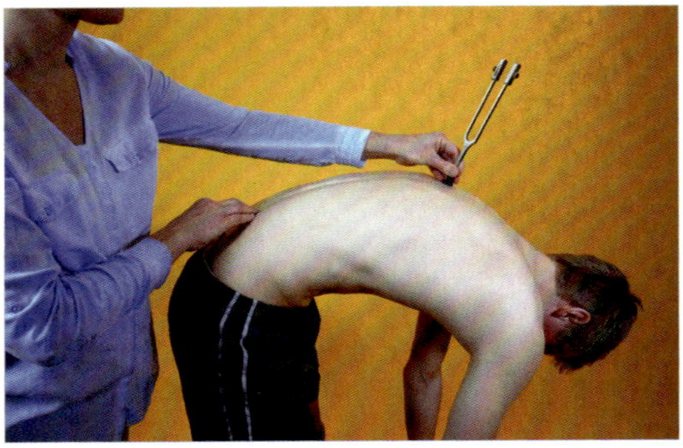

Abb. 2.2 Vibrationstest über den Dornfortsätzen.

- Vibrationstest (▶ Abb. 2.2, s. a. Kap. 1.3.2): Patient steht in leichter Flexion, eine C-64-Stimmgabel anschlagen und auf den betreffenden Dornfortsatz aufsetzen. Im Vergleich zu den Segmenten oberhalb und unterhalb des betroffenen Wirbels ist die Vibration schmerzhaft spürbar.

2.1.3 Screening bei Verdacht auf eine Tumorerkrankungen

Tumorerkrankungen (Primärtumor und Metastasen) sind bei weniger als 1 % der LWS-Patienten die Ursache für die Symptome [Henschke, 2013]. Spinale Tumoren sind meist Metastasen von Primär-Tumorerkrankungen in der Lunge, Brust, dem Gastrointestinaltrakt, den Nieren oder der Prostata, seltener von Lymphomen oder Melanomen [Majeed, 2012].

Red Flags für eine Tumorerkrankung

[Downie, 2013; Henschke, 2013]

- Vorherige Krebserkrankung,
- Alter < 20 oder > 50 Jahre,
- unerklärte Gewichtsabnahme,
- keine Verbesserung der Symptome nach 1 Monat.

Nur eine vorherige Krebserkrankung erhöht wesentlich die Wahrscheinlichkeit, dass die Symptome von einer Tumorerkrankung ausgehen. Die drei anderen Red Flags haben eine hohe Rate an falsch-positiven Ergebnissen [Henschke, 2013]. Wenn alle 4 Red Flags präsent sind, ist, basierend auf einer älteren Studie, davon auszugehen, dass eine Tumorerkrankung vorhanden ist (Sensitivität von 100 %) [Deyo, 1988].

Physiotherapeutische Untersuchung bei Verdacht auf spinalen Tumor

▶ **Anamnese**

- Alter unter 20 oder über 50 Jahre,
- unerklärte Gewichtsabnahme,
- vorherige Krebserkrankung,
- Symptomverlauf,
- passt zu keinem bekannten klinischen Muster einer muskuloskeletalen Dysfunktion,
- progredienter Symptomverlauf,
- Abnahme der Belastungstoleranz,
- Nachtschmerz [Laurence, 2012].

2.1.4 Screening bei Verdacht auf lokale entzündliche Geschehen/Infektionen

Risikofaktoren für Infektionen sind weniger untersucht und unspezifischer beschrieben als die für Frakturen und Tumorerkrankungen. Verschiedene Erreger können zu einer lokalen spinalen Infektion führen. Beschrieben wurden Diszitis, ausgelöst durch Staphylokokken [Goel, 2000], Spondylodiszitis durch Tuberkuloseerreger [Goel, 2000; López Sánchez, 2012], septische Facettengelenksarthritis [Klekot, 2012], Osteomyelitis, Abszesse [Arce, 2001] und Myelopathien nach fiebriger Erkältung, nach Harnwegsinfekten oder als infektiöse Komplikation bei Multipler Sklerose [Nowak, 2004]. Die Häufigkeit von spinalen Infektionen ist nicht bekannt, jedoch zeigt die Anzahl der publizierten Fälle eine erhöhte Prävalenz nach operativen Eingriffen. Eine weitere Infektionserkrankung, die mit LWS-Beschwerden und insbesondere mit Radikulopathien einhergehen kann, ist Herpes zoster (Gürtelrose) [Burkman, 1988; Nair, 2012]. Das Auftreten eines Hautausschlages bei LWS-Beschwerden gilt demnach als Red Flag.

Red Flags für lokale entzündliche Geschehen/Infektionen

- Konstanter Schmerz [Goel, 2000],
- plötzlicher, heftiger Beginn [Edwards, 2013; Goel, 2000],
- Fieber [Goel, 2000],
- eingeschränkte LWS-Beweglichkeit [Edwards, 2013; Goel, 2000],
- nächtliches Schwitzen [Goel, 2000],
- lokale Schwellung [López-Sánchez, 2012],

- neurologische Zeichen der unteren Extremität [Edwards, 2013; Goel, 2000],
- Hautausschlag, insbesondere gürtelförmig, einseitig,
- allgemeine Krankheitszeichen,
- Status post-OP, Injektionen, Akupunktur in den vergangenen 4 Wochen: Risikofaktor für potenzielle Eintrittspforte für Erreger,
- Status post-Infekt in den vergangenen 4 Wochen: Risikofaktor für eine Zweitmanifestation von Erregern, z. B. nach Harnwegsinfekten.

Von den aufgelisteten Warnsignalen sind insbesondere die allgemeinen Krankheitszeichen, sofern sie im Zusammenhang mit dem Auftreten der Rückenschmerzen stehen, ausschlaggebend für die Entscheidung, eine ärztliche Diagnostik zu initiieren. Andere Symptome, wie konstante Schmerzen, plötzlicher Beginn, eingeschränkte LWS-Beweglichkeit, müssen im Kontext betrachtet werden: Ergibt sich aus allen Informationen ein konsistentes muskuloskeletales Muster, kann zunächst eine physiotherapeutische Behandlung erfolgen. Abhängig von der Reaktion auf die Behandlung erfolgt die Überweisung zu einem Arzt zeitnah, sobald sich Unregelmäßigkeiten (unspezifische Red Flags) im klinischen Muster zeigen.

Physiotherapeutische Untersuchung bei Verdacht auf Infektion

► **Anamnese**

- Schmerzqualität: brennend, heiß, konstant,
- Infektionserkrankung in den vergangenen 4 Wochen,
- Nachtschmerz,
- Nachtschweiß,
- Allgemeinzustand: Müdigkeit, malade fühlen, „wie beginnende Grippe",
- OP, Injektion, Spinalanästhesie, Akupunktur in den vergangenen 4 Wochen,
- Belastungsintoleranz progredient (anfangs mechanisches Muster mit Symptomreduktion bei Entlastung möglich),
- Medikamente: Symptomreduktion nach Einnahme von Ibuprofen, Kortison, Diclofenac etc.

► **Inspektion**

- Schonhaltung

► **Palpation (ggf. Handschuhe anziehen)**

- Schwellung,
- lokale Hauttemperatur,
- Druckdolenz.

► **Funktionsuntersuchung.** Können mechanisches Muster zeigen, je nach Lokalisation des Entzündungsherdes ist jedoch ein unspezifisches Muster mit schmerzlimitierten Bewegungseinschränkungen in alle Bewegungsrichtungen typisch.

► **Spezielle Tests**

- Neurologische Untersuchung der unteren Extremität Kap. 1.3.2):
  - Reflexe,
  - Dermatome,
  - Myotome.
- Fieber messen,
- Klopftest (► Abb. 2.1),
- Vibrationstest (► Abb. 2.2).

2.1.5 Screening bei Verdacht auf entzündliche systemische Erkrankungen

Insbesondere Erkrankungen des rheumatischen Formenkreises manifestieren sich (auch) als LWS-Schmerz. Dazu gehören Spondylitis ankylosans (Morbus Bechterew) [Rudwaleit, 2004; Rudwaleit, 2009], Morbus Crohn [Steer, 2003] und primär chronische Polyarthritis [Baykara, 2013]. Aber auch Gicht kann in selteneren Fällen aufgrund von Rückenschmerzen diagnostiziert werden [Ahmad, 2012/1].

Red Flags für entzündliche systemische Erkrankungen

Red Flags sind nicht für alle systemischen Erkrankungen übergreifend beschrieben, sondern beziehen sich auf jeweils eine Systemerkrankung.

Zusammenfassend gilt es jedoch als Red Flag, die eine weitere medizinische Diagnostik erfordert, wenn bei ungeklärten LWS-Beschwerden

- außer der Wirbelsäule weitere Gelenke betroffen sind (symmetrische Verteilung bei rheumatoider Arthritis, Großzehe bei Gicht),
- gastrointestinale Symptome vorhanden sind (Morbus Crohn),
- Schmerzen in den frühen Morgenstunden auftreten, Weiterschlafen nicht möglich ist und

Schmerzen morgens länger als 1–2 Stunden benötigen, um auf ein „normales" Niveau zurückzukehren.

Physiotherapeutische Untersuchung bei Verdacht auf entzündliche systemische Erkrankungen

► **Anamnese**
- Bekannte Systemerkrankung,
- Familiengeschichte von systemischen Erkrankungen,
- Nachtschmerz,
- Verhalten der Symptome am Morgen,
- gastrointestinale Symptome,
- andere Gelenke schmerzhaft und/oder Schwellung,
- Medikamente.

► **Inspektion**
- Schwellung,
- Schonhaltung.

► **Palpation**
- Schwellung,
- lokale Hauttemperatur.

► **Funktionsuntersuchung**
- Mechanisches oder unspezifisches Muster.

► **Spezielle Tests**
- Neurologische Untersuchung nur bei entsprechender Symptomverteilung,
- neurodynamische Untersuchung ggf. im weiteren Behandlungsverlauf.

2.1.6 Screening der Integrität des Rückenmarks bzw. bei Verdacht auf Cauda-Equina-Syndrom

Die bekannteste Komplikation ist das Cauda-Equina-Syndrom, z. B. als Folge eines Bandscheibenvorfalls (► Abb. 2.3).

Aber auch Tumoren (z. B. Prostata-, Lungen-, Brust- und Nierenkarzinom) [Savage, 2013], Aortenaneurysmen, lokale Infektionen [Wang, 2010] und Frakturen sowie Lumbalstenosen können bilaterale neurologische Symptome hervorrufen. Das Auftreten eines Rückenmarks- bzw. Cauda-Equina-Zeichens bei LWS-Beschwerden gilt immer als Red Flag und bedarf sofortiger medizinischer Diagnostik.

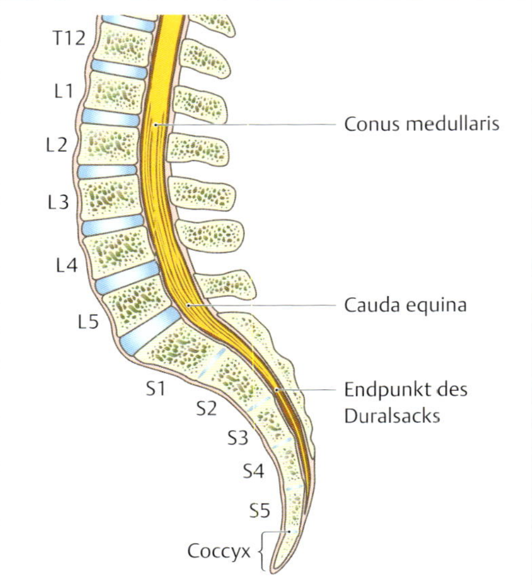

Abb. 2.3 Lage der Cauda Equina.

Red Flags für die Integrität des Rückenmarks/der Cauda Equina

- Blaseninkontinenz,
- Darminkontinenz,
- bilaterale neurologische Symptome der unteren Extremität,
- Sattelanästhesie,
- Ganganomalien (schmerzbedingte Schonhaltungen sind keine Red Flag),
- Babinski-Zeichen,
- Hyporeflexie/Hyperreflexie [Dugas, 2011; Hellweg-Larsen, 1994].

Unilaterale motorische oder/und sensorische Defizite im Sinne einer Radikulopathie sind nicht als Red Flag anzusehen.

Eine Überweisung an den Arzt sollte auch erfolgen, wenn
- neurologische Symptome neu aufgetreten sind, d. h. noch keine ärztliche Diagnostik erfolgt ist, oder
- neurologische Symptome sich verschlechtern:
  - Kraftverlust,
  - Sensibilitätsverlust oder Ausweitung eines Areals der Hyposensitivität,
  - verändertes Reflexverhalten.

Physiotherapeutische Untersuchung bei Verdacht auf Rückenmarksbeeinträchtigung

► **Anamnese**
- Sattelanästhesie,
- bilaterale Symptome der unteren Extremität,
- Blasen-/Darm-Inkontinenz,
- Impotenz,
- subjektiver Kraftverlust der unteren Extremitäten,
- Gangunsicherheit,
- Tumorerkrankungen,
- Trauma.

► **Inspektion**
- Evtl. unauffällig.

► **Palpation**
- Schwellung,
- lokale Hauttemperatur.

► **Funktionsuntersuchung**
- Bewegungseinschränkungen in alle Richtungen möglich, kann aber auch unauffällig sein, nicht spezifisch.

► **Spezielle Tests**
- Neurologische Untersuchung des zentralen Nervensystems:
  - z. B. Babinski-Zeichen (► Abb. 3.14).
- Neurologische Untersuchung des peripheren Nervensystems:
  - Reflexe,
  - Dermatome,
  - Myotome.

2.1.7 Screening bei Verdacht auf viszerale Pathologien

Alle gastrointestinalen und urogynäkologischen Organe können LWS-Symptome verursachen. Zusätzlich manifestieren sich oft abdominale Aortenaneurysmen als vaskuläre Ursache zunächst als Rückenschmerzen.

Red Flags für viszerale Pathologien bei LWS-Symptomen

- Gastrointestinale Symptome (Kap. 3.3),
- urologische Symptome (Kap. 3.5),
- gynäkologische Symptome (Kap. 3.6),
- Rückenschmerz ist nicht bewegungsabhängig,
- Rückenschmerz ist nur bedingt lageabhängig (z. B. Bauchlage bei abdominalen Aortenaneurisma unangenehm),
- Nachtschmerz.

Zeigen LWS-Beschwerden einen engen Zusammenhang mit gastrointestinalen, urologischen oder gynäkologischen Symptomen, so muss dieser Sachverhalt ärztlich abgeklärt werden.

Physiotherapeutische Untersuchung bei Verdacht auf eine viszerale Ursache für LWS-Beschwerden

► **Anamnese**
- Fragen zur allgemeinen Gesundheit (s. Erstkontaktfragebogen im Anhang (S. 154)),
- Screeningfragen für gastrointestinale Symptome (Kap. 3.3.2),
- Screeningfragen für urologische Symptome (Kap. 3.5.1),
- Screeningfragen für gynäkologische Symptome (Kap. 3.6.2),
- Nachtschmerz,
- Schmerz in Entlastungspositionen für die Wirbelsäule,
- „viszerale Qualität" der Symptome, z. B. krampfartig, kolikartig, übelkeitserregend etc.

► **Inspektion und Palpation**
- LWS: unauffällig.

► **Funktionsuntersuchung**
- Unauffällig bzw. nur schmerzauslösend bei Kompression der Organe.

► **Spezielle Tests**
- Palpation der Bauchorgane:
  - Druckdolenz,
  - Schwellung,
  - Abwehrspannung.
- Inspektion, Palpation und Auskultation der abdominalen Aorta (Untersuchungsmethoden bei Verdacht auf eine Erkrankung des vaskulären Systems):
  - Klopftest Niere (Untersuchungsmethoden bei Verdacht auf eine bestehende Harnwegserkrankung), ► Abb. 3.18.

Neurologische und neurodynamische Tests nicht erforderlich.

2.1.8 Screening bei Verdacht auf Chronifizierung

Psychosoziale Faktoren: Yellow Flags

Eine Vielzahl von psychosozialen Faktoren wurde in der Literatur beschrieben, die eine Chronifizierung von Rückenbeschwerden begünstigen [Nicholas, 2011; Stewart, 2011]. Die wichtigsten sind:

- Angst-Vermeidungsverhalten (Fear-Avoidance-Beliefs) [Thomas, 2010; Waddell, 1993],
- Bewegungsangst (Kinesiophobia) [Thomas, 2010; Vlaeyen, 1995],
- Depressionen [Sullivan, 2003],
- passives Bewältigungsverhalten [Koleck, 2006; Rosenstiel, 1983],
- mangelndes Schmerzkontrollempfinden [O'Looney; 1983, Sengul; 2010],
- Katastrophisieren [Wertli, 2014].

Für alle aufgelisteten Faktoren sind reliable und international validierte Fragebögen vorhanden, einige Vorschläge finden sich im Abschnitt zu der physiotherapeutischen Untersuchung der Chronifizierungsgefahr. Die Literatur zu chronifizierten Rückenschmerzen ist sehr umfangreich, empfohlen wird das Buch „Schmerzen verstehen" [Butler, 2009] und die Serie „Topical Issues in Pain" [Gifford, 2013/1; Gifford, 2013/2; Gifford, 2013/3; Gifford, 2013/4; Gifford, 2013/5] der Physiotherapy Pain Association.

Blue Flags und Black Flags (Kap. 1.2.3) können bei der Chronifizierung von LWS-Symptomen eine entscheidende Rolle spielen. Eine Frage nach z. B. bestehendem Rentenverfahren, Schmerzensgeldklagen, Zufriedenheit am Arbeitsplatz o. ä. kann entscheidende Informationen zu Risikofaktoren aus dem Arbeitsumfeld geben.

Bei Vorhandensein einer chronischen Erkrankung oder Chronifizierungsgefahr empfehlen nationale und internationale Leitlinien eine interdisziplinäre Vorgehensweise, bei der physiotherapeutische, psychologische, ärztliche, sporttherapeutische und ergotherapeutische Interventionen eine Rolle spielen [Airaksinen, 2006; AWMF, 2010].

Physiotherapeutische Untersuchung bei Verdacht auf bestehende oder drohende Chronifizierung von LWS-Beschwerden

► **Anamnese.** Mehrere Messinstrumente für eine Gefährdung oder das Vorliegen einer Chronifizierung sind derzeit erhältlich. Zu den aktuellsten gehören das Start-Back Screening Tool [Beneciuk, 2013] (s. Anhang (S. 154)) und der Örebro Muskuloskeletal Pain Screening Questionnaire [Linton, 1998].

- Fragen nach schmerzreduzierenden Maßnahmen zeigen, ob ein aktives (z. B. Sport) oder passives (z. B. Hinlegen, Wärme) Therapieverhalten gezeigt wird und ob der Patient selbst Kontrolle über seine Symptome hat.
- Fragen nach der Vermeidung von Aktivitäten geben Aufschluss über Bewegungsangst. Diese können unterstützt werden durch die Verwendung des Fragebogens zur Angstvermeidung, FABQ (http://www.drk-schmerz-zentrum.de.drktg.de/mz/pdf/downloads/FABQ-D.pdf)
- Fragen zu der Wahrnehmung des eigenen Körpers, insbesondere, ob sich der schmerzhafte Körperteil eher vergrößert oder kleiner anfühlt als die nichtbetroffene Seite. Ein geeigneter Fragebogen ist der Freemantle Back Awareness Questionnaire (FreBag)[Wand et al. 2014;Ehrenbrusthoff et al. 2018]
- Bisherige Therapiemethoden und deren Effekte zeigen die Präferenzen des Patienten; häufiges Wechseln von Ärzten und Therapeuten kann eine ungünstige Prognose haben. Der Abbruch von wirksamen Therapieformen zeigt, dass die Beschwerden nicht besser werden sollen (z. B. weil noch ein Schmerzensgeldverfahren läuft oder ein „Krankheitsgewinn" durch die Situation entsteht).

► **Funktionsuntersuchung.** Hier sollte besonders auf übertriebenes Schmerzverhalten geachtet werden.

Waddell et al. haben zudem einige „Ablenkungsmanöver" vorgeschlagen, die ein verändertes Schmerzverhalten aufdecken sollen [Waddell, 1980], dazu gehört die Durchführung des Straight-Leg-Rise-Tests im Sitz (► Abb. 2.4) und die Ausführung einer LWS-Rotation im Stand, bei der das Becken mitrotiert wird und somit keine LWS-Bewegung stattfindet (► Abb. 2.5).

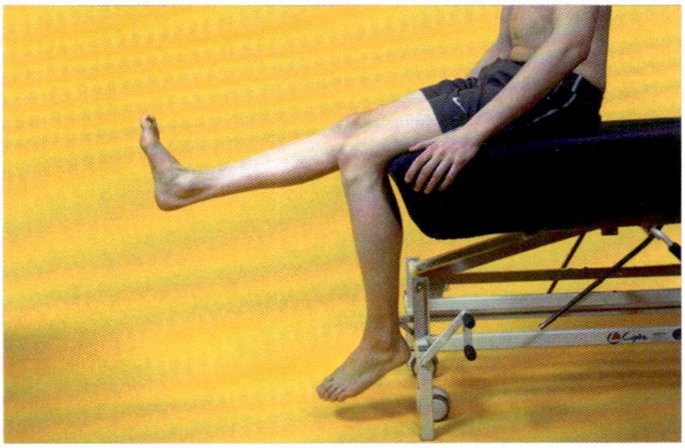

Abb. 2.4 Straight-Leg-Rise-Test, hier aktiv im Sitz ausgeführt.

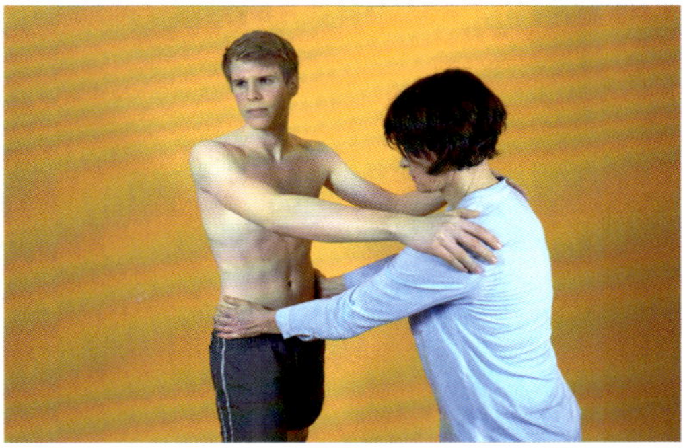

Abb. 2.5 LWS-Rotation mit Beckenrotation.

Zusammenfassung Red Flags bei Symptomen im Bereich der LWS ✓

Aus den oben genannten Pathologien der LWS ergeben sich folgende wichtigen Screeningfragen:

- Alter bei neu aufgetretener Symptomatik < 20 oder > 50 Jahre,
- Allgemeiner Gesundheitszustand:
  - Fieber, Karzinom in der Vergangenheit, Kortison, Gewichtsverlust,
  - vaskuläre, urologische, gynäkologische oder gastrointestinale Symptome,
  - bilaterale oder Verschlechterung unilateraler neurologischer Zeichen der unteren Extremität,
  - Gangunsicherheit.
- Kurzzeit-Geschichte:
  - Sturz/Trauma, Infektion, OP.
- Familiengeschichte Karzinom oder systemische Erkrankung.
- Verhalten der Symptome:
  - Nachtschmerz, Symptomsteigerung in den frühen Morgenstunden, +/Bewegungsabhängigkeit.
- Yellow Flags.

2.2 Physiotherapeutisches Screening bei Symptomen in der Halswirbelsäule (HWS)

2.2.1 Einleitung

Symptome in der Halswirbelsäule sind eine typische Erscheinung der westlichen Welt und haben seit dem Einzug der Computer einen steilen Anstieg erfahren. Die Häufigkeit von HWS-Beschwerden liegt bei einer Jahresinzidenz von 10,4 % bis 21,3 % [Hoy, 2010]. Auch hier, wie bei LWS-Symptomen, ist der Großteil der Beschwerden nichtspezifisch, also ohne ein pathologisches Korrelat [Bogduk, 1984]. Eine weitere Übereinstimmung mit LWS-Symptomen ist, dass auch HWS-Symptome chronifizieren können. 50–75 % der Nackenschmerzpatienten haben nach 1–5 Jahren weiterhin Symptome [Carroll, 2008] wobei auch hier die Ursache verschiedenen Faktoren zuzuordnen ist und Yellow, Blue und Black Flags eine entscheidende Rolle spielen [Carroll, 2008]. Im Ländervergleich ist zu beobachten, dass die Diagnose „Schleudertrauma" stark unterschiedlich häufig vergeben wird und das Auftreten von Symptomen von der Erwartungshaltung des Patienten abhängig sein kann [Ferrari, 2001/1; Ferrari, 2001/2].

Ernsthafte Pathologien sind selten, ausgeschlossen werden müssen Frakturen, Entzündungen, Tumoren und Myelopathien sowie viszerale Pathologien, ligamentäre Instabilitäten und vaskuläre Insuffizienzen. Ein häufig verwendeter Fragebogen zur Erfassung der Beeinträchtigung durch Nackenbeschwerden aber auch zur Verlaufskontrolle ist der Neck Disability Index. Die deutsche Version findet sich unter http://www.fomt.info/Frageboegen/NDI–deutsche-Version.pdf.

2.2.2 Screening bei Verdacht auf eine Fraktur

Angelehnt an die kanadischen HWS-Regeln, die eine Notwendigkeit für Röntgen festlegen, http://www.health.vic.gov.au/vscc/downloads/canadianc-spinerule.pdf, gelten nach einem Trauma mit HWS-Symptomen die folgenden Empfehlungen für eine direkte Überweisung (ohne physiotherapeutische Untersuchung) zu einer ärztlichen Diagnostik:

Red Flags für HWS-Frakturen

- Gefährlicher Unfallmechanismus:
  - Sturz aus über 1 m Höhe oder > 5 Stufen,
  - axiale Belastung auf Kopf, z. B. Kopfsprung in flaches Wasser,
  - Autounfall bei hoher Geschwindigkeit (ab 100 km/h) ODER überschlagen ODER aus dem Auto katapultiert,
  - Unfall mit motorisiertem Sportgerät,
  - Fahrradunfall.
- Alter über 65 Jahre (oder unter 16 Jahre),
- Paraesthesie in Armen/Beinen,
- keine Rotation > 45° möglich.

Physiotherapeutische Untersuchung bei Verdacht auf eine Fraktur

Sind die oben genannten Red Flags, also ein Trauma in Verbindung mit den aufgelisteten Zeichen, gegeben, wird nicht körperlich untersucht. Ansonsten wird folgende Vorgehensweise empfohlen:

► **Anamnese**
- Risikofaktoren für Osteoporose,
- Unfall/Traumamechanismus,
- Unfall/Trauma in der Vergangenheit.

► **Inspektion**
- Schonhaltung,
- Deformität.

► **Palpation**
- Deformität,
- Druckdolenz.

► **Funktionsuntersuchung**
- Bewegungseinschränkung: CAVE bei Rotation < 45°: im Zusammenhang mit einem Trauma gilt dies als Red Flag.

► **Spezielle Tests**
- Neurologische Untersuchung der oberen, ggf. auch der unteren Extremität,
- Frakturtests: Vibration als Provokationstests auf dem Dornfortsatz des betroffenen Segmentes (Kap. 1.3.2).

2.2.3 Screening bei Verdacht auf eine Tumorerkrankung

Tumoren in der Halswirbelsäule sind selten Primärtumoren. Häufig handelt es sich um Metastasen von z. B. Brustkrebs [Zadnik, 2014]. Der Lungenspitzentumor (Apex-Tumor oder Pancoast-Tumor) kann eine Symptomverteilung aufweisen, die dem Versorgungsgebiet von C 8 ähnelt, daher gelten pulmonale Symptome bei Nackenbeschwerden als Red Flag.

Red Flags für Tumorerkrankungen

- Bekannte Tumorerkrankung, insbesondere Brustkrebs, Lungenkrebs [Ni, 2013], Schilddrüsenkrebs [Meier, 2013],
- ungewollter Gewichstverlust,
- pulmonale Symptome wie Atemnot, Schmerzen bei der Atmung und ungeklärter anhaltender Husten.

Eines dieser Warnsignale ist ausreichend, um eine ärztliche Diagnostik einzuleiten.

Weitere Riskofaktoren für eine Tumorerkrankung

- Nachtschmerz,
- progredienter Verlauf,
- allgemeine Krankheitszeichen.

Physiotherapeutische Untersuchung

► **Anamnese**
- Geschichte von Tumorerkrankungen, auch Familienanamnese,
- Symptomveränderung über Zeitverlauf: zunehmend weniger belastbar, zunehmend weniger mechanische Präsentation.

► **Spezielle Tests:**
- Neurologische Untersuchung der oberen Extremität,
- neurodynamische Untersuchung:
  - Slump-Test,

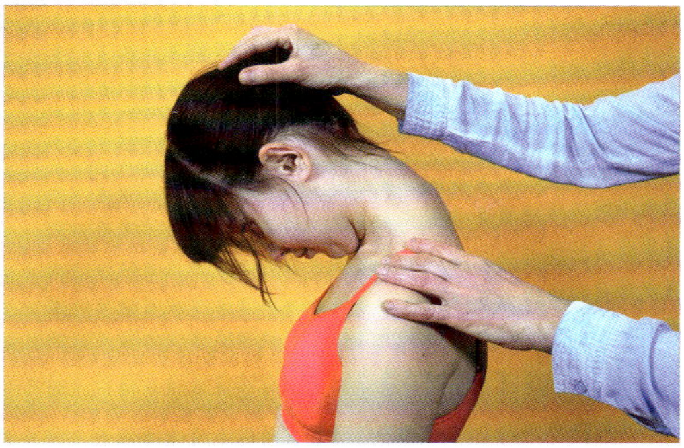

Abb. 2.6 Lhermitte-Zeichen.

  - Lhermitte-Zeichen als Indikator für eine Myelopathie, bedingt durch die Lage des Tumors oder den axonschädigenden Effekt der Strahlentherapie [O'Reilly 2014] (▶ Abb. 2.6). Der Test ist positiv, wenn Patienten ein elektrisierendes Gefühl im Rücken oder den Extremitäten angeben.
- Ggf. Frakturtests: Vibration auf Dornfortsatz,
- Abhören der Lunge.

2.2.4 Screening bei Verdacht auf ein lokales entzündliches Geschehen

Beschriebene Infektionen, die mit Nackenschmerzen einhergehen, sind vor allem die Meningitis mit der typischen Nackensteifigkeit (Meningismus) und das Lemierre-Syndrom als Komplikation einer Oropharyngitis [Knight, 2010]. Hierbei kommt es zu einer metastatischen Ausbreitung der Erreger (in der Regel: Fusobacterium necrophorum), die fast immer eine Thrombophlebitis der V. jugularis und somit Nackenschmerzen und -schwellungen hervorrufen sowie Lungen- und Gelenkentzündungen verursachen können und lebensbedrohlich sind, wenn nicht antiobiotisch eingegriffen wird [Chirinos, 2002; Van Wissen, 2009]. Sehr selten, aber in Einzelfallstudien beschrieben ist eine septische Arthritis, hervorgerufen durch eine Staphylokokkeninfektion [Jones, 2012; Stecher, 2010].

Red Flags für Infektionen

- Konstanter Schmerz,
- progredienter Verlauf mit zunehmend nichtmechanischer Präsentation,
- kalte Hände und Füße,
- Fieber (auch subfebril),
- eingeschränkte HWS-Beweglichkeit bzw. Nackensteifigkeit (Meningismus),
- Hautausschlag,
- nächtliches Schwitzen,
- Schwellung (V. jugularis),
- neurologische Zeichen der oberen/unteren Extremität,
- allgemeine Krankheitszeichen, z. B. wie grippaler Infekt,
- Status post-OP,
- Status post-Infekt, z. B. Halsschmerzen, Ohrenschmerzen.

Jegliche Beeinträchtigung des allgemeinen Gesundheitszustandes (insbesondere respiratorische Beschwerden) im Zusammenhang mit Nackenbeschwerden erfordert eine ärztliche Diagnostik.

Weitere Risikofaktoren für eine Infektion

- Höheres Lebensalter,
- Immunsuppression,
- Diabetes,
- Tumorerkrankung,
- Alkohol-/Drogenmissbrauch,
- chronische Lebererkrankung,
- Injektion im HWS-Bereich oder Akupunktur,
- dauerhafte Kortisoneinnahme.

Physiotherapeutische Untersuchung bei Verdacht auf Infektion

▶ **Anamnese.** Abfragen der oben genannten Red Flags und Risikofaktoren, insbesondere des Allgemeinstatus und der medizinischen Vorgeschichte. Scheinbar unbedeutende Infektionen (Halsentzündung), medizinische Interventionen inkl. Akupunktur [Daivajna, 2004] und Vorerkrankungen sollten dabei explizit erfragt werden. Nachtschmerz, der ein Weiterschlafen unmöglich macht und lange Zeit benötigt, um sich wieder zu beruhigen, ist typisch für entzündliche Erkrankungen.

▶ **Inspektion:**
- Schwellung,
- Schonhaltung,
- Vermeiden zervikaler Flexion.

► **Palpation**
- Schwellung,
- lokale Temperatur/Schwitzen,
- Druckdolenz.

► **Funktionsuntersuchung**
- Bewegungseinschränkungen insbesondere der hochzervikalen Flexion.

► **Spezielle Tests**
- Neurologische Untersuchung der oberen Extremität (ggf. auch der unteren Extremität bei Verdacht auf Beeinträchtigung des Rückenmarks, dann auch Rückenmarkszeichen ergänzen),
- Neurodynamik: passive Nackenflexion (Meningismus?), Slump-Test,
- Fieber messen,
- Vibrationstest auf dem Dornfortsatz des betroffenen Segmentes (Schmerzprovokation?).

2.2.5 Screening bei Verdacht auf entzündliche systemische Erkrankungen

Insbesondere Erkrankungen des rheumatischen Formenkreises manifestieren sich (auch) als HWS-Schmerz. Dazu gehören vor allem Subluxationen als Manifestation einer primär chronischen Polyarthritis [Wasserman, 2011] und Nackenschmerzen als eines der typischen Symptome beim Morbus Bechterew [Holden, 2005]. Seltener sind Nackenschmerzen eine klinische Präsentation von Gicht [Federman, 2012; Pankhania, 2006].

Red Flags für entzündliche systemische Erkrankungen

... sind nicht für alle systemischen Erkrankungen übergreifend beschrieben, sondern beziehen sich auf jeweils eine Systemerkrankung, zusammenfassend gilt es jedoch als Red Flag, die eine weitere medizinische Diagnostik erfordert, wenn
- außer der Wirbelsäule weitere Gelenke betroffen sind,
- Schmerzen in den frühen Morgenstunden auftreten, weiterschlafen nicht möglich ist und Schmerzen morgens länger als eine Stunde benötigen, um auf ein „normales" Niveau zurückzukehren.

Physiotherapeutische Untersuchung bei Verdacht auf eine entzündliche systemische Erkrankung

Es ist keine besondere Vorgehensweise notwendig. Bekannte systemische Erkrankungen sollten erfragt werden, und gezielte Fragen nach anderen betroffenen Gelenken dürfen nicht vergessen werden. Die körperliche Untersuchung erfolgt wie bei lokalen entzündlichen Geschehen (vgl. Kap. 2.2.4), und eine ärztliche Diagnostik ist in jedem Fall erforderlich, bevor eine physiotherapeutische Behandlung begonnen wird.

2.2.6 Screening auf Integrität des Rückenmarks

Bandscheibenvorfälle, Osteophytenbildung, Trauma, Tumoren oder Entzündungen können spinales Nervengewebe aufgrund der räumlicher Enge in seiner Funktion beeinträchtigen. Die klinische Präsentation bezeichnet man als zervikale Myelopathie (► Abb. 2.7), die jedoch oft erst beim Auftre-

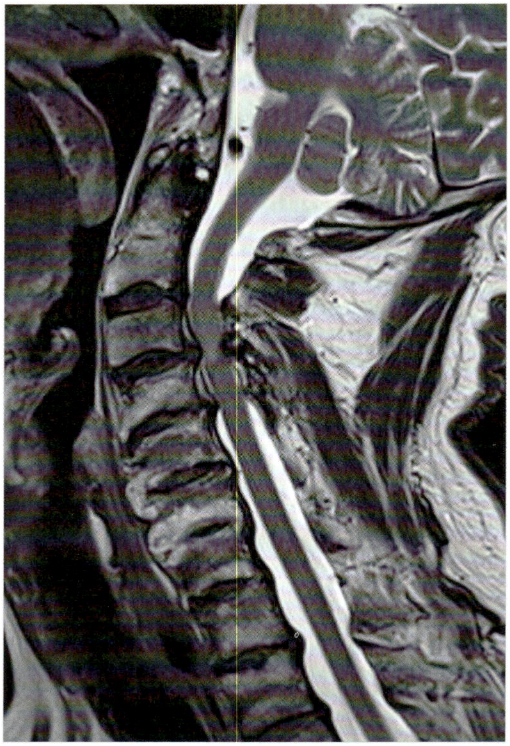

Abb. 2.7 Zervikale Myelopathie.

ten bilateraler neurologischer Zeichen der oberen Extremität bzw. spätestens beim Auftreten neurologischer Zeichen in der unteren Extremität, vor allem Parästhesien und Gangunsicherheit [Karadimas, 2013; Nagata, 2014; Salvi, 2006; Yarbrough, 2012; Young, 1994], diagnostiziert wird.

Red Flags für die Integrität des Rückenmarks

- Neurologische Symptome der unteren Extremität,
- Ganganomalien,
- Babinski-Zeichen,
- Veränderung des Reflexverhaltens,
- evtl. Blasen-/Darmkontrollverlust.

Tritt eines der oben genannten Warnsignale im Zusammenhang mit Nackenbeschwerden auf, ist eine sofortige ärztliche Diagnostik erforderlich. Unilaterale motorische oder/und sensorische Defizite im Sinne einer Radikulopathie sind nicht als Red Flag anzusehen.

Eine Überweisung an den Arzt im Falle **radikulärer Symptome** sollte erfolgen, wenn
- neurologische Symptome neu aufgetreten sind, d. h. noch keine ärztliche Diagnostik erfolgt ist,
- neurologische Symptome sich verschlechtern:
  - Kraftverlust,
  - Sensibilitätsverlust oder Ausweitung eines Areals der Hyposensitivität,
  - Hyporeflexie.

Physiotherapeutische Untersuchung bei Verdacht auf Beeinträchtigung der Integrität des Rückenmarkes

► **Anamnese**
- Bekannte Vorerkrankungen: Bandscheibenvorfall, degenerative Erkrankung, Trauma auch in der längeren Vorgeschichte, Tumoren oder Entzündungen.

► **Inspektion, Palpation, Funktionsuntersuchung**
- Druckdolenz,
- Muskulärer Hypertonus der Nackenmuskulatur,
- Bewegungseinschränkung (Muster mechanisch oder alle Bewegungsrichtungen eingeschränkt),
- Gangunsicherheit.

► **Spezielle Tests.** Alle klinischen Tests zeigten in einer Übersichtsarbeit mangelhafte Gütekriterien [Cook, 2011] und sollten daher im Zusammenhang mit der klinischen Präsentation und der Progredienz der Symptome bewertet werden.
- Neurologische Untersuchung:
  - Babinski-Zeichen,
  - Klonus,
  - Unterberger-Tretversuch,
  - Einbeinstand,
  - Reflexe: obere und untere Extremität,
  - Dermatome,
  - Myotome.
- Neurodynamik:
  - Lhermitte-Zeichen kann positiv sein (► Abb. 2.6).

2.2.7 Screening bei Verdacht auf viszerale Pathologien

Pulmonale, kardiovaskuläre und einige gastrointestinale Organe können HWS-Symptome verursachen [Goodman, 2010]. Es mehren sich in den letzten Jahren auch Berichte von Einzelfällen, bei denen eine bestehende diagnostizierte Endometriose mit Schulter- oder Nackenschmerzen einhergeht, vor allem, wenn die Endometriose das Diaphragma betrifft [Anderson et al. 2014;Singh et al. 2017; Freeston et al. 2006;Unterscheider et al. 2010], weshalb auch das gynäkologische System bei dem Screeningprozess miteinbeizogen werden sollte. Insbesondere der Lungenspitzentumor kann initial mit einem Schulter-Nacken-Schmerz verwechselt werden und eine Schmerzverteilung ähnlich einer N.-ulnaris-Symptomatik verursachen [Kovach, 1984] (► Abb. 2.8). Herzerkrankungen inklusive

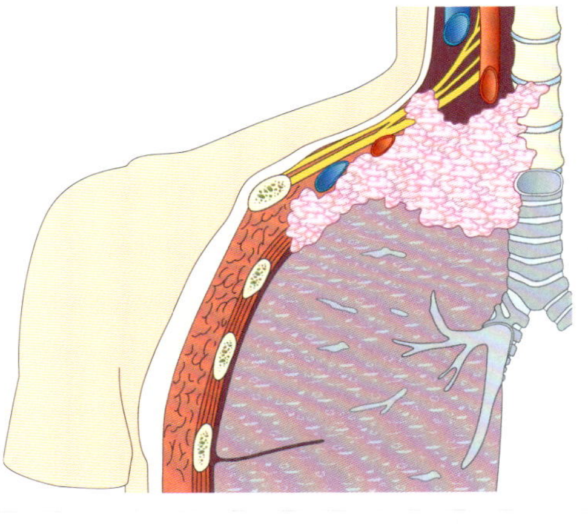

Abb. 2.8 Lungenspitzentumor mit Invasion in den Plexus brachialis.

Herzinfarkt können insbesondere bei Frauen eine untypische klinische Präsentation zeigen. Nackenschmerzen und Kieferbeschwerden gehören zu den beschriebenen klinischen Mustern von Frauen mit Herzinfarkt [Coventry, 2011] (Herzerkrankungen). Leber und Gallenblase können über den N. phrenicus ausstrahlende Schmerzen in die rechte Schulter bzw. den rechten Trapeziusbereich verursachen [Goodman, 2010] (Kap. 3.3).

Red Flags für viszerale Pathologien

Das Auftreten von viszeralen Symptomen und allgemeinen Krankheitszeichen im Zusammenhang mit Nackenbeschwerden gilt als Red Flag und bedarf ärztlicher Abklärung.

Risikofaktoren variieren je nach betroffenem Organ und Pathologie und können nicht übergreifend dargestellt werden.

Physiotherapeutische Untersuchung bei Verdacht auf eine viszerale Ursache für HWS Symptome

► **Anamnese.** Im Zusammenhang mit Nackenschmerzen sollten alle Zeichen abgefragt werden, die auf pulmonale, kardiovaskuläre, gastrointestinale und gynäkologische Symptome hinweisen.

Das Verhalten der Symptome folgt bei viszeralen Pathologien keinem mechanischen Muster und ist oft von anderen Faktoren (z. B. Nahrungsaufnahme, kardivaskuläre Anstrengung, z. B. Treppe steigen) mehr abhängig als von Bewegungen der Halswirbelsäule.

► **Inspektion, Palpation und Funktionsuntersuchung.** HWS unauffällig.

► **Spezielle Tests:**
- Auskultation von Lunge, Herz,
- Palpation Abdomen.

2.2.8 Screening bei Verdacht auf eine ligamentäre Instabilität der oberen HWS

Zwei wichtige Bandsysteme stützen die obere Halswirbelsäule: das Lig. transversum, das den Dens in Position hält und die Ligg. alaria zur Begrenzung der Flexion, Lateralflexion und Rotation (► Abb. 2.9). Eine Ruptur eines dieser Bänder führt

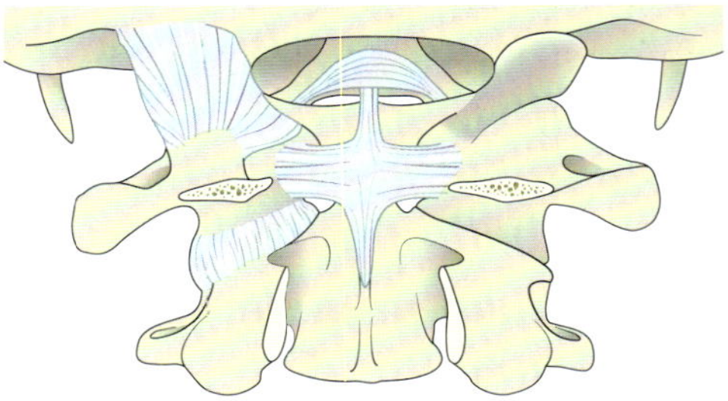

Abb. 2.9 Bänder der oberen Halswirbelsäule.

zu einer hochzervikalen Instabilität, mit typischen Zeichen und Symptomen.

Bei Vorhandensein von HWS-Symptomen im Zusammenhang mit einem dieser Zeichen darf keine passive Mobilisation erfolgen und dürfen keine gehaltenen aktiven Bewegungen ausgeführt werden, insbesondere nicht in endgradiger Extension und/oder Rotation. Eine ärztliche Diagnostik sollte zeitnah erfolgen.

Red Flags für ligamentäre Instabilität der oberen HWS

- Taubheit der Zunge, suboccipital oder einer Körperhälfte,
- Schwindel,
- Übelkeit,
- Sehstörungen,
- Schluckstörungen,
- Sprechstörungen,
- Hörstörungen.

Weitere Risikofaktoren für eine hochzervikalen Instabilität

- Trauma, z. B. Autounfall,
- rheumatoide Erkrankungen, insbesondere primär chronische Polyarthritis und Morbus Bechterew,
- Down-Syndrom,
- Langzeit-Kortison.

Physiotherapeutische Untersuchung bei Verdacht auf ligamentäre Instabilität

► **Anamnese**
- Trauma (Unfall-Mechanismus?),
- assoziierte Symptome,
- Vorerkrankungen.

► **Funktionsuntersuchung.** Achtung: keine endgradigen Bewegungen und keine endgradig gehaltene Rotation und/oder Extension. → Nystagmus beobachten!

► **Spezielle Tests**
- Sharp-Purser-Test (Lig. transversum) [Uitvlugt, 1988] (► Abb. 2.10):

Patient sitzt auf der Behandlungsbank, Therapeut platziert seine Handfläche über der Stirn des Patienten und hält mit Zeigefinger und Daumen der anderen Hand den Dornfortsatz C2. Der Patient bewegt seinen Kopf aktiv in Richtung Flexion während der Therapeut den Kopf mit der Stirnhand nach posterior gleitet (und somit die atlantoaxiale Subluxation ausgleicht). Positiv wäre eine Symptomreduktion oder ein Klicken.
- Ligg.-alaria-Test (► Abb. 2.11)

Patient sitzt auf niedriger Behandlungsbank, Therapeut steht daneben. Der Therapeut hält den Dornfortsatz C2 mit Zeigefinger und Daumen, die andere Hand greift die gesamte Krone des Kopfes von oben. HWS passiv in Lateralflexion bewegen, dabei keine Rotation zulassen. Das Lig. alare bewegt den Dornfortsatz in die Gegenrichtung einer Lateralflexion, daher sollte eine sofortige Gegenbewegung des C2-Dornfortsatzes spürbar sein. In etwas Extension oder Flexion wiederholen. Der Test ist positiv, wenn Symptome reproduziert werden bzw. der Dornfortsatz von C2 sich nicht sofort mitbewegt.

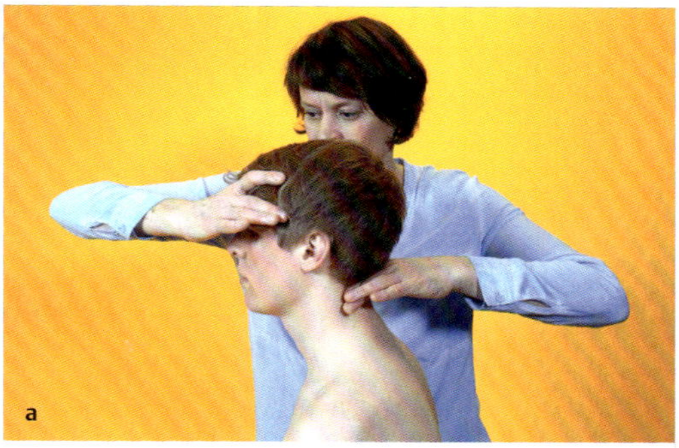

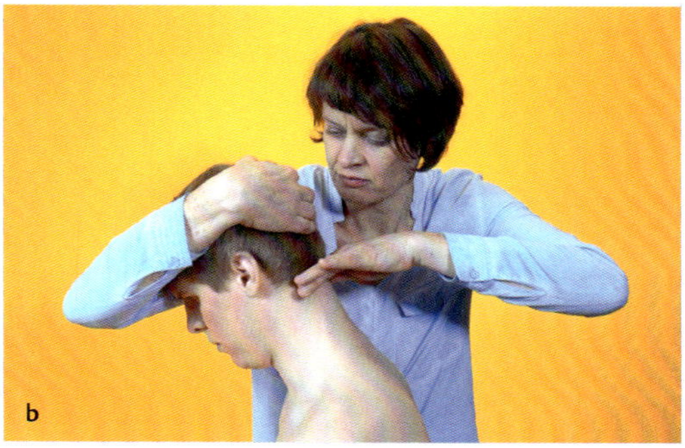

Abb. 2.10 Sharp-Purser-Test in verschiedenen Ausgangsstellungen.

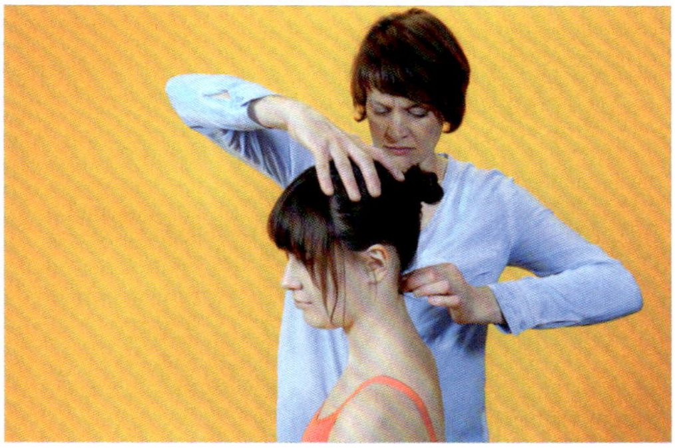

Abb. 2.11 Ligg.-alaria-Test.

2.2.9 Screening bei Verdacht auf A.-vertebralis-Insuffizienz (VBI)

Eine Beeinträchtigung der A. vertebralis kann Kopfschmerzen, Schwindel und hochzervikale Probleme verursachen, Symptome, die typische Indikationen für eine physiotherapeutische Behandlung darstellen. Gleichzeitig ist eine insuffiziente A. vertebralis Kontraindikation für z.B. zervikale Manipulationstechniken.

Red Flags für A.-vertebralis-Insuffizienz

Red Flags sind die sogenannten 5 Ds und 3 Ns:
- Drop attacks = Bewusstseinsverlust,
- Dizziness = Schwindel, Übelkeit, Erbrechen,
- Diploplia = Doppelbilder,
- Dysparthria = Schluckstörung,

- Dysphasie = Sprachstörungen,
- Nystagmus,
- Nausea = Übelkeit,
- Numbness = Taubheit (Zunge).

Weitere Risikofaktoren für A.-vertebralis-Insuffizienz

[Barker, 2000]

- Gehörveränderungen,
- Kopfschmerzen,
- Trauma in der Vergangenheit (z. B. Schleudertrauma),
- Herz-/Gefäßerkrankungen,
- Gerinnungsstörung,
- orale Kontrazeptiva,
- Kortison,
- Rauchen,
- Schwangerschaft/Stillzeit.

Physiotherapeutische Untersuchung bei Verdacht auf A.-vertebralis-Insuffizienz

Für die physiotherapeutische Untersuchung wird bei Verdacht auf A.-vertebralis-Insuffizienz das Prozedere des IFOMPT Cervical Screening Documents empfohlen (www.ifompt.org), das nach ausführlicher Anamnese gehaltene Positionen am aktiven Bewegungsende als Provokationstests vorschlägt. Diese Vorgehensweise basiert auf den Publikationen von Mitchell et al. [Mitchell, 2004] und Rivett et al. [Rivett, 2006] (www.physiotherapy.asn.au).

Eine mögliche Reihenfolge für das Testprozedere ist:

- Gehaltene Extension (aktives Bewegungsende),
- gehaltene Rotation (aktives Bewegungsende),
- gehaltene Extension + Rotation (aktives Bewegungsende),
- funktionelle Positionen.

Jede Position wird mindestens 10 Sekunden gehalten oder bis Symptome auftreten. Der Therapeut achtet auf das Auftreten eines Nystagmus. Zwischen den einzelnen Tests sollten mindestens 10 Sekunden Pause liegen, damit auch verspätet auftretende Reaktionen erfasst werden. Werden bei einem dieser Tests Symptome ausgelöst, ist dies eine Indikation für eine ärztliche Abklärung und eine Kontraindikation für manipulative Techniken.

Zusammenfassung Red Flags bei Symptomen im Bereich der HWS ✔

Aus den oben genannten Pathologien der HWS ergeben sich folgende wichtigen Screeningfragen:

- Allgemeiner Gesundheitszustand:
  - Fieber, Karzinom in der Vergangenheit, Kortison, Gewichtsverlust,
  - pulmonale, kardiovaskuläre, gastrointestinale oder gynäkologische Symptome,
  - Kopfschmerz, Schwindel,
  - neurologische Zeichen obere/untere Extremität,
  - Gangunsicherheit.
- Kurzzeit-Geschichte:
  - Sturz/Trauma, Infektion, OP.
- Familiengeschichte Karzinom oder systemische Erkrankung.
- Verhalten der Symptome:
  - nachts, morgens, im Tagesverlauf, +/Bewegungsabhängigkeit.
- Yellow Flags.

2.3 Physiotherapeutisches Screening bei Symptomen der BWS und des Thorax

2.3.1 Einleitung

Eine Studie aus den USA bezifferte die Lebenszeit-Prävalenz von Brustkorbsymptomen mit 25 % [Kachintorn, 2005]. Etwa 1–2 % der Hausarztbesuche in den USA basierten auf Brustkorbsymptomen [Cayley, 2005]. Unter anderem aus Angst vor einer möglichen Herz-Diagnose vermeiden über 70 % der Patienten mit Brustkorbsymptomen einen Arztbesuch [Eslick, 2005]. 80 % der Brustkorbschmerzen sind jedoch gutartig, 50 % davon wiederum haben eine muskuloskeletale Ursache [Stochkendahl, 2010]. Die Differenzierung von viszeralen Ursachen, wie z. B. kardiovaskulären oder pulmonalen Erkrankungen und muskuloskeletalen Ursachen ist aufgrund des unterschiedlichen Symptomverhaltens relativ einfach und im Rahmen einer physiotherapeutischen Untersuchung in der Regel möglich. Schwieriger ist es, entzündliche Prozesse, Tumorgeschehen und Frakturen herauszufiltern.

2.3.2 Screening bei Verdacht auf eine Fraktur

20–30 % aller Wirbelfrakturen betreffen die BWS [Vassal, 2014]. Hauptursachen für traumatisch bedingte Frakturen sind Autounfälle und Stürze auf den Rücken [Vassal, 2014]. Frakturen bedingt durch eine verminderte Knochenstabilität basieren meist auf osteoporotischen Veränderungen oder auf spinalen Tumoren, selten treten sie als Folge eines epileptischen Anfalls auf [Gnanalingham, 2004]. In einer Querschnittsstudie in Lateinamerika, in der ca. 2000 Frauen untersucht wurden, zeigten 6,9 % der 50–59-Jährigen eine osteoporotisch bedingte Wirbelfraktur [Clark, 2009]. Der Prozentsatz stieg bei den untersuchten Frauen > 80 Jahre auf knapp 30 % an. Eine weitere häufige Fraktur ist die Rippenfraktur, in der Regel eine Folge eines Traumas und eine häufige Sportverletzung (Kampfsport, Snowboarding & Ski etc.) [Machida, 1999], seltener als Stressfraktur bei z. B. Ruderern [Smoljanovic, 2011]. Die häufigste Komplikation einer Rippenfraktur ist der Pneumothorax [Lu, 2008]. Sternumfrakturen sind deutlich seltener und meist die Folge eines Autounfalles oder eines stumpfen Traumas (z. B. Hockeyschläger) [Recinos, 2009]. Bei Knochendichteverlust kann eine Sternumfraktur sehr selten auch spontan auftreten [Abrahamsen, 2014].

Red Flags für BWS-Frakturen

- BWS-/Brustkorbschmerzen als Folge eines Traumas,
- BWS-/Brustkorbschmerzen bei bekanntem Knochendichteverlust,
- diagnostizierte Tumorerkrankung bzw. Strahlen-/Chemotherapie.

Bei Vorhandensein eines dieser drei Warnsignale ist eine zügige ärztliche Diagnostik erforderlich.

Weitere Risikofaktoren für BWS-Frakturen

- Schmerzen bei der Atmung/Husten/Niesen,
- Risikofaktoren für primäre oder sekundäre Osteoporose,
- rheumatoide Arthritis bzw. andere rheumatische Erkrankungen,
- chronisch obstruktive Lungenerkrankung (COPD),
- Sportart mit repetitiver Belastung des Brustkorbes, z. B. Rudern.

Physiotherapeutische Untersuchung bei Verdacht auf Fraktur

► **Anamnese**
- Auslösender Mechanismus/Trauma,
- Abfragen aller Risikofaktoren für Osteoporose, Tumorerkrankung, Stressfrakturen.

► **Inspektion**
- Schonhaltung,
- Deformität,
- BWS-Kyphose.

► **Palpation**
- Deformität,
- Druckdolenz.

► **Funktionsuntersuchung.** Alle Bewegungsrichtungen bis zum Schmerzbeginn bzw. der ersten Schmerzverstärkung.

► **Spezielle Tests**
- Klopftest Dornfortsatz (► Abb. 2.1),
- Vibrationstest Dornfortsatz, Rippen, Sternum (► Abb. 2.2).

2.3.3 Screening bei Verdacht auf einen spinalen Tumor

Die meisten Tumor-Vorkommnisse sind Metastasen. Eine Pathologiestudie ergab, dass 36 % der an Krebs verstorbenen Patienten (> 800 untersuchte Fälle) Wirbelsäulenmetastasen aufwiesen. 26 % davon waren radiografisch nicht nachweisbar [Wong, 1990]. Metastasen in der Brustwirbelsäule sind besonders häufig die Folge von Lungenkrebs [Rief, 2013] oder Brustkrebs [Schlampp, 2014].

Red Flags für Tumorerkrankungen

- Diagnostizierte Krebserkrankung aktuell oder in der Vergangenheit.

Weitere Risikofaktoren für Tumorerkrankungen

- Ungeklärter Gewichtsverlust,
- allgemeine Krankheitszeichen.
- Unspezifische Red Flags:
  - Keine Verbesserung der Symptome nach Behandlung,

  - nichtmechanische Präsentation,
  - Abnahme der Belastbarkeit.
- Nachtschmerz.

Das Auftreten einer der oben genannten Red Flags oder eines der Risikofaktoren ist ausreichend, um eine ärztliche Diagnostik zu initiieren.

Physiotherapeutische Diagnostik bei Verdacht auf einen spinalen BWS-Tumor

► **Anamnese**
- Red Flags und Risikofaktoren,
- progredienter Verlauf mit Abnahme der Belastbarkeit.

► **Körperliche Untersuchung.** Wie physiotherapeutische Diagnostik bei Verdacht auf Fraktur inklusive Klopftest und Vibrationstest.

2.3.4 Screening bei Verdacht auf ein lokales entzündliches Geschehen/Infektion

Eine häufige Infektion, die auch Symptome im Brustkorbbereich verursachen kann, ist die Gürtelrose (Herpes zoster) mit ihrem typischen Hautausschlag und neuropathischer Schmerzqualität [Weaver, 2009]. Nach Operationen können Spondylodiszitis und spinale Abszesse auftreten [Turgut, 2008]. Weiterhin kann Tuberkulose auch die BWS betreffen [Mehta, 2001].

Red Flags für Infektionen

- Konstanter Schmerz [Goel, 2000],
- Fieber [Goel, 2000],
- nächtliches Schwitzen [Goel, 2000],
- lokale Schwellung [López_Sánchez, 2012],
- Hautausschlag, insbesondere gürtelförmig, einseitig,
- allgemeine Krankheitszeichen,
- Status post-OP in den vergangenen 4 Wochen,
- Status post-Infekt in den vergangenen 4 Wochen.

Eine Reduktion des allgemeinen Gesundheitszustands im Zusammenhang mit Thoraxbeschwerden erfordert eine zügige ärztliche Abklärung.

Physiotherapeutische Untersuchung bei Verdacht auf Infektion

► **Anamnese**
- Schmerzqualität: brennend, heiß, konstant.
- Fieber
- Infektionserkrankung in den vergangenen 4 Wochen,
- Nachtschmerz, besonders in den frühen Morgenstunden. Ein Weiterschlafen ist nicht möglich.
- Nachtschweiß,
- Allgemeinzustand: Müdigkeit, malade fühlen, „wie beginnende Grippe“,
- OP, Injektion, Spinalanästhesie, Akupunktur in den vergangenen 4 Wochen,
- Belastungsintoleranz progredient (anfangs mechanisches Muster mit Symptomreduktion bei Entlastung möglich),
- Medikamente: Symptomreduktion nach Einnahme von Ibuprofen, Kortison, Diclofenac etc.

► **Inspektion**
- Schonhaltung.

► **Palpation (bei Hautausschlag Handschuhe anziehen)**
- Schwellung,
- lokale Hauttemperatur,
- Druckdolenz.

► **Funktionsuntersuchung.** Können mechanisches Muster zeigen, je nach Lokalisation des Entzündungsherdes ist jedoch ein unspezifisches Muster mit schmerzlimitierten Bewegungseinschränkungen in alle Bewegungsrichtungen typischer.

► **Spezielle Tests**
- Fieber messen,
- Klopftest,
- Vibrationstest.

2.3.5 Screening bei Verdacht auf entzündliche systemische Erkrankungen

Sehr viel häufiger als lokale Entzündungen treten entzündliche Geschehen im Rahmen einer systemischen Erkrankung auf. Dazu gehören primär die Spondylitis ankylosans (Morbus Bechterew) [Rudwaleit, 2004; Rudwaleit, 2009], aber auch Morbus Crohn [Steer, 2003], gelegentlich ist die BWS auch bei der primär chronischen Polyarthritis betroffen [Baykara, 2013].

Eine Manifestation in der BWS von Gicht ist extrem selten [Chan, 2009].

Red Flags für eine systemische entzündliche Erkrankung

- Entzündliches Geschehen in anderen Gelenkregionen,
- Familiengeschichte z. B. rheumatischer Erkrankungen,
- morgendliche Schmerzverstärkung, die ein Weiterschlafen unmöglich macht.

Physiotherapeutische Untersuchung bei Verdacht auf entzündliche systemische Erkrankungen

► **Anamnese**
- Bekannte Systemerkrankung,
- Familiengeschichte von systemischen Erkrankungen,
- Nachtschmerz, besonders in den frühen Morgenstunden. Es dauert nach dem Aufstehen > 60 Minuten, bis sich die Symptome auf ein „normales Niveau" zurückbilden,
- andere Gelenke schmerzhaft und/oder Schwellung,
- Medikamente.

► **Inspektion**
- Schwellung,
- Schonhaltung.

► **Palpation**
- Schwellung,
- lokale Hauttemperatur,
- Druckdolenz.

► **Funktionsuntersuchung**
- Mechanisches oder unspezifisches Muster.

► **Spezielle Tests**
- Klopftest,
- Vibrationstest.

2.3.6 Screening bei Verdacht auf eine viszerale Pathologie

Verschiedene Organsysteme können Symptome im BWS/Brustkorbbereich verursachen, die zunächst ein muskuloskeletales Muster zeigen. Dazu gehören das kardiovaskuläre System, das pulmonale System, das urologische System und das gastrointestinale System. Oft wird bei retrosternalen Symptomen ein Myokardinfarkt vermutet. Zum Glück ist dies oft eine Fehldiagnose: In einer Studie aus Großbritannien hatten nur 17,4 % der 455 Patienten, die wegen eines Verdachtes auf akuten Herzinfarkt in der Notaufnahme aufgenommen wurden, tatsächlich einen Myokardinfarkt [Body, 2014]. Frauen, Männer und geriatrische Patienten (Männer und Frauen) zeigen sehr unterschiedliche klinische Präsentationen von Angina-pectoris-Symptomen oder der Schmerzverteilung bei einem Myokardinfarkt. Abbildungen dazu finden sich im Kap. 3. Neben Herzinfarkt und Angina pectoris kann auch ein abdominales Aortenaneurysma als eine weitere kardiovaskuläre Pathologie muskuloskeletaler Symptome verursachen, da es sich initial oft als Rückenschmerz im thorakolumbalen Übergang präsentiert. Verschiedene pulmonale Erkrankungen können Schmerzausstrahlungen in den BWS-Bereich verursachen, dazu gehören Pneumonien [McConaghy, 2013], COPD [Van Dam van Isselt, 2014], Sarkoidose [Heinle, 2014], Bronchitis, Lungentumor [De Oliveira, 2013], Tuberkulose [Gelzer, 2000], Pneumothorax und Lungenembolie [McConaghy, 2013]. Im Brustwirbelbereich empfundene Symptome können auch eine gastrointestinale oder urologische Ursache haben. Typische Beispiele sind Sodbrennen (retrosternaler Schmerz), Gallensteine, Bauchspeicheldrüsenentzündung und Nierenbeckenentzündung [Lovegrove, 2011].

Red Flags für viszerale Pathologien bei BWS-Symptomen

- Kardiovaskuläre Symptome,
- pulmonale Symptome z. B. Fingernägel (bläulich und Verformung [Trommelschlegelfinger]),
- gastrointestinale Symptome (Kap. 3.3),
- urologische Symptome (Kap. 3.5),
- allgemeine Krankheitszeichen,
- Rückenschmerz ist nicht bewegungsabhängig,
- Rückenschmerz ist nur bedingt lageabhängig (z. B. Bauchlage bei abdominalem Aortenaneurysma unangenehm),
- Nachtschmerz.

Akute kardiovaskuläre Symptome im Zusammenhang mit BWS-Beschwerden sollten *sofort*, pulmonale, gastrointestinale und urogynäkologische Symptome zeitnah (innerhalb von 1–2 Tagen) ärztlich abgeklärt werden.

Weitere Risikofaktoren für viszerale Pathologien

- Ungewollter Gewichtsverlust,
- Krebserkrankung in der Vorgeschichte,
- Auslandsreise in Länder mit hoher Tuberkuloseprävalenz.

Physiotherapeutische Untersuchung bei Verdacht auf eine viszerale Ursache für BWS-Beschwerden

► **Anamnese**
- Screeningfragen für kardiovaskuläre Symptome,
- Screeningfragen für pulmonale Symptome (Kap. 3.2.2),
- Screeningfragen gastrointestinale Symptome (Kap. 3.3.2),
- Screeningfragen für urologische Symptome (Kap. 3.5.1),
- Nachtschmerz,
- Schmerz in Entlastungspositionen für die Wirbelsäule,
- „viszerale Qualität" der Symptome, z. B. krampfartig, kolikartig, übelkeitserregend, Atemnot,
- autonome Symptomen wie Schwitzen, Herzrasen,
- Symptomverhalten mechanisch/nichtmechanisch,
- Symptomverstärkung bei allgemeiner Aktivität (z. B. Treppen steigen).

► **Inspektion und Palpation**
- BWS: unauffällig,
- Hautfarbe (Blässe oder Rötung),
- Schwitzen.

► **Funktionsuntersuchung**
- Unauffällig bzw. nur schmerzauslösend bei Kompression der Organe.

► **Spezielle Tests.** Neurologische und neurodynamische Tests nicht erforderlich.
- Abhören von Lunge und Herz,
- Puls und Blutdruck messen.
- Palpation der Bauchorgane:
  - Druckdolenz,
  - Schwellung,
  - Abwehrspannung.
- Inspektion, Palpation und Auskultation der abdominalen Aorta [Mechelli, 2008] (Untersuchungsmethoden bei Verdacht auf eine Erkrankung des vaskulären Systems),
- Klopftest Niere (Untersuchungsmethoden bei Verdacht auf eine bestehende Harnwegserkrankung).

2.3.7 Screening bei Verdacht auf eine psychogene Ursache

Brustwirbelsäulen- bzw. Brustkorbbeschwerden stehen in einem engen Zusammenhang mit Angsterkrankungen, insbesondere mit Panikattacken [Soh, 2010]. Viele der Symptome von Panikattacken präsentieren sich ähnlich wie kardiologische Symptome und können klinisch kaum differenziert werden [Potokar, 2000]. Typische Symptome, die gleichermaßen bei kardiologischen Erkrankungen und Panikattacken auftreten sind z. B.:
- Herzrasen,
- Atemnot,
- Schwitzen,
- Kurzatmigkeit,
- Schwindel/Kreislaufstörungen,
- Beklemmungsgefühl in der/um die Brust.

Zusammenfassung Red Flags bei Symptomen im Bereich der BWS ✔

Aus den oben genannten Pathologien der BWS ergeben sich folgende wichtigen Screeningfragen:
- Allgemeiner Gesundheitszustand:
  - Fieber, Karzinom in der Vergangenheit, Osteoporose, Kortison, Gewichtsverlust,
  - kardiologische, pulmonale, gastrointestinale oder urogynäkologische Symptome,
  - Risikofaktoren für eine Gefäßerkrankung (Aortenaneurysma).
- Kurzzeit-Geschichte:
  - Sturz/Trauma, Infektion, OP,
  - Auslandsreise.
- Familiengeschichte Karzinom oder systemische Erkrankung.
- Verhalten der Symptome:
  - nachts, morgens, im Tagesverlauf, Bewegungsabhängigkeit.
- Hinweise auf Angsterkrankung.

2.4 Physiotherapeutisches Screening bei Symptomen im Schultergürtel

2.4.1 Einleitung

Nach Rückenschmerzen und Nackenschmerzen rangieren Schulterschmerzen auf Platz 3 der häufigsten muskuloskeletalen Ursachen für einen Arztbesuch [Broadhurst, 2006]. Die Prävalenz in der Bevölkerung wird mit 70 bis 260 Fällen pro 1000 Befragte [Bergenudd, 1988] oder mit 16–26 % [Broadhurst, 2006] angegeben. Die häufigsten Quellen für Schulterschmerzen sind die Rotatorenmanschette, das Glenohumeralgelenk, das Acromioclavikulargelenk und ausstrahlende Schmerzen aus der Halswirbelsäule [Mitchell, 2005]. 77 % der Schulterpatienten in einer Studie zeigten mehr als eine betroffene Struktur [Ostör, 2005]. Die meisten dieser Beschwerden sind erfolgreich physiotherapeutisch behandelbar. Rotatorenmanschettenrupturen, Tendinitis, habituelle Schulterluxationen, Thoracic-Outlet-Syndrom (TOS) und nicht dislozierte Frakturen werden oft konservativ behandelt, bedürfen aber einer ärztlichen Abklärung. Lebensbedrohliche Pathologien, die typischerweise Schulterschmerzen verursachen, sind selten, in diesem Kapitel besonders hervorgehoben werden der Lungenspitzentumor (Pancoast-Tumor), Osteosarkom und Angina pectoris bzw. Myokardinfarkt .

2.4.2 Screening bei Verdacht auf eine Fraktur

Proximale Humerusfraktur

Proximale Humerusfrakturen sind die zweithäufigste Fraktur der oberen Extremität nach der distalen Radiusfraktur [Baron, 1996/1] und verantwortlich für 10 % aller Frakturen, wobei Personen über 65 und Frauen am häufigsten betroffen sind [Baron, 1996/2]. Auslöser ist immer ein Trauma; über 90 % der proximalen Humerusfrakturen sind die Folge eines Sturzes. Risikofaktoren beziehen sich primär auf eine bestehende Osteoporose und auf eine erhöhte Sturzneigung.

Red Flags und Risikofaktoren für eine (proximale) Humerusfraktur

- Geringe Knochendichte:
  - Größenverlust (im Vergleich zum 25. Lebensjahr),
  - Knochenbrüche in der Vergangenheit,
  - Oberschenkelhalsfraktur der Mutter,
  - geringes Level körperlicher Aktivität.
- Sturzrisiko:
  - Stürze in der Vergangenheit,
  - schlechtes Sehvermögen,
  - Diabetes mellitus,
  - Alkohol,
  - Hörgerät.
- Gebrechlichkeit:
  - schlechter Allgemeinzustand,
  - neuromuskuläre Funktionseinschränkungen.
- unspezifische Red Flags:
  - progredienter Verlauf,
  - Allgemeinzustand.

Chu et al. zeigten zudem, dass Linkshänder doppelt so oft betroffen waren wie Rechtshänder [Chu, 2004]. Dies gilt auch für andere Frakturen [Luetters, 2003]. Eine Erklärung bieten die Autoren nicht, vermuten jedoch dass Umgebungsfaktoren verantwortlich sind, die auf Rechtshänder ausgerichtet sind (z. B. Geländer, Haltevorrichtungen).

Andere Frakturen des Schultergürtels

Bis zu 5 % aller diagnostizierten Frakturen betreffen die Clavicula [Jeray, 2007]. Besonders häufig ist der Unfallmechanismus ein direkter Sturz auf die Schulter, z. B. bei Sportarten wie Snowboarden [Ehrnthaller, 2014].

Scapulafrakturen sind sehr selten, Akromionfrakturen treten in der Regel nur in Kombination mit anderen Schulterverletzungen auf [Mehdi Nasab, 2013]. Stressfrakturen des Akromions wurden nur im Einzelfall bei Golfspielern beschrieben und der starken wiederholten Kontraktion des posterioren Anteils des M. deltoideus zugeschrieben [Taneja, 2013].

Bei Verdacht auf Fraktur sollte eine *sofortige* ärztliche Diagnostik erfolgen, um z. B. Schädigungen der peripheren Nerven zu verhindern.

Physiotherapeutische Untersuchung bei Verdacht auf Fraktur

► **Anamnese**
- Alter,
- Trauma: Unfallmechanismus,
- Osteoporoserisiken,
- Sturzrisiken,
- Händigkeit.

► **Inspektion und Palpation**
- Schwellung,
- Knochendeformität.

► **Funktionsuntersuchung.** Aktive Bewegungen nur bis zur ersten Schmerzverstärkung ausführen lassen. Diese sind in der Regal massiv in alle Richtungen eingeschränkt.

► **Spezielle Tests**
- Neurologische Untersuchung (insbesondere bei Humerusschaftfrakturen im distalen Drittel, da hier der N. radialis besonders oft beteiligt ist [Ljungquist, 2015]):
  - Reflexe,
  - Dermatome,
  - Myotome.
- Stethoskop-Klopftest (► Abb. 2.12),
- Vibrationstest Humerus, z. B. mit Stimmgabel oder Smartphone (► Abb. 2.13) [Matzek, 2014].

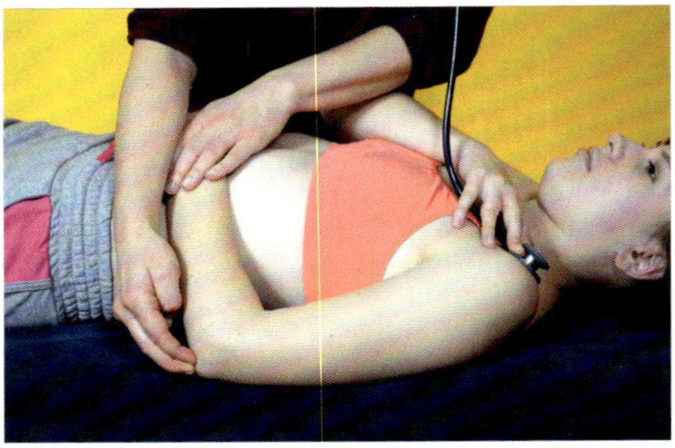

Abb. 2.12 Stethoskop-Klopftest für Humerusfraktur.

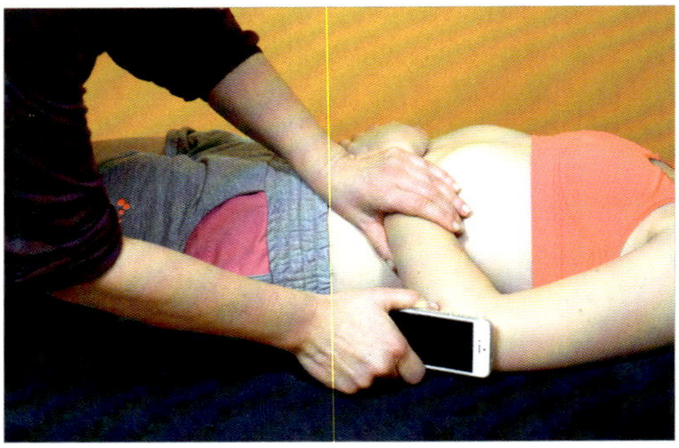

Abb. 2.13 Verwendung eines Smartphones als Vibrationstest.

2.4.3 Screening bei Verdacht auf eine Ruptur

Rotatorenmanschettenrupturen

Die Inzidenz von Rotatorenmanschettenrupturen in der Primärversorgung wird mit 5–39 % angegeben [Longo, 2012]. Ab einem Alter von 50 Jahren steigt die Prävalenz von Teil- oder Komplettrupturen signifikant an. In einer Ultraschall-Studie an asymptomatischen Probanden wurde in über der Hälfte der über 70-jährigen auf der dominanten Seite eine Ruptur festgestellt [Milgrom, 1995]. Demnach gehören Rotatorenmanschettenrupturen zu dem Alterungsprozess und können symptomfrei verlaufen. Am häufigsten betroffen ist die Sehne des M. supraspinatus.

Red Flags und Risikofaktoren für Rupturen

- Trauma,
- Drogenmissbrauch (insbesondere bei Abriss des M. pectoralis major),
- Alter über 50 Jahre,
- Sportart (Werfen, Schläger),
- Rauchen, hoher Cholesterinspiegel, genetische Faktoren [Tashjian, 2012].

Trauma ist das wichtigste Warnsignal und das einzige, das für sich allein ausreicht, um eine ärztliche Diagnostik einzuleiten. Für alle anderen Warnsignale gilt der Zusammenhang mit dem klinischen Muster, das sich aus der Anamnese und der körperlichen Untersuchung ergibt. Bestätigt sich der Rupturverdacht, hängt die Dringlichkeit der ärztlichen Diagnostik im Wesentlichen von der Schmerzintensität und dem Ausmaß der Bewegungseinschränkung ab.

Physiotherapeutische Untersuchung bei Verdacht auf Ruptur

► **Anamnese**

- Alter,
- Sportart,
- Drogenmissbrauch, Rauchen,
- Trauma,
- Familiengeschichte,
- Cholesterinspiegel.

► **Inspektion/Palpation**

- Veränderung des Muskelreliefs, z. B. als Hohlraum im Bereich der Spina scapulae,
- evtl. Schonhaltung,
- evtl. Druckdolenz.

► **Funktionsuntersuchung**

- Kraftlosigkeit in die Bewegungsrichtung des betroffenen Muskels, z. B. Schwäche bei Schulteraußenrotation, wenn der M. infraspinatus betroffen ist oder Kraftverlust in Abduktion bei M.-supraspinatus-Ruptur,
- Impingementzeichen.

Bei Anwesenheit von Impingementzeichen, Schwäche in Abduktions- und in Außenrotationsrichtung, oder wenn zwei dieser Zeichen präsent waren und der Patient über 60 Jahre alt war, lag die Wahrscheinlichkeit einer Ruptur in einer Studie bei 98 % [Murrell, 2001].

► **Weitere Tests.** Läsion des M. supraspinatus

- Drop-Arm-Test (98 % sensitiv, 10 % spezifisch) (► Abb. 2.14),

Läsion des M. infraspinatus

- Bei 90° Ellenbogenflexion Widerstand gegen Schulteraußenrotaion nicht möglich (beste Ausgangsstellung ist Bauchlage mit dem Arm im Überhang)
- Drop-Arm-Test: kann nicht unterschieden zwischen M. infraspinatus und M. supraspinatus

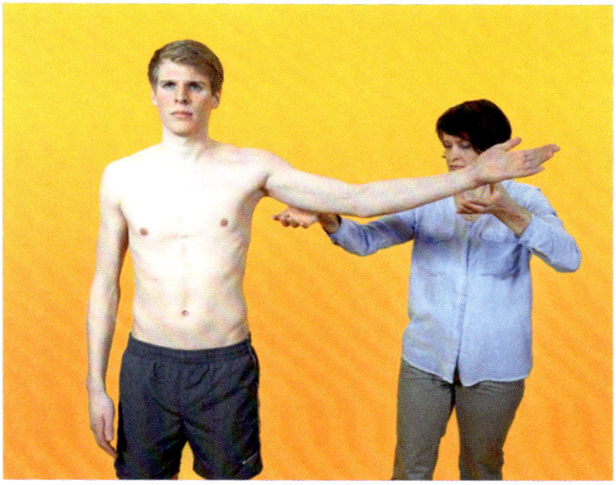

Abb. 2.14 Drop-Arm-Test.

Läsion des M. subscapularis

- Lift-off-Test/Lag sign: Subscapularis-Ruptur (► Abb. 2.15),
- Belly-Press-Test ("Napoleon-Test"): positiv, wenn die hand nicht bei 90° Ellenbogenflexion in Innenrotation gegen den eigenen Bauch gepresst werden kann

Zur Differenzierung

- Swallowtail-Zeichen: Nur bei einer Läsion des N. axillaris ist keine volle Extension möglich. Der Test unterscheidet somit die N. axillaris-Läsion von einer Rotatorenmanschettenruptur sowie von Läsionen des N. accessoius und des N. subscapularis (► Abb. 2.16)[Nishijima et al. 1995].

Eine weitere häufige Lokalisation für Rupturen ist die lange Bizepssehne. Meist entsteht die Ruptur am distalen Ende des Bizeps, und der zusammengezogene Muskel ist als Verdickung palpierbar. Betroffen sind vor allem Männer mit handwerklicher Tätigkeit im mittleren Lebensalter. Risikofaktoren sind Rauchen, Kortison, Wurfsportarten/Golf/Gewichtheben etc. sowie rheumatische Erkrankungen.

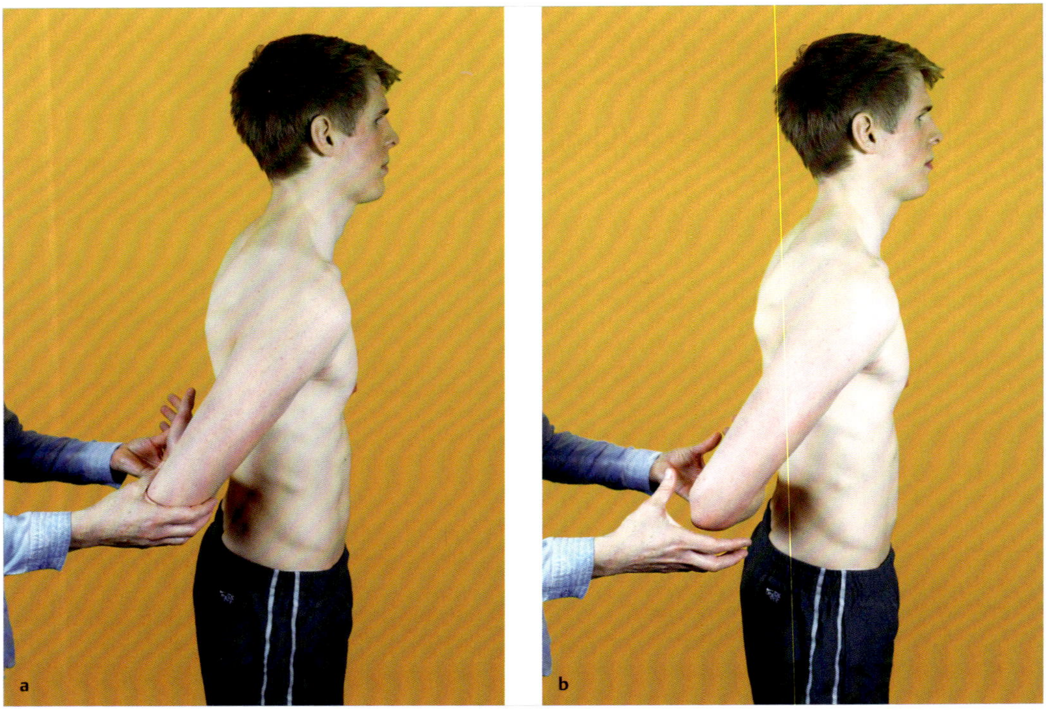

Abb. 2.15 Lift-off-Test.

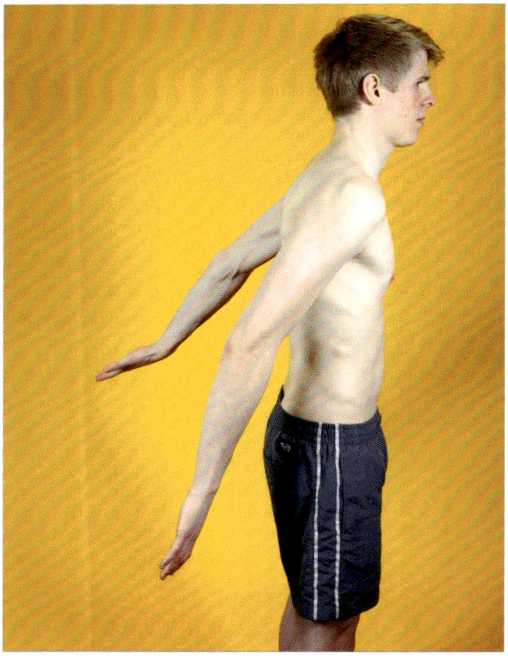

Abb. 2.16 Swallowtail-Zeichen.

Screening bei Verdacht auf Labrumabriss/anteriore Instabilität

Betrifft etwa 6% der Patienten mit Schulterschmerzen. In der Regel ist auch der Bizeps betroffen und die glenohumeralen Ligamente [D'Alessandro, 2000]. Das klinische Bild ergibt sich aus der Kombination von Anamnese und körperlicher Untersuchung. Eine ärztliche Diagnostik ist indiziert, wenn Anamnese und einer der speziellen Tests auf einen Labrumabriss hinweisen.

Risikofaktoren für einen Labrumabriss

- Wurfsportart,
- Trauma,
- Rauchen.

Physiotherapeutische Untersuchung bei Verdacht auf Labrumabriss

► **Anamnese**
- Schmerz bei Überkopfaktivitäten,
- klickendes Geräusch,
- Trauma oder Sportart,
- Rauchen.

► **Inspektion und Palpation.** Unauffällig.

► **Funktionsuntersuchung.** Eine Vielzahl von Tests wurden beschrieben, um die anteriore Stabilität bzw. die Integrität des Labrums zu untersuchen, eine gute Übersicht mit Angaben zur Sensibiliät und Spezifität der einzelnen Tests, geben, z. B. Cook Hegedus [Cook, 2013]

Hier eine Auswahl an Tests:
- Apprehension-Test. Abduktion, Hyperextension und Außenrotation. Der Test ist positiv, wenn eine unwillkürliche muskuläre Anspannung zur Verhinderung der Subluxation bzw. Luxation auftritt oder wenn der Patient ein Instabilitätsgefühl angibt.
- Relocation-Test . Die Symptome während des Apprehension-Tests lassen bei einem zusätzlichen anterior-posteriorem Druck auf den Humeruskopf nach (► Abb. 2.18).
- Release oder Surprise Test: als Ergänzung des Relocation Tests wird der Druck auf den ventralen Humeruskopf plötzlich losgelassen ( ). Dieser Test ist positiv, wenn es beim Loslassen zu einer Abwehrspannung oder zum Auftreten von Schmerzen kommt (► Abb. 2.17).
- Eine weitere Variante des Apprehension Tests ist es, wenn man diesen unter erhöhtem "load" ausführt, indem der Humerus gleich zu Beginn der Schulteraussenrotation nach anterior geführt wird und aus dieser vermehrten Stresssituation der Test weiter durchgeführt wird (► Abb. 2.19).
- Load-and-Shift-Test.Im Sitzen bei neutraler Armstellung Beurteilung des Gleitens des Humeruskopfes nach anterior und nach posterior. Der Test ist positiv bei einer Reproduktion der Symptome oder bei einer deutlichen Seitendifferenz im Ausmaß der Humerustranslation.
- Inferiores Sulkuszeichen. Der Untersucher übt einen Zug nach dorsal aus. Das Sulkuszeichen ist eine Einziehung unterhalb des Akromions. Das Translationsausmaß wird palpiert. Das Sulkuszeichen sollte nicht nur in Neutralstellung, sondern auch in Außen- und Innenrotationspositionen beurteilt werden (► Abb. 2.20).

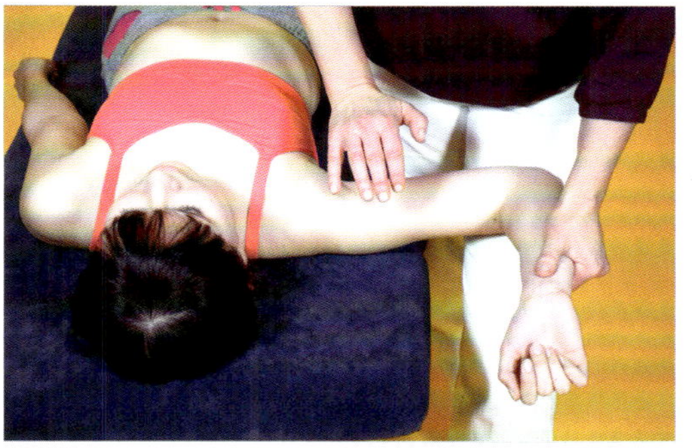

Abb. 2.17 Release/Surprise Test.

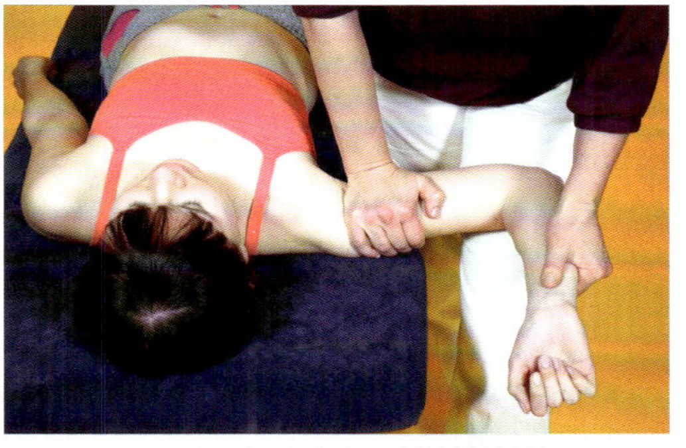

Abb. 2.18 Relocation-Test.

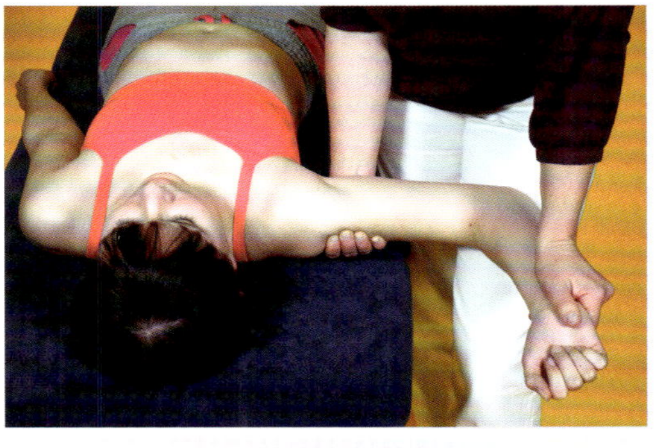

Abb. 2.19 Apprehension Test mit zusätzlicher Verlagerung des Humeruskopfes nach ventral.

- Ein exzessives oder schmerzhaftes Gleiten des Humeruskopfes lässt sich alternativ auch im Rückenlage testen, um die Muskelspannung zu verringern. Hier kann auch in verschiedenen Ausgangsstellungen, wie z. B. Abduktion getestet werden (► Abb. 2.21).

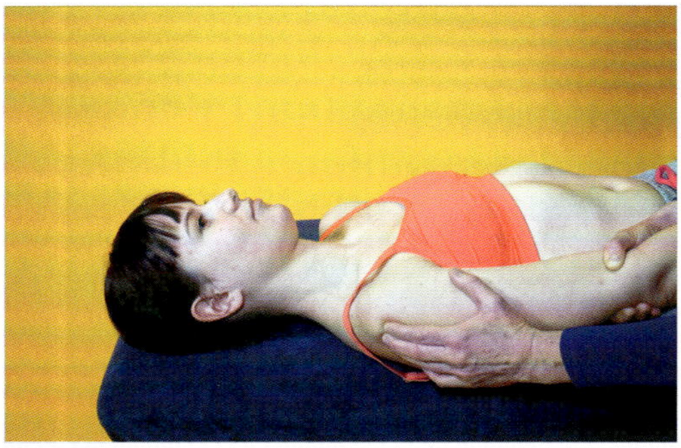

Abb. 2.20 Inferiores Sulkuszeichen.

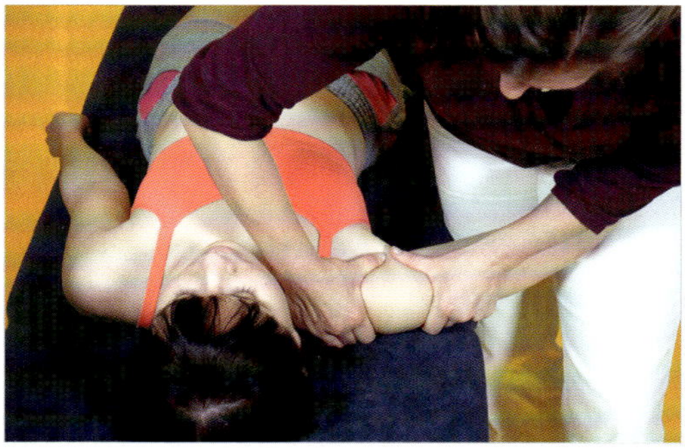

Abb. 2.21 Load-and-Shift-Test in Rückenlage.

- Crank-Test. Der Untersucher übt axialen Druck auf den 160° abduzierten Humerus aus und führt gleichzeitig Rotationsbewegungen durch. Schmerzen und Gelenkgeräusche markieren einen positiven Test.

Der Test mit der höchsten Genauigkeit ist der Crank-Test mit 91 % Sensitivität und 93 % Spezifität [Liu, 1996/1]. Insgesamt ist die körperliche Untersuchung mit den oben aufgelisteten Tests genauer als MRT-Ergebnisse [Liu, 1996/2].

2.4.4 Screening bei Verdacht auf Luxation

Luxationen können akut, z. B. als Folge eines Traumas, auftreten oder spontan, z. B. bei habituellen Schulterluxationen. Eine traumatische Schulterluxation kann mit einem Labrumabriss einhergehen (Bankart-Läsion).

Das Kardinalzeichen ist die Palpation der leeren Gelenkpfanne bzw. des Humeruskopfes außerhalb der Gelenkpfanne. Bei akuten Luxationen wird der betroffene Arm von dem anderen Arm in Abduktion und Außenrotation gehalten.

2.4.5 Screening bei Verdacht auf eine Tumorerkrankungen

Das Schultergelenk und insbesondere der proximale Humerus sind eine häufige Lokalisation von Primär- und Sekundärtumoren. Primärtumoren sind meist Osteosarkome und Chondrosarkome, Metastasen können von verschiedenen Primärlokalisationen streuen, z. B. Niere, Prostata und Schilddrüse [Streitbuerger, 2014]. Die Risikofaktoren variieren je nach Krebsart. Klinische Zeichen sind in früheren Stadien nicht von einer muskuloskeletalen Ursache zu unterscheiden. Besonders tückisch ist die Symptompräsentation des Lungenspitzentumors (Pancoast-Tumor oder Apex-Tumor), die einer radikulären C 8-Symptomatik ähneln kann [Kovach, 1984].

Red Flags für eine Tumorerkrankung

- Frühere Krebserkrankung,
- pulmonale Symptome wie Atemnot, Husten, Schmerzen bei der Atmung,
- Familiengeschichte von Krebserkrankungen,
- ungeklärter Gewichtsverlust,
- allgemeine Krankheitszeichen.

Bei allgemeinen Krankheitszeichen, pulmonalen Zeichen oder einer bekannten früheren Krebserkrankung sowie bei unspezifische Red Flags (keine Verbesserung der Symptome mit Behandlung etc.) ist eine zeitnahe ärztliche Diagnostik erforderlich.

Physiotherapeutische Untersuchung bei Verdacht auf eine Tumorerkrankung

Es gibt außer dem Abfragen der Red Flags keine spezifischen physiotherapeutischen Untersuchungsmöglichkeiten. Ausprobieren kann man den Stethoskop-Klopf-Test, da das Tumorgewebe eine andere Resonanz erzeugt als gesundes Knochengewebe. Jedoch ist dieser Test nicht auf seine Sensitivität für Tumoren untersucht worden. Bei Infiltration in das Knochengewebe kann auch der Vibrationstest positiv (schmerzhaft) sein. Auch hierfür gibt es keine wissenschaftliche Evidenz. Das Abhören der Lunge kann Hinweise auf die Anwesenheit eines Lungenspitzentumors geben.

2.4.6 Screening bei Verdacht auf lokale und systemische Entzündungen

Entzündung des Glenohumeralgelenks

Das Schultergelenk ist bei vielen systemischen Erkrankungen betroffen, z. B. bei primär chronischer Polyarthritis (Rheuma), Gicht, Reiter-Krankheit, juveniler Arthritis und Morbus Bechterew. Hämochromatose, Chondrokalzinose und Syringomyelie können ebenfalls Entzündungen des Glenohumeralgelenks hervorrufen. Eine klinische Unterscheidung der Entzündungsursachen ist oft nicht möglich. Selten sind Humeruskopfnekrosen nach Kortisontherapie, Steroidmissbrauch, Humeruskopffrakturen und Sichelzellenanämie.

Tendinitis/Bursitis/Kapsulitis

Sehnen, Schleimbeutel und Gelenkkapsel sind weitere häufige Manifestationsorte für entzündliche Geschehen im Schultergürtel. Die Muskeln der Rotatorenmanschette sind am häufigsten von Tendinitis betroffen. Bursitis kann die Bursa subacromialis betreffen oder die Bursa subdeltoidea. Adhäsive Kapsulitis wird oft aufgrund der starken Bewegungseinschränkung als „Frozen Shoulder“ bezeichnet. Ein Zusammenhang mit Erkrankungen wie Diabetes mellitus und Morbus Dupuytren wurde beschrieben [Balci, 1999]. Es besteht eine erhöhte Prävalenz in der Menopause.

Tendinitis, Bursitis und Kapsulitis sind meist die Folge von ungewohnten oder repetitiven Aktivitäten. Sie führen zu Schmerzen, die zunächst bewegungsabhängig sind, in akuten Phasen aber auch in Ruhe oder nachts auftreten können. Entzündungszeichen wie Schwellung, Rötung, Überwärmung, Schmerz und Bewegungseinschränkung sind abhängig von dem Schweregrad der Entzündung. Nach ärztlicher Abklärung ist bei allen Syndromen eine vorsichtig progrediente und heilungsphasenabhängige physiotherapeutische Behandlung sinnvoll.

Red Flags für Entzündungen des Glenohumeralgelenks und der umgebenden Strukturen

- Schmerz in Ruhe,
- Nachtschmerz, besonders anhaltender Schmerz in den frühen Morgenstunden,
- Fieber (bei septischer Arthritis),
- mehrere Gelenkregionen betroffen,
- Schwellung, Rötung, Überwärmung.

Eines der oben genannten Warnsignale ist ausreichend, um eine zeitnahe ärztliche Diagnostik einzuleiten.

Physiotherapeutische Untersuchung bei Verdacht auf ein entzündliches Geschehen im Glenohumeralgelenk und der umgebenden Strukturen

► **Anamnese**

- Familiengeschichte z. B. rheumatischer Erkrankungen,
- Geschichte von Trauma,
- Kortison,
- Verlauf,
- Nacht-/Morgenschmerz.

► **Inspektion und Palpation**

- Schonhaltung,
- Schwellung, Rötung, Überwärmung,
- Druckempfindlichkeit: Schmerz über Proc. Coracoideus kann Zeichen einer Entzündung sein (bei Rupturen nicht empfindlich).

► **Funktionsuntersuchung**

- Bis zur ersten Schmerzverstärkung,
- eingeschränktes Bewegungsausmaß multidirektional.

► **Spezielle Tests**

- Vibration z. B. auf dem Humerus mit Stimmgabel oder Smartphone kann positiv sein, wissenschaftliche Belege stehen jedoch aus.
- Empty- und Full-Can-Zeichen (► Abb. 2.22, ► Abb. 2.23) können verwendet werden, um eine Tendinitis der Supraspinatussehne bzw. des Bizeps brachii aufzudecken.

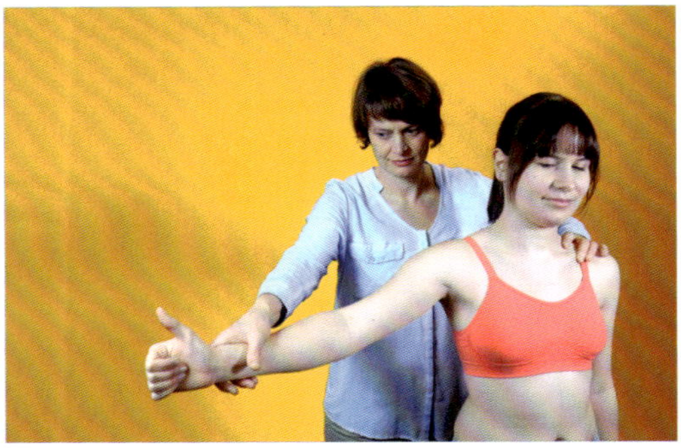

Abb. 2.22 Full can.

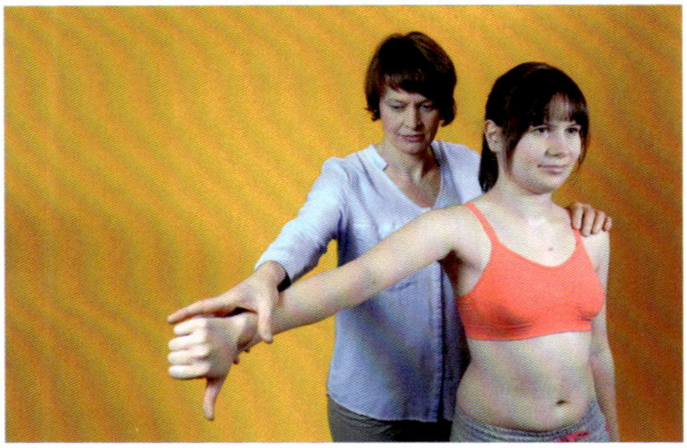

Abb. 2.23 Empty can.

2.4.7 Screening bei Verdacht auf eine periphere Nervenläsionen inkl. Thoracic-Outlet-Syndrom (TOS)

Häufig liegt die Störung bereits an der Austrittsstelle der Nervenwurzel und hat eine Ursache in der Halswirbelsäule. Im weiteren Verlauf des peripheren Nerven ist der auslösender Mechanismus ist oft eine dauerhafte Kompression, z. B. das sogenannte Parkbanksyndrom, bei dem es zu einer Beeinträchtigung der Funktion des N. radialis kommt, weil dauerhafter Druck auf den N. radialis am Oberarm, wo er dicht am Humerus verläuft, zu einem Funktionsverlust der versorgten Muskulatur führt. Ein ähnlicher Mechanismus liegt beim TOS vor: Durch Nerven- und Gefäßkompression an der Scalenuslücke bzw. der ersten Rippe kommt es zu Schmerzen und eingeschränkter Funktion im

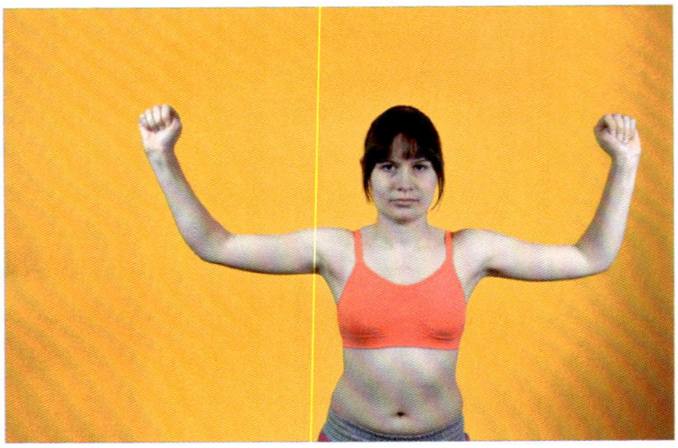

Abb. 2.24 Hands-up-Test: Arme in Abduktion und Außenrotation.

Schulter-Arm-Bereich. Ursachen können eine Bewegungseinschränkung der ersten Rippe, ein langer C 7-Querfortsatz und muskuläre Dysfunktionen der Schulter-Nacken-Muskulatur und insbesondere der Mm. Scaleni sein. Die Diagnose TOS erfordert keine unmittelbare ärztliche Intervention. Da ein vorliegendes TOS jedoch mit Komplikationen einhergehen kann, wie z. B. Thrombosen in der oberen Extremität, ist es sinnvoll aif Vorhandensein eines TOS zu untersuchen. Es wird durch die Präsenz der folgenden Zeichen klinisch bestätigt:

- Symptomverstärkung durch Armelevation,
- Parästhesie C 8–Th 1,
- Schmerz bei Palpation des Plexus brachialis und der Mm. Scaleni in der Fossa supraclavicularis,
- Provokation der Symptome durch Hands-up-Test (▸ Abb. 2.24): 3 Minuten Hände öffnen und schließen.

Die weitere physiotherapeutische Untersuchung sollte eine Beurteilung des neurogenen Status (Reflexe, Dermatome, Myotome) beinhalten, eine neurodynamische Untersuchung sollte durchgeführt werden. Um eine zervikogene Quelle auszuschließen, erfolgt eine Statuserhebung der Halswirbelsäule und des zervikothorakalen Überganges.

2.4.8 Screening bei Verdacht auf eine viszerale Ursache

Viszerale Schmerzquellen zeigen keine Verschlechterung der Symptome bei Schulterbewegungen [Brox, 2003]. Theoretisch in Frage kommen kardiovaskuläre, pulmonale, gastrointestinale und uro-

Tab. 2.1 Organe/Pathologien mit Ausstrahlung in die rechte Schulter

Organ	Rechte Schulter
Magengeschwür	Scapula, Margo lateralis
Myokardinfarkt	Schulter und Arm
Leber/Galle	Schulter, inter- und subscapulär, Trapezius desc.
Lunge/pulmonal	Ipsilaterale Schulter, Trapezius desc.
Niere	Ipsilaterale Schulter
Gynäkologisch	Schulter, aber auch abhängig von der betroffenen Seite

gynäkologische Auslöser. Kardiovaskuläre Pathologien, z. B. Angina pectoris oder Myokardinfarkt sind mit muskuloskeletalen Symptomen verwechselbar, weil diese auch bei allgemeiner körperlicher Aktivität auftreten und möglicherweise auch bei Aktivitäten, die den Schultergürtel beanspruchen, z. B. Kegeln. Als pulmonale Ursache wird der Lungenspitzentumor gelegentlich initial mit einer Schulterproblematik verwechselt, da seine Schmerzverteilung einer N.-ulnaris-Verteilung ähneln kann [Kovach, 1984] und Bewegungen am Ende des aktiven Bewegungsausmaßes gelegentlich schmerzhaft sind. ▸ Tab. 2.1 und ▸ Tab. 2.2 geben eine Übersicht über Organe mit bekannten Ausstrahlungsgebieten in die rechte und linke Schulter.

Red Flags für eine viszerale Schmerzquelle

- Pulmonale Symptome im Zusammenhang mit Schulterschmerzen,
- gastrointestinale Symptome,
- gynäkologische Symptome,
- unspezifische Red Flags, z. B. keine Verbesserung mit Behandlung, allgemeine Krankheitszeichen,
- ungewollter Gewichtsverlust,
- Schulterschmerz bei allgemeiner körperlicher Belastung z. B. Treppen steigen.

Bei kardiovaskulären Symptomen im Zusammenhang mit Schulterschmerzen ist eine *sofortige*, bei pulmonalen, gastrointestinalen oder urogynäkologischen Symptomen eine zeitnahe ärztliche Diagnostik erforderlich.

Tab. 2.2 Organe/Pathologien mit Ausstrahlung in die linke Schulter

Organ	Linke Schulter
Blutung (Milzruptur, post OP Laparoskopie)	Schulter/Kehrs Zeichen
Myokardischämie/Infarkt	Brust und Arm
Thorakales Aortenaneurysma	Schulter, interscapulär
Pankreas	Schulter
Infektion (Leber/Milz)	Schulter, Trapezius desc.
Lunge/pulmonal	Ipsilaterale Schulter
Magengeschwür	Scapula, Margo lateralis
Myokardinfarkt	Schulter und Arm
Leber/Galle	Schulter, inter- und subscapulär, Trapezius desc.
Lunge/pulmonal	Ipsilaterale Schulter, Trapezius desc.
Niere	Ipsilaterale Schulter
Gynäkologisch	Schulter, aber auch abhängig von der betroffenen Seite

Zusammenfassung Red Flags bei Symptomen im Bereich des Schultergürtels ✓

- Trauma, Unfallmechanismus,
- Beruf/Hobbys/Sport,
- Risikofaktoren für Osteoporose,
- systemische (rheumatische) Erkrankungen,
- Nachtschmerz,
- Gewichtsverlust,
- frühere Krebserkrankung,
- neurologische Zeichen und Symptome,
- allgemeine Krankheitszeichen,
- Risikofaktoren für kardiovaskuläre Pathologien und Schulterschmerz bei allgemeiner körperlicher Belastung,
- Atemwegszeichen, gastrointestinale Zeichen und gynäkologische Zeichen,
- Rauchen,
- Schwellung, Überwärmung.

2.5 Physiotherapeutisches Screening bei Symptomen im Ellbogen

2.5.1 Einleitung

Nichttraumatische Ellbogensymptome sind fast immer muskuloskeletale Dysfunktionen, bedingt durch repetitive Tätigkeiten. Am häufigsten werden körperlich schwere Tätigkeiten [Viikari-Juntura, 1991], aber auch Computerarbeit mit Ellbogensymptomen assoziiert. So zeigten in einer Querschnittsstudie an 264 am Computer tätigen Personen, 6% akute Ellbogensymptome [Eltayeb, 2007]. Repetitive Bewegungen bei Sportarten wie Tennis oder Golf prägten die Begriffe Tennisellbogen für laterale Epikondylitis und Golferellbogen für mediale Ellbogenschmerzen, beide bedingt durch eine Kombination aus Überlastung und degenerativen Veränderungen [Shiri, 2011; Viikari-Juntura, 1991] und beide keineswegs beschränkt auf ihre namensgebenden Sportarten. Wurfsportarten stehen auch unter dem Verdacht, durch den wiederholten Extensions- und Valgusstress Ellbogenschmerzen zu begünstigen. Im Englischen gibt es dafür den Begriff „throwers/throwing elbow", hinter dem sich eine ganze Reihe Pathologien verbirgt, z.B. ulnare Ligamentrupturen, ulnare Neuritis, Muskelzerrungen oder Tendinitis, Osteophytenbildung am Olekranon, Olekranon-Stressfraktur und freie Gelenkkörper [Cain, 2003; Patel, 2014].

Nicht traumatisch bedingte und nicht übergebrauchsbedingte Ellbogenbeschwerden haben meist degenerative Ursachen oder sind einer rheumatischen Erkrankung bzw. Gicht zuzuordnen. Ellbogenbeschwerden können von anderen Körperregionen geleitet sein, insbesondere laterale Ellbogensymptome treten sehr oft in Kombination mit zervikalen und thorakalen Beschwerden auf [Berglund, 2008]. Zum Beispiel kann Ellbogenschmerz durch ein Thoracic Outlet Syndrome (TOS) bedingt sein, bei dem der Plexus brachialis sowie die A. und V. subclavia durch eine Verengung der Scalenuslücke oder des costoclavikulären Raums komprimiert werden [Huang, 2004; Rochkind, 2007]. Ärztliche Intervention bei TOS oder zervikogen bedingten Ellbogensymptomen ist nur erforderlich bei erstmaligem Auftreten mit neurologischen Zeichen sowie bei einer Verschlechterung der klinischen Situation. Sehr selten sind lokale inflammatorische Geschehen und primäre Weichteil- oder Knochentumoren.

2.5.2 Screening bei Verdacht auf Ellbogen-Fraktur oder Dislokation

Die häufigsten Frakturstellen sind der distale Humerus, das Olekranon oder die proximalen Unterarmknochen, z. B. Radiusköpfchen. Frakturen sind meist die Folge eines Traumas, in der Regel im Zusammenhang mit einem Verkehrsunfall oder einem Sturz. Bei Kindern sind Stürze in Hüpfburgen [Avoian, 2008] oder auf Klettergerüsten [Waltzman, 1999] beschrieben worden. Dislokationen entstehen entweder im Zusammenhang mit einer Radiusfraktur (Monteggia-Fraktur) [Kay, 1998; Stitgen, 2012] oder bei Kindern auf dem Spielplatz („Hangeln") [Waltzman, 1999] oder beim Hochheben. Stressfrakturen sind extrem selten und wurden z. B. am Olekranon im Zusammenhang mit Wurfsportarten beschrieben [Nakaji, 2003].

Red Flags für Ellbogen-Frakturen oder Dislokationen

In Abwesenheit von expliziten und international validierten Leitlinien oder Red-Flag-Veröffentlichungen sind hier die klinischen Zeichen aufgelistet, die allgemein als Warnsignal für Frakturen angesehen werden. Sind Ellbogenschmerzen auf ein Trauma zurückzuführen, genügt eines der folgenden Zeichen, um eine ärztliche Diagnostik erforderlich zu machen, bevor eine physiotherapeutische Behandlung in Erwägung gezogen wird:

- Sichtbare Schwellung,
- knöcherne Deformität,
- Arm wird in Schonhaltung von dem anderen Arm oder einer Schlinge gestützt,
- Gelenkgeräusche (Krepitus),
- hohe Schmerzintensität.

Weitere Risikofaktoren für eine Fraktur

- Wurfsportart,
- Osteoporose bzw. alle Risikofaktoren für Osteoporose,
- plötzlicher akuter Beginn nach einem auslösenden Ereignis.

Physiotherapeutische Untersuchung bei Verdacht auf Fraktur oder Dislokation

► **Anamnese**
- Trauma?
- Unfallmechanismus? z. B. Sturz auf ausgestreckten und pronierten Arm; Kind an den Händen hochgezogen.

► **Inspektion**
- Schwellung,
- Deformität,
- Hämatom.

► **Palpation**
- Druckdolenz über Frakturstelle,
- disloziertes Radiusköpfchen,
- Deformität.

► **Funktionsuntersuchung**
- Pronation/Supination aktiv,
- Extension bei 90° Schulterflexion gilt als sensitiver (96,8 %) Frakturtest, um die Notwenigkeit von bildgebenden Verfahren zu entscheiden. Jedoch ist dieser Test wenig spezifisch (48,5 %) [Appelboam, 2008], d. h. es gibt viele falsch positive Testergebnisse.

► **Spezielle Tests**
- Vibrationstest (Stimmgabel) z. B. am Olekranon,
- neurologische Untersuchung bei z. B. Abnahme der Griffstärke.

2.5.3 Screening bei Verdacht auf eine Tumorerkrankung

30 % der Weichteiltumoren finden sich an der oberen Extremität [Wong, 2014]. Im Ellenbogenbereich kommen als weitere Primärtumorart Osteosarkome vor [Albisinni, 2014]. Ewing-Sarkome und Osteosarkome sind die häufigsten Kochenkrebsart bei Kindern. Sie können auch die Epiphysenfuge betreffen und somit das Knochenwachstum hemmen [Muscolo, 2003].

Red Flags für Tumoren im Ellbogenbereich

Es gelten die allgemeinen Red Flags für Tumorerkrankungen:
- Krebserkrankung in der Vergangenheit,
- Familiengeschichte von Krebserkrankungen,
- palpierbare Masse (Knochen oder Weichteil),
- Symptome gehen mit Behandlung nicht zurück, Belastbarkeit nimmt progredient ab,
- Nachtschmerz,
- allgemeine Krankheitszeichen,
- ungeklärter Gewichtsverlust.

Bei Verdacht auf eine Tumorerkrankung nach der Anamnese gibt eine physiotherapeutische Untersuchung wenig zusätzliche Informationen. Tests, die mögliche bestätigende Informationen liefern können, sind die Palpation einer Weichteil- oder Knochenmasse und der Stethoskop-Klopf-Test für die Integrität langer Röhrenknochen bzw. Vibration.

2.5.4 Screening bei Verdacht auf lokale oder systemische Entzündungen

Verschiedene Strukturen im Bereich des Ellbogens können von entzündlichen Geschehen oder Reizungen betroffen sein. Die bekannteste ist die laterale Epikondylitis, auch Tennisellbogen genannt. Ebenso wie bei der medialen Epikondylitis handelt es sich um eine degenerative Erkrankung, die meist im Alter zwischen 40 und 60 Jahren auftritt und oft im Zusammenhang mit einer repetitiven Aktivität steht [Shiri, 2011]. Die Pathologie ist meist konservativ physiotherapeutisch behandelbar und bedarf nur einer medizinischen Intervention, wenn keine Besserung der Symptome erzielt werden kann [Smidt, 2011].

Im Gegensatz dazu ist die Bursitis am Olekranon (septische oder nichtseptische) kaum physiotherapeutisch behandelbar [Sayegh, 2014; Stell, 1996]. Sie wird durch Mikrotraumata verursacht oder tritt im Zusammenhang mit systemischen Erkrankungen auf. Typisches Symptom ist eine Schwellung am Olekranon ohne auffällige Bewegungseinschränkung, insbesondere Pro- und Supination sind nicht betroffen.

Häufig ist das Ellbogengelenk bei systemischen Erkrankungen beteiligt, zu diesen gehören rheumatoide Arthritis, Gicht, Psoriasisarthritis, Morbus

Bechterew [Sattler, 1986]. Seltener ist eine septische Arthritis, die meist durch Staphylokokken [Mehta, 2006] oder Streptokokken [Konyves, 2004] verursacht wird. Dies geschieht häufig bei Patienten mit Immunsuppression, z. B. bei Diabetes, Kortisoneinnahme, HIV oder Drogenmissbrauch. Es wurden auch Einzelfälle beschrieben, bei denen der Ellbogen von Tuberkulose betroffen war [Bettermann, 1989; Domingo, 2005], sowie Kinder mit Osteomyelitis der proximalen Ulna [Kirkos, 2000].

Red Flags für Entzündungen (lokal)

- Entzündungszeichen: Schmerz, Bewegungseinschränkung, Schwellung, Rötung, Überwärmung,
- Nachtschmerz,
- OP, Injektion o. ä. in letzten 4 Wochen,
- Infektion in letzten 4 Wochen.

Sind Entzündungszeichen vorhanden, ist eine zeitnahe ärztliche Diagnostik erforderlich.

Red Flags für Entzündung (systemisch)

- Weitere Gelenke betroffen,
- Schmerz am stärksten in den frühen Morgenstunden. Zeit bis zu einer Schmerzreduktion > 60 Minuten,
- Familiengeschichte,
- Fieber,
- allgemeines Krankheitsgefühl.

Bei Verdacht auf ein entzündliches Geschehen findet keine oder nur eine sehr eingeschränkte (z. B. aktive Bewegungen bis Schmerzbeginn bzw -verstärkung) physiotherapeutische Untersuchung statt. Palpation auf Druckschmerzhaftigkeit bzw. Vibration können als Bestätigung der Hypothese eingesetzt werden.

2.5.5 Screening bei Verdacht auf Osteochondrosis dissicans

Nur etwa 5 % der freien Gelenkkörper finden sich im Ellbogengelenk. Betroffen sind vor allem Jungen zwischen 10 und 20 Jahren, die eine Wurfsportart betreiben, aber auch Mädchen, z. B. Gymnastinnen/Turnerinnen [Van Sonhoven, 2009]. Ursachen sind Mikrotraumen oder repetitive Bewegungen, Mangeldurchblutung und genetische Faktoren.

Red Flags für freie Gelenkkörper

- Gelenkgeräusche bei Bewegung,
- endgradig schmerzhaft eingeschränkte Bewegungen oder blockierte Bewegungen („locking"),
- Schwellung.

Da freie Gelenkkörper oft operativ entfernt werden müssen, ist eine ärztliche Diagnostik erforderlich, diese ist – in Abhängigkeit von der Intensität der Symptome – jedoch nicht dringlich.

Weitere Risikofaktoren für freie Gelenkkörper

- Wurfsportart, Gymnastik o. ä.,
- < 20 Jahre.

Physiotherapeutische Untersuchung bei Verdacht auf Osteochondrosis dissicans

Nach Erfragen der Risikofaktoren während der Anamnese werden nur die aktiven Bewegungen untersucht. Bei Gelenkgeräuschen und Bewegungseinschränkungen sollte vor dem Beginn einer eventuellen physiotherapeutischen Behandlung eine ärztliche Diagnostik erfolgen.

2.5.6 Screening bei Verdacht auf eine viszerale Ursache

Isolierter Ellbogenschmerz als Symptom einer viszeralen Quelle ist nicht bekannt. Kardiologische Ursachen beziehen auch den Oberarm als Schmerzausstrahlungsgebiet ein. Einzig das peripher vaskuläre System kann zu lokalen Symptomen im Ellbogen führen, je nach Lage des Thrombus bei einer tiefen Venenthrombose, die in der oberen Extremität in ca. 2 pro 100.000 Personen auftritt [Joffe, 2002]. Primäre Ursachen sind Gerinnungsstörungen, Paget-von-Schroetter-Syndrom, TOS. Sekundäre Thrombosen treten nach Verletzungen, Venenkathetern, als Komplikation von Herzschrittmachern, oder bei Krebserkrankungen auf [Joffe, 2002]. Im Bereich des Ellbogens kann sich eine Thrombose als Schwellung am medialen Gelenk äußern [Manaqibwala, 2014].

Zusammenfassung Red Flags bei Symptomen im Bereich des Ellbogens

- Trauma,
- Risikofaktoren für Osteoporose,
- Entzündungszeichen,
- Deformität,
- Arm wird in Schonhaltung von dem anderen Arm oder einer Schlinge gestützt,
- Gelenkgeräusche (Krepitus),
- hohe Schmerzintensität,
- Krebserkrankung in der Vergangenheit,
- Familiengeschichte von Krebserkrankungen,
- palpierbare Masse (Knochen oder Weichteil),
- Symptome gehen mit Behandlung nicht zurück, Belastbarkeit nimmt progredient ab,
- Nachtschmerz,
- allgemeine Krankheitszeichen,
- ungeklärter Gewichtsverlust,
- OP, Injektion o. ä. in den letzten 4 Wochen,
- Infektion in den letzten 4 Wochen.

2.6 Physiotherapeutisches Screening bei Symptomen in der Hand

2.6.1 Einleitung

Die Hand besteht aus 27 Einzelknochen mit entsprechend vielen gelenkigen Verbindungen; zudem sorgen 33 Muskeln in Unterarm und Hand für eine sehr differenzierte Motorik. Sensibel und motorisch versorgt wird die Hand vom N. ulnaris, N. medianus und N. radialis. Diese Komplexität sowie die Form und Lage der Handwurzelknochen erschweren die Differenzialdiagnose für lokale Pathologien im Bereich der Hand. Häufigste Pathologien sind Frakturen, entzündliche Geschehen und Nerven-/Gefäßengpasssyndrome wie z. B. das Karpaltunnelsyndrom. Auch entfernte Ursachen können Symptome im Handbereich verursachen, z. B. Nervenwurzelbeeinträchtigungen in der HWS oder ein Thoracic-Outlet-Syndrom. Im Folgenden werden die häufigsten Hand-Pathologien beschrieben, die eine ärztliche Diagnostik (und Therapie) erfordern.

2.6.2 Screening bei Verdacht auf eine Fraktur

Die häufigsten Frakturen im Handbereich sind distale Radiusfrakturen und Scaphoidfrakturen. Die Ursache für beide Frakturarten sind meist ein Sturz auf den ausgestreckten Arm. Die Scaphoidfraktur ist bei bis zu 25 % der Fälle [Brooks, 2005] nicht auf einem Röntgenbild sichtbar. Eine häufige Komplikation, vor allem bei proximaler Lage der Frakturstelle, ist die avaskuläre Knochennekrose, dem Gewebeuntergang aufgrund mangelnder Blutversorgung. Radiusfrakturen bleiben selten unerkannt, sind aber mit 22–39 % die häufigste Ursache für CRPS [Li, 2010].

Red Flags für Handgelenks-Frakturen

Eine sofortige Überweisung zu einer ärztlichen Diagnostik ohne oder mit sehr eingeschränkter physiotherapeutischer Untersuchung (z. B. Stimmgabeltest (s. Kap. 1.3.2) und Druckdolenz in der Foveola radialis bzw. über dem distalen Radius) sollte erfolgen bei folgender klinischer Präsentationen:

- Sturz auf ausgestreckten Arm und
- Schmerz, Schwellung, Bewegungseinschränkung der Hand.

Weitere Risikofaktoren für das Vorhandensein einer Fraktur

Alle knochenstabilitätskompromittierenden Faktoren, d. h. alle Risikofaktoren für Osteoporose, diese sind:

- Alter,
- Frauen > Männer,
- Menopause,
- bestehende Knochenbrüche (Frakturen) nach dem 50. Lebensjahr,
- Oberschenkelhalsbrüche der Eltern,
- unzureichende Versorgung mit Kalzium bzw. Vitamin D über die Ernährung,
- Untergewicht, etwa ab einem Body-Mass-Index unter 20,
- übermäßiger Alkoholkonsum (bei Frauen mehr als 20 g Alkohol pro Tag, entsprechend ca. 0,5 l Bier oder 0,25 l Wein),
- phosphathaltige Getränke (z. B. Cola),
- unzureichende körperliche Aktivität/Immobilität,
- Rauchen,

- Grund- und Begleiterkrankungen:
  - Erkrankungen des Hormonsystems (z. B. Morbus Cushing),
  - gestörte Magen-/Darmfunktion, die zu einer Mangelversorgung mit Nährstoffen führt (z. B. durch chronisch-entzündliche Darmerkrankungen wie Morbus Crohn, Colitis ulcerosa),
  - Magersucht (Anorexia nervosa),
  - eingeschränkte Nierenfunktion,
  - bestimmte Krebserkrankungen (multiples Myelom, Mastozytose, myeloproliferative Erkrankungen),
  - rheumatische und andere chronisch-entzündliche Erkrankungen (z. B. rheumatoide Arthritis, Asthma).
- Medikamente:
  - Kortisonpräparate,
  - Heparin (Blutverdünner),
  - Antiepileptika,
  - Antidepressiva,
  - Protonenpumpenhemmer,
  - Hormonentzugstherapie mit GnRH-Analoga/Antagonisten, Antiandrogenen, Aromatasehemmern (z. B. bei Prostatakrebs und Brustkrebs).

Physiotherapeutische Untersuchung bei Frakturverdacht

► **Anamnese**
- Auslösendes Ereignis, Trauma,
- genauer Unfallmechanismus,
- Verhalten der Symptome seit Beginn,
- bisherige Strategien,
- Risikofaktoren für Osteoporose.

► **Inspektion**
- Schwellung,
- Schonhaltung (Hand von anderer Hand unterstützt),
- Deformität (bei Radiusfraktur).

► **Palpation**
- Scaphoidfraktur:
  - lokale Empfindlichkeit in der Foveola radialis [Phillips, 2004].
- Radiusfraktur:
  - palpierbare Knochendeformität.

► **Funktionsuntersuchung.** Aktiv und passiv in alle Bewegungsrichtungen bis zum Schmerzbeginn bzw. der ersten Schmerzverstärkung. Schmerz tritt im Rahmen des normalen aktiven Bewegungsausmaßes auf.

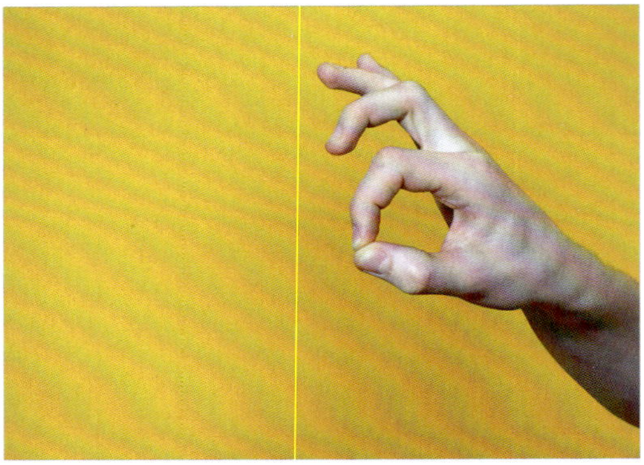

Abb. 2.25 „Pinch"-Griff.

- Scaphoidfraktur (Schmerzprovokation):
  - Daumen und Zeigefinger-„Pinch" [Unay, 2009] (Sensitivität 73 %, Spezifität 75 %) (► Abb. 2.25), schmerzhaft und schwach bei Scaphoid-Fraktur, bei N.-interosseus-anterior-Syndrom (Kiloh-Nevin-Syndrom): Endglied des Daumens (seltener auch des Zeigefingers) überstreckt,
  - Pronation des Unterarms [Unay, 2009],
  - Daumenabduktion (Ansatz des M.abductor pollicis brevis) [Unay, 2009] (Sensitivität 73 %, Spezifität 50 %).
- Radiusfraktur:
  - Alle Bewegungsrichtungen der Hand sind schmerzverstärkend.

► **Spezielle Tests**

► **Vibration (Stimmgabeltest) (► Abb. 2.26).** Der Patient befindet sich im Sitz mit unterstützter Hand. Der Therapeut schlägt eine c64-/c128-Stimmgabel an (alternativ: Vibrationsfunktion eines Smartphones) und platziert diese in der Tabatiere bzw. über dem distalen Radius oder auf einem der anderen Handwurzelknochen. Ein frakturierter Knochen reagiert schmerzhaft, während der Patient bei nicht betroffenen Segmenten nur die Vibration spürt. Diese Reaktion erfolgt, da das Periost dicht innerviert ist und die Vibration die Periostschichten oberhalb der Frakturstelle stimuliert [Kazemi, 2000]. Der Stimmgabeltest ist zu 75–100 % sensitiv, die angegebene Spezifität schwankte bei einer kürzlich veröffentlichten Übersichtsarbeit zwischen 18 % und 95 % [Muguntahan, 2014].

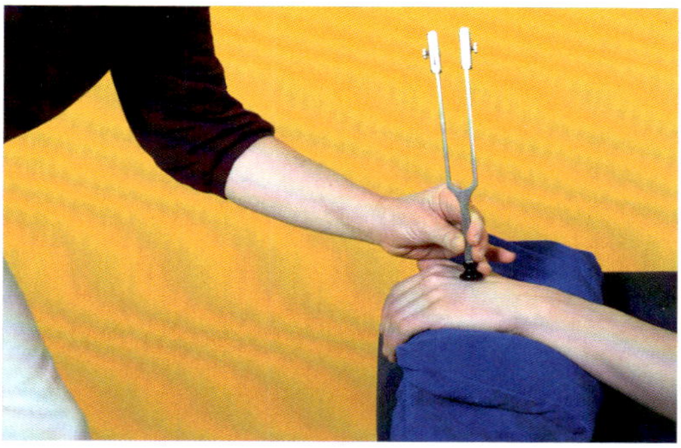

Abb. 2.26 Stimmgabeltest.

2.6.3 Screening bei Verdacht auf ein lokales oder systemisches entzündliches Geschehen

Die Hand in ihrer Gesamtheit bzw. einzelne Gelenke (z. B. Daumengrundgelenk) sind bei verschiedenen systemischen entzündlichen Erkrankungen beteiligt. Hierzu gehören primär chronische Polyarthritis, systemischer Lupus erythematodes, juveniles Rheuma, Gicht, Pseudogicht (Kalziumkristallablagerungen), seltener Morbus Bechterew [Panayi, 1987]. Aktivierte Arthrosen betreffen vor allem das Daumengrundgelenk. Bakterielle oder virale Entzündungen des Handgelenks (z. B. Borreliose) sind nur in Einzelfällen beschrieben. Andere Strukturen, z. B. Sehnenscheiden, können ebenfalls entzündet sein, bekannt ist der sogenannte „Hausfrauendaumen", eine Überlastungserscheinung, die zu einer Sehnenscheidenentzündung auf der radialen Handgelenksseite führt (Tendovaginitis stenosans „de Quervain") [Wetterkamp, 1997]. Eine oberflächliche Entzündung, verursacht durch das Eindringen von z. B. Streptokokken bei kleinen Verletzungen der Haut, ist das Erysipel (Wundrose): Klinisch sind eine klar abgrenzbare Rötung und eine starke Schwellung der Hand sichtbar. Oft sind diese Zeichen von allgemeinen Krankheitssymptomen begleitet („wie grippaler Infekt") [Edlich, 2005].

Red Flags für entzündliche Erkrankungen

Alle entzündlichen Erkrankungen des Handgelenks erfordern eine ärztliche Abklärung der betroffenen Strukturen und der lokalen/systemischen Ursachen, eine physiotherapeutische Untersuchung sollte nur sehr eingeschränkt erfolgen, wenn folgende klinische Präsentation vorliegt:

- Kein Trauma,
- Entzündungszeichen: Schwellung, Rötung, Überwärmung der Hand, schmerzhaft und stark bewegungseingeschränkt,
- Nachtschmerz,
- progredienter Verlauf.

2.6.4 Screening bei Verdacht auf CRPS/Morbus Sudeck

CRPS ist ein komplexes Syndrom, bestehend aus sensorischen, motorischen, autonomen und trophischen Störungen, meist als Folge eines Traumas bzw. eines operativen Eingriffs [Maihöfner, 2010]. Die Ursachen sind weitestgehend ungeklärt, vermutet wird eine gestörte Wundheilung mit überschießender Entzündungsreaktion, die eine anhaltende neurogene Entzündung verursacht. Das sympathische Nervensystem spielt eine Rolle bei der Symptompräsentation, eine ursächliche Beteiligung konnte bislang nicht bestätigt werden. Erst in späteren Stadien ist das zentrale Nervensystem beteiligt, und es werden nicht selten Neglect-artige Symptome beobachtet [Kolb, 2012]. CRPS tritt nach Frakturen (v. a. Radiusfrakturen) bei etwa 1–2 % der Patienten auf, nach peripheren Nervenverletzungen bei ungefähr 2–5 % der Patienten. Unterschieden wird zwischen CRPS I (ohne neurologische Zeichen) und CRPS II (mit neurologischen Zeichen). Frauen sind häufiger betroffen als Männer (2–3:1), am häufigsten tritt CRPS im Alter zwischen 40 und 50 Jahren auf, selten sind Kinder oder ältere Menschen betroffen [Marinus, 2011]. Die IASP (International Association for the Study of Pain) hat folgende sensitive (99 %) und spezifische (68 %) Diagnosekriterien und somit Red Flags für das Vorhandensein einer CRPS formuliert, wobei die Punkte 1–4 vorhanden sein müssen [Harden, 2010].

Red Flags für CRPS

- Anhaltender Schmerz, der durch das Anfangstrauma nicht mehr erklärt wird.
- In der Anamnese mindestens ein Symptom aus 3 der 4 folgenden Kategorien:
  - Hyperalgesie (Überempfindlichkeit für Schmerzreize)/Hyperästhesie oder Allodynie (Überempfindlichkeit für Berührung),

  - Asymmetrie der Hauttemperatur; Veränderung der Hautfarbe,
  - Asymmetrie beim Schwitzen; Ödem,
  - reduzierte Beweglichkeit, Dystonie, Tremor, „Paresen“ (im Sinne von Schwäche), Veränderungen von Haar oder Nagelwachstum.
- Zum Zeitpunkt der Untersuchung mindestens ein Symptom aus 2 der 4 folgenden Kategorien:
  - Hyperalgesie auf spitze Reize (z. B. Nadelstich), Allodynie, Schmerz bei Druck auf Gelenke/Knochen/Muskeln,
  - Asymmetrie der Hauttemperatur; Veränderung der Hautfarbe,
  - Asymmetrie im Schwitzen (Hyperhidrose); Ödem,
  - reduzierte Beweglichkeit, Dystonie, Tremor, „Paresen“ (im Sinne von Schwäche), Veränderungen von Haar oder Nagelwachstum.
- Es gibt keine andere Diagnose, die diese Schmerzen erklärt.

(IASP-Diagnosekriterien (Budapest-Kriterien) für CRPS)

Physiotherapeutische Untersuchung bei Verdacht auf CRPS

► **Anamnese:**
- Trauma oder OP in der Vergangenheit,
- Schmerzqualität brennend, tief, in Ruhe vorhanden.

► **Inspektion**
- Schwellung (bei 80 % der Patienten vorhanden),
- Hyperhidrose (55 % der Patienten),
- Trophische Störungen (30–40 % der Patienten): Hautveränderungen (livides Kolorit, trockene Haut, Salbenhaut), verändertes Haar- und Nagelwachstum.

► **Palpation**
- Erhöhte oder erniedrigte Hauttemperatur (> 1 °C) (80 % der Patienten).

► **Funktionsuntersuchung**
- Motorische Störungen: Muskelschwäche (Pinzettengriff, Faustschluss ...) (fast alle Betroffenen),
- Bewegungseinschränkungen,
- Tremor (50 % der Patienten),
- Myoklonien (vor allem Typ II).

► **Spezielle Tests**
- Neurologische Untersuchung:
  - Sensorik: nicht dermatomal verteilte Hyper- oder Hypoästhesie, Hyperalgesie und Allodynie,
  - Motorik: nicht myotomal verteilte Muskelschwäche.

2.6.5 Screening bei Verdacht auf Karpaltunnelsyndrom

Engpass-Syndrom des N. medianus aufgrund von anatomischen Besonderheiten oder einer Volumenzunahme im Tunnel. Diverse Ursachen sind denkbar und reichen von Wassereinlagerungen in der Schwangerschaft bis hin zu traumatischen Ursachen. Patienten sind in der Regel 40 Jahre und älter. Ein ursprünglich vermuteter Zusammenhang mit dem Gebrauch der Computer-Maus konnte nicht nachgewiesen werden [Thomsen, 2008]. Es gibt Hinweise auf eine familiäre Häufung [Assmus, 1993, Radecki, 1994]. Aufgrund mangelnder internationaler diagnostischer Übereinstimmung wird die Prävalenz zwischen 1 % und 14,8 % angegeben [Atroshi, 2011]. In 80 % der Fälle sind die Symptome (zeitversetzt) bilateral [Padua, 2005]. Frauen sind häufiger betroffen als Männer (3–4:1) [Geoghegan, 2004]. Für Deutschland besteht eine S3-AWMF-Leitlinie: http://www.awmf.org/uploads/tx_szleitlinien/005–003p_S 3_Karpaltunnelsyndrom_Diagnostik_Therapie_2012.pdf. Weitere Engpassyndrome sind in Tabelle 1 zusammengefasst.

Red Flags für Karpaltunnelsyndrom

Die folgenden Kardinalzeichen wurden formuliert:
- Leitsymptom: „Hände schlafen ein“,
- anfangs Mittelfinger,
- v. a. nachts/morgens,
- Atrophie des radialen Thenar.

Abhängig von der Intensität der Symptome ist ein konservatives Management oft möglich, eine ärztliche Abklärung jedoch notwendig.

Weitere Risikofaktoren, die die Wahrscheinlichkeit eines Karpaltunnelsyndroms erhöhen

- 40. bis 70. Lebensjahr [Lamberti, 2002],
- Gravidität (Prävalenz ca. 17 %), [Bahrami, 2005] bzw. 43 % in einer italienischen Multicenterstu-

die und einer systematischen Literaturübersicht [Padua, 2010, Pazzaglia, 2005],
- Dialyse [Kessler, 1992],
- Übergewicht [Atroshi, 1999, Nathan, 2005, Stallings, 1997],
- rheumatoide Arthritis [Aluclu, 2005],
- Diabetes mellitus [Rosenbaum, 2002],
- andere degenerative, rheumatische, hormonelle und stoffwechselbedingte Erkrankungen (Myxödem, Akromegalie, Gicht, Mukopolysacharidose u. a.),
- Überlastungs- bzw. tätigkeitsbedingt (work-related) [Shiri, 2009, Van Rijn, 2009],
- Traumata (Radiusfraktur, Handwurzelluxation, posttraumatische Handgelenksarthrose mit Osteophyten, Einblutung),
- tumoröse und tumorähnliche Raumforderungen (Lipome, Ganglien, Osteophyten),
- Metformin und Thyroxin.
- [Geoghegan, 2004]

Physiotherapeutische Untersuchung bei Verdacht auf Karpaltunnelsyndrom

► **Anamnese**
- Erfragen der oben genannten Red Flags und Risikofaktoren.

► **Inspektion und Palpation**
- Atrophie des radialen Thenar.

► **Funktionsuntersuchung**
- Hand: Extension/Flexion (gegebenenfalls gehaltene Extension und Flexion).

► **Spezielle Tests**
- Neurologische Untersuchung:
  - Hand: Dermatome, Myotome,
  - Untersuchung des Sensorik mit Wattebausch,
  - Stereoästhesie mittels Zwei-Punkte-Diskrimination.

► **Zwei-Punkt-Diskrimination** (► **Abb. 2.27**):. Tests zur Untersuchung der Wahrnehmungsgenauigkeit (innerhalb eines Dermatoms). Getestet wird mit geschlossenen Augen (Patient) wobei der kleinste Abstand zwischen zwei Punkten gesucht wird, der noch die Unterscheidung zwischen zwei Punkten zulässt. 2–5 mm gelten an den Fingern als Norm. Als Gerät eignen sich Schieblehren oder Aesthesiometer (Spezialgerät mit in unterschiedlichen Abständen angeordneten Plastikspitzen) [Moseley, 2010; Lewis, 2012].

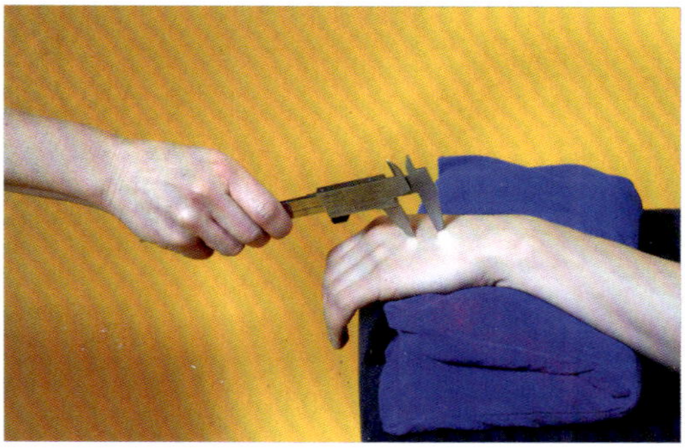

Abb. 2.27 Zwei-Punkte-Diskrimination.

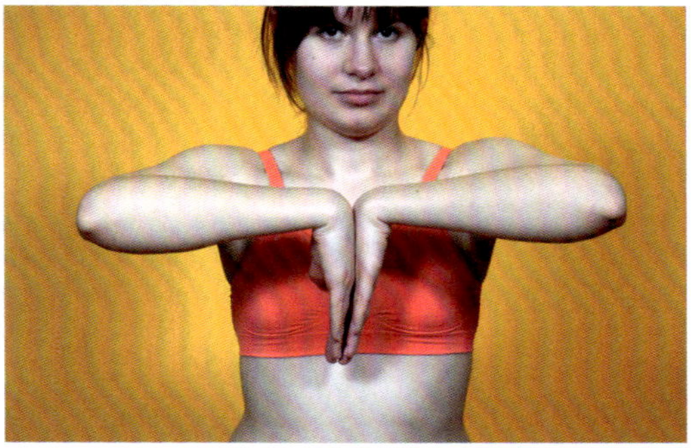

Abb. 2.28 Phalen-Test.

► **Provokationstests**

► **Phalen-Test** (► **Abb. 2.28**). 30–60 Sekunden gehaltene Position führen aufgrund der Kompression auf den Karpaltunnel zu Zeichen wie Kribbeln, Brennen, Taubheit im Bereich des Daumens, Zeigefingers, Mittelfingers und Ringfingers. Sensitivität zwischen 51 % und 91 %, Spezifität zwischen 33 % und 88 %.

► **Hoffmann-Tinel-Zeichen** (► **Abb. 2.29**). Hand in leichter Dorsalextension positionieren und mit dem Finger oder einem Reflexhammer auf den Karpaltunnel klopfen. Der Test ist positiv, wenn ein unangenehm elektrisierendes Gefühl im Versorgungsbereich des N. medianus auftritt.

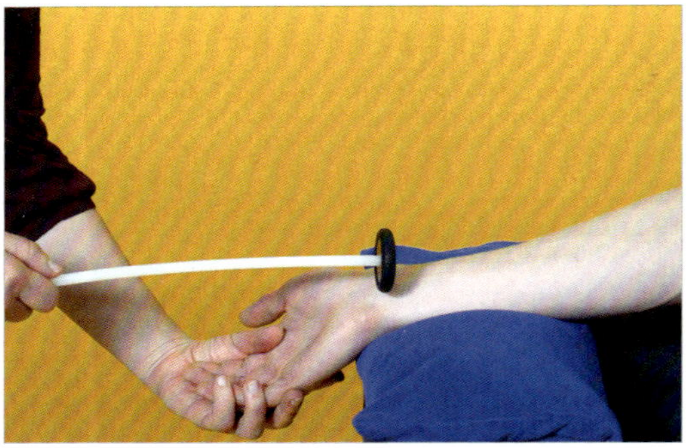

Abb. 2.29 Hoffmann-Tinel-Zeichen.

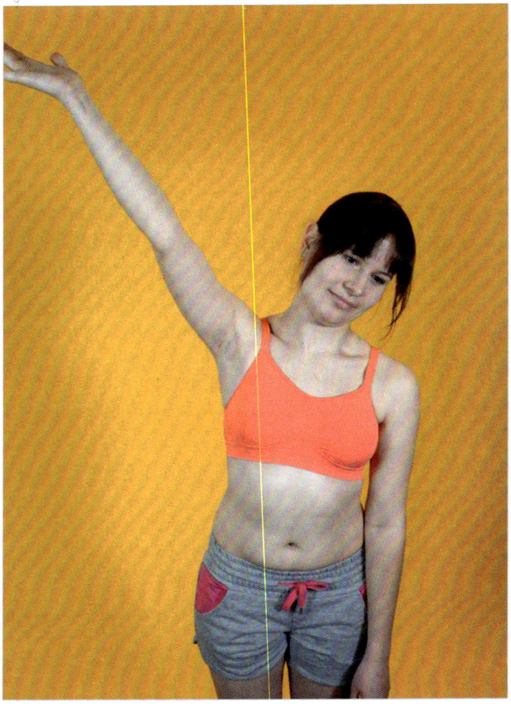

Abb. 2.30 Armelevationstest.

► **Armelevationstest** (► Abb. 2.30). Akkurater als der Phalen-Test mit einer Sensitivität 75,5 % und einer Spezifität von 98,5 % ist der Arm- oder auch Handelevationstest eine einfache Methode zur Diagnostik eines Karpaltunnelsyndroms [Ahn, 2001]. Der Patient hält den betroffenen Arm für 60 Sekunden so weit in Elevation wie möglich. Das Auftreten neurologischer Zeichen im N.-medianus-Versorgungsgebiet gilt als positiver Test. Der Test kann neurodynamisch intensiviert werden, indem der Arm in Außenrotation und die Hand in Dorsalextension positioniert wird.

Es gibt noch weitere Enpass-Syndrome, deren Ursachen, Symptome und physiotherapeutische Untersuchung in ► Tab. 2.3 dargestellt sind.

Tab. 2.3 Weitere Engpass-Syndrome der oberen Extremität [Assmus, 2010]

Engpass-Syndrom	Ursachen	Symptome	Physiotherapeutische Tests
Kupitaltunnel-Syndrom	Arthrotische oder posttraumatische Veränderungen des Ellenbogens, M. epitrochleoanconaeus, Ulnarisluxation, raumfordernde Prozesse (Lipome, Ganglien, Neurinome, Neurofibrome)	Meist spontaner Beginn Taubheitsgefühl und Parästhesie der ulnaren Handkante und des Klein- und halben Ringfingers Ziehende Schmerzen Ellenbogen bis Unterarm, Kraftlosigkeit der Hand	Verdickung und Druckdolenz des Nervs im Sulcus, Hoffmann-Tinel-Zeichen, Hypästhesie des 5. Fingers, des ulnarseitigen 4. Fingers, Krallenstellung des 4. und 5. Fingers, Atrophie der Mm. interossei, Froment-Zeichen (► Abb. 2.31), unvollständige oder fehlende Adduktion des Kleinfingers, Schwäche der Fingerspreizer, Parese der ulnaren Finger- und Handgelenkbeuger
Loge-de-Guyon-Syndrom	Druck- und Übergebrauchslähmungen (Gehen an Stützen, Fahrradlenker, Motorradlenker). Thrombosen der A. und V. ulnaris, Ganglien, Aneurysmen, knöcherne Anomalien des Os hamatum	Kribbeln 4. und 5. Finger, Muskelschwäche	Atrophie der Mm. interosseus dorsalis I und II und des Hypothenar, Hypästhesie im Ulnarisgebiet mit Ausnahme des R. dorsalis, Froment-Zeichen

Tab. 2.3 Fortsetzung

Engpass-Syndrom	Ursachen	Symptome	Physiotherapeutische Tests
N.-interosseus-anterior-Syndrom (Kiloh-Nevin-Syndrom)	Traumatische Läsionen des Nervs nach Unterarmfrakturen, Quetschung oder Stichverletzung des Unterarms oder iatrogene Schädigung nach Punktion der A. brachialis, vaskuläre Anomalien, Volkmann-Kontraktur	Schmerz Unterarm, fehlende aktive Beugung des Daumenendglieds, seltener auch des Zeigefingerendglieds	„Pinch"-Griff (▸ Abb. 2.25): Endglied des Daumens (seltener auch des Zeigefingers) überstreckt. Meist ist nur der lange Daumenbeuger betroffen.
Pronator-teres-Syndrom	Chronische berufliche oder sportliche Überlastungen, Vernarbungen nach Traumen und ausgedehnten Hämatomen, Volkmann-Kontraktur	Ähnlich Karpaltunnelsyndrom, aber keine nächtlichen Parästhesien Krampfartige und diffuse Schmerzen in der Ellenbeuge und im beugeseitigen proximalen Unterarm	Beugung des supinierten Unterarms gegen Widerstand oder Streckung des pronierten Arms schmerzhaft Schmerz bei Beugung des Mittelfingers gegen Widerstand = Kompression des N. medianus in Höhe der Durchtrittsstelle unter der bindegewebigen Arkade des M. flexor digitorum superficialis
Supinator-Tunnel-Syndrom	Ulna- oder Radiusfraktur, Hämatom, Überbeanspruchung, raumfordernde Prozesse, Druckeinwirkung	Dumpfer Spontanschmerz dorsaler Unterarm Streckerschwäche der Finger, insbesondere des dritten und vierten Fingers Ermüdungsgefühl bei Supination	Druckschmerz dorsaler Unterarm, bei Fingerextension fallen 3. und 4. Finger zurück
Wartenberg-Syndrom	Schlagverletzung, Schnittverletzung dorsal und an der radialen Seite des distalen Vorderarmes. Druck durch Armbänder oder enge Uhren	Gefühlsstörungen der dorso-ulnaren Daumenseite, der Streckseite des Zeigefingerbereiches sowie in dem ersten Intermetacarpalraum	Hypästhesie, Hypalgesie und Dysästhesie im Bereich des Spatium interosseum I, dem sensiblen Versorgungsgebiet des N. radialis

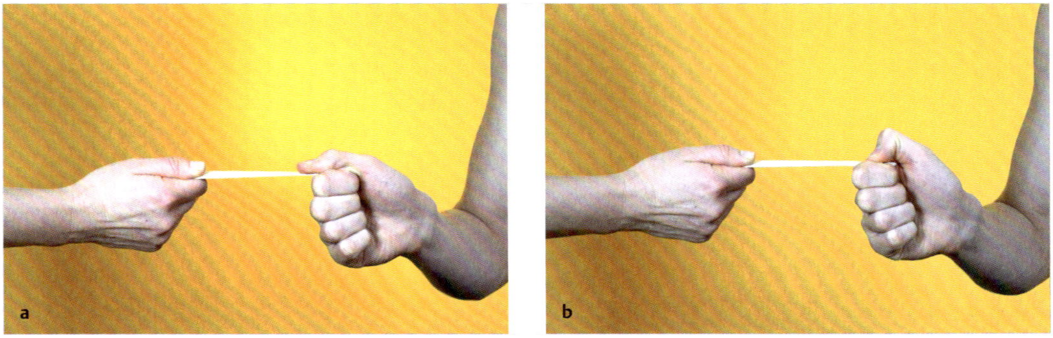

Abb. 2.31 a und b: Froment-Zeichen. Der Test ist positiv bei kompensatorischer Flexion des Daumengelenks.

2.6.6 Andere Erkrankungen der Hand, die nicht allein physiotherapeutisch behandelbar sind

Morbus Dupuytren

Veränderung des Bindegewebes in der Handinnenfläche, insbesondere der Beugesehne an den Grund- und Mittelgelenken des kleinen und Ringfingers. Die Ursache ist unklar. Männer sind häufiger betroffen als Frauen, meist beginnt der Morbus Dupuytren im mittleren Lebensalter. Fälle bei Kindern sind nicht bekannt. Risikofaktoren sind Alkohol, Zigaretten und Diabetes mellitus, es gibt eine familiäre Häufung. Typische Symptome sind knotige und strangartige schmerzhafte Veränderungen mit progredienten Beugekontrakturen.

Ganglien/„Überbein“

Weichteiltumor an Sehnenscheiden oder Gelenkkapseln der Handinnen- oder Außenseite. Palpierbar als mit Flüssigkeit gefülltes Knötchen gelegentlich druckempfindlich. Bei ungünstiger Lokalisation kann es Druck auf Gelenke, Nerven oder Blutgefäße ausüben und entsprechende Symptome verursachen. Frauen sind häufiger betroffen als Männer, oft sind Patienten zwischen 20 und 40 Jahren alt, aber auch Kinder oder ältere Menschen sind gelegentlich betroffen. Ursachen sind unklar, meist ist ein Ganglion überlastungsassoziiert (z. B. Stricken).

Zusammenfassung: Red Flags bei Symptomen im Bereich der Hand ✔

- Trauma (z. B. Sturz),
- Entzündungszeichen,
- Deformität,
- Risikofaktoren für Osteoporose,
- Nachtschmerz,
- Parästhesie, Kraftverlust,
- Haut- und Nagelveränderungen, vermehrtes Schwitzen,
- Atrophien,
- progredienter Verlauf.

2.7 Physiotherapeutisches Screening bei Symptomen im Hüftgelenk bzw. der Beckenregion

2.7.1 Einleitung

Das Hüftgelenk ist das größte Gelenk des menschlichen Körpers. Differenzialdiagnostisch spielt das Alter des Patienten eine entscheidende Rolle. Die häufigste Pathologie bei Menschen > 55 Jahre ist die primäre Koxarthrose, sie betrifft etwa 3–6 % der europäischen Bevölkerung [Hoaglund, 2013]. Jüngere und sportliche Menschen entwickeln meist Schmerzen im Hüftbereich, die auf muskuloskeletale Dysfunktionen zurückzuführen sind, wie Schmerzen im Ansatzbereich der Adduktoren, des M. Piriformis oder der ischiokruralen Muskulatur. Pathologien in dieser Altersgruppe sind z. B. Bursitis, Tendinitis, Impingement und Labrumabriss. Bei sehr jungen Patienten sollten Morbus Perthes und Epiphysiolysis capitis femoris in Erwägung gezogen werden [Tibor, 2008]. Tumorerkrankungen bei älteren Patienten sind meist auf Metastasen der reproduktiven Organe und Brustkrebs zurückzuführen, während bei Kindern (bis jüngeren Erwachsenen) meist Osteosarkome der Primärtumor sind. Frakturen kommen bei traumatischen Auslösern aber auch als Stress- bzw. Ermüdungsbruch bei allen Altersgruppen vor [DeFranco, 2006], ebenso wie lokal begrenzte entzündliche Geschehen, denen meist eine Virus- oder Bakterieninfektion zugrunde liegt. Von den systemischen entzündlichen Erkrankungen ist das Hüftgelenk/ISG insbesondere beim Morbus Bechterew betroffen [Vander Cruyssen, 2013], aber auch bei juveniler Arthritis [Yun, 2006], Morbus Crohn [Beauvais, 1995] und primär chronischer Polyarthritis [Goodman, 2013] ist das Hüftgelenk beteiligt. Als entfernte Schmerzquellen kommen die LWS, das ISG, aber auch viszerale Organe (z. B. gynäkologische Ursachen) in Frage. Das Hüftgelenk verursacht Schmerzen im Bereich des Trochanters, der Leiste, im Gesäß und kann bis zum ventralen Knie ausstrahlen.

2.7.2 Screening bei Verdacht auf eine Fraktur

Femurschaftfrakturen sind vor allem assoziiert mit weiblichen Patienten > 70 Jahren. Quellen deuten an, dass jede 5. Frau über 80 Jahre bereits eine Femurschaftfraktur hatte [Kannus, 1996]; Ähnliches gilt für Beckenringfrakturen [Clement, 2014]. Frakturauslösend ist in diesen Fällen meist ein Sturz oder ein kleineres Trauma (z. B. eine Stufe übersehen, aber nicht gestürzt) bei bereits osteoporotisch veränderter Knochenstruktur (Insuffizienzfraktur: normale Belastung, abnormale Knochenstruktur). Jüngere Patienten mit gesunder Knochenstruktur erleiden Femurschaftfrakturen und Beckenringfrakturen bei größeren Traumata (Sprung aus großer Höhe, Motorradunfall) oder als Ermüdungsbruch, z. B. bei langen Wanderungen mit schwerem Gepäck (Ermüdungsbruch: wiederholte abnormale Belastung, normale Knochenstruktur). Der Femurhals ist die häufigste Lokalisation für Stressfrakturen (Insuffizienz- und Ermüdungsfraktur) und aufgrund seiner mechanischen Instabilität (besonders bei superior gelegenen Frakturstellen) gefährdet für Dislokation. Röntgenbilder sind bei Stressfrakturen nur 10 % sensitiv und Diagnosen werden mit durchschnittlich 30 Tagen nach Symptombeginn oft verspätet gestellt [Moran, 2008].

2.7.3 Red Flags für Hüft-/Becken-Frakturen

- Größeres Trauma,
- kleineres Trauma & weiblich & post-menopausal,
- anhaltende Schmerzen nach ungewohnt hoher bzw. lang andauernder Belastung.

Eines der Warnsignale ist ausreichend, um eine sofortige ärztliche Diagnostik einzuleiten. Aufgrund der gewichttragenden Funktion droht bei Stressfrakturen die Progredienz zu einer kompletten Fraktur mit allen assoziierten Komplikationen.

Weitere Risikofaktoren

- Männlich und high-impact sports (Langstreckenlauf),
- plötzlicher Trainingsbeginn oder Steigerung der Trainingsintensität,
- Rauchen,
- Kortison,
- alle Risikofaktoren für Osteoporose,
- Tumorerkrankung reproduktiver Organe oder Brustkrebs.

Physiotherapeutische Untersuchung bei Verdacht auf Fraktur

► **Anamnese**
- Schmerzlokalisation: Hüfte, Leiste, Oberschenkel, Knie,
- Auslöser/Unfallmechanismus,
- Hobbies/Sport/Beruf (Soldat?),
- Osteoporose Risikofaktoren,
- zunehmende Belastungsintoleranz,
- nicht mechanisches Symptomverhalten.

► **Inspektion**
- Deformität,
- Hämatom,
- Schonhaltung/Entlastungshaltung,
- Hinken.

► **Palpation**
- Evtl. Druckdolenz Trochanter,
- Schwellung.

► **Funktionsuntersuchung**
- Bewegungseinschränkung meist in mehrere Richtungen,
- entlastendes Gangbild.

► **Spezielle Tests. Patella-Pubic-Percussion-Test** (► Abb. 2.32): Test für Frakturen der langen Röhrenknochen mit hoher Sensitivität und Spezifität [M. 2002]:
- Die Beine symmetrisch liegend, Kopf des Stethoskops wird auf Os pubis platziert (Patient fixiert selbst),

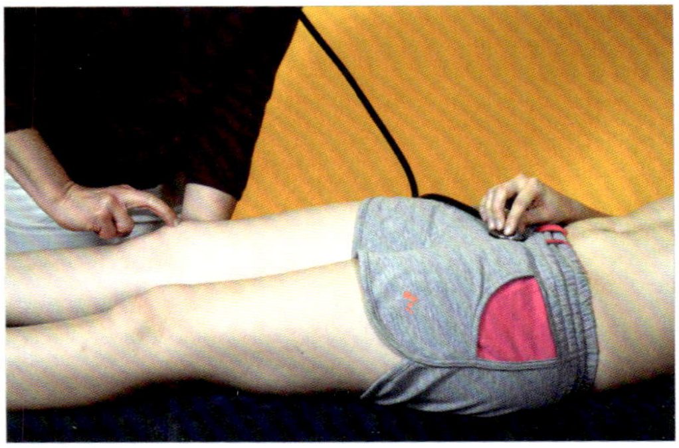

Abb. 2.32 Patella-Pubic-Percussion-Test.

- Stabilisieren des Kniegelenks,
- Klopfen mittig auf die Patella (Vergleich rechts-links).

Interpretation: Bei Vorliegen einer Femur-Fraktur kommt es im Seitenvergleich zu einem dumpferen und leiseren Geräusch auf der betroffenen Seite [Borgerding, 2007].

- Vibration (Stimmgabel oder Smartphone) über Trochanter,
- Fersenklopf-Test (▸ Abb. 2.63): Test für Fraktur des Schenkelhalses oder Ramus bzw. Symphyse: Patient liegt auf dem Rücken, Therapeut führt einen leichten Schlag auf die Ferse des Patienten aus. → Die Kraft wird axial übertragen, bei Schmerzreproduktion ist der Test positiv.

2.7.4 Screening bei Verdacht auf eine Labrumläsion

Labrumläsionen werden mit degenerativen Prozessen und Hüftdysplasien in Verbindung gebracht. Oft sind sie bei jüngeren sportlichen Patienten auch Folge eines Impingements. Wird das Labrum unter dem Acetabulum eingeklemmt („Impingement"), kommt es zu einem akuten Schmerz, vor allem bei Flexion mit oder ohne Innenrotation. Differenziert werden CAM- und Pincer-Impingement-Typen, die beide zu einem Abriss des Labrum führen können. Auch Kombinationen oder Mischformen der beiden Impingement-Typen kommen vor.

Red Flags für Labrumabriss

- Akuter stechender Schmerz bei Hüftflexion mit/ohne Innenrotation,
- im fortgeschrittenen Stadium: Schmerz bei Außenrotation, Treppesteigen, längerem Sitzen.

Das klinische Bild ergibt sich im Zusammenhang mit den speziellen Tests. Ergibt sich das Muster eines Impingements bzw. einer Labrumläsion, ist eine ärztliche Diagnostik erforderlich, um das Ausmaß der Läsion und operative Möglichkeiten zu klären.

Weitere Risikofaktoren

- Sportarten wie Hockey, Golf, Tanzen/Ballett, Fußball,
- Hüftdysplasie.

Physiotherapeutische Untersuchung bei Verdacht auf Labrumläsion

▸ **Anamnese**
- Sportarten, Hobbys,
- schmerzauslösende Positionen.

▸ **Inspektion/Palpation.** Unauffällig.

▸ **Funktionsuntersuchung**
- Tiefe Hocke schmerzhaft,
- Impingement-Test: 90°-Flexion plus Innenrotation schmerzhaft eingeschränkt (Seitenvergleich) (▸ Abb. 2.33),
- Faber-Test (4er-Test): positiv wenn Leistenschmerz ausgelöst wird oder eine Seitendifferenz besteht (▸ Abb. 2.34).

Eine systematische Übersichtsarbeit fand für beide Tests eine mittlere bis hohe Sensitivität, jedoch eine geringe Spezifität, da außer dem Gelenk alle gelenkumgebenden Strukturen mitbelastet werden [Tijssen, 2012].

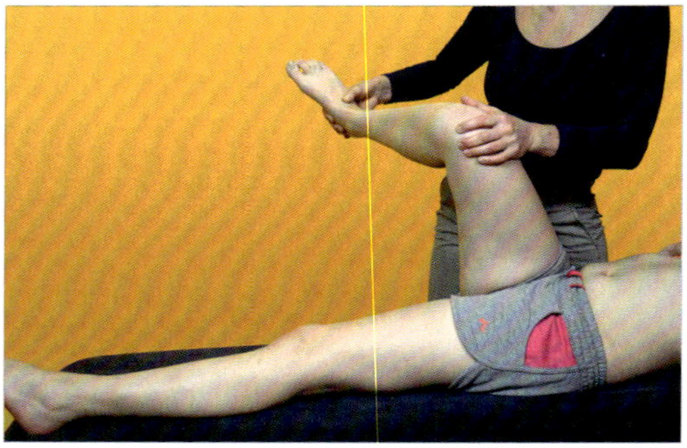

Abb. 2.33 Impingement-Test.

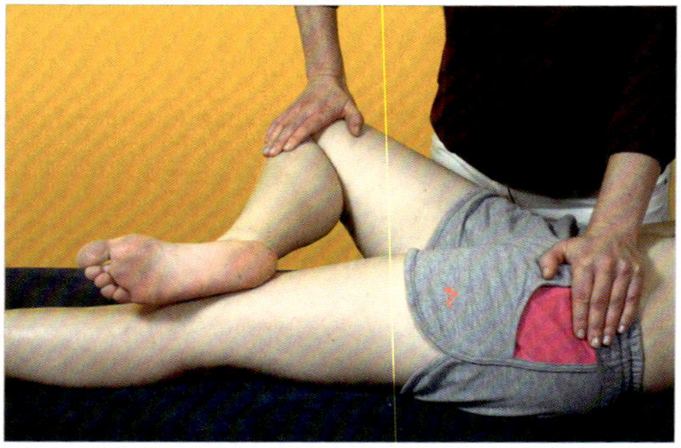

Abb. 2.34 Faber-Test.

2.7.5 Screening bei Verdacht auf eine Tumorerkrankung

Primärtumoren im Hüftbereich entstehen entweder im Knochenmark (Leukämie, Myelome), im Knochen/Knorpel (Chondrosarkom, Osteosarkom, Ewing-Sarkom) oder in den Weichteilgeweben (Weichteilsarkome). Sekundärtumoren stammen oft aus den reproduktiven Organen oder sind Metastasen von Brustkrebs.

Red Flags für Tumorerkrankungen

- Einziger reliabler Risikofaktor ist eine vorherige Krebserkrankung,
- Familiengeschichte,
- ungeklärter Gewichtsverlust,
- allgemeine Krankheitszeichen,
- Nachtschmerz,
- zunehmende Belastungsintoleranz.

Eines der oben genannten Zeichen im Zusammenhang mit anhaltenden Hüft- oder Beckenschmerzen ist ausreichend, um eine ärztliche Diagnostik zu veranlassen. Die physiotherapeutische Untersuchung ist nicht spezifisch für eine Tumorerkrankung. Bewegungseinschränkungen sind abhängig von der Lage und Größe des Tumors. Bei Beeinträchtigung der Knochenstruktur ist der Klopf-Stethoskop-Test auffällig, Vibration über dem Trochanter major kann als schmerzhaft empfunden werden.

2.7.6 Screening bei Verdacht auf eine lokale oder systemische Entzündung des Hüftgelenks

Unterschieden werden entzündliche Pathologien, die eine systemische Ursache haben, wie z. B. primär chronische Polyarthritis, Gicht, Morbus Crohn oder Morbus Bechterew und Entzündungen, die nur ein Gelenk betreffen. Hier wiederum unterscheidet man zwischen Entzündungen, die auf einen Erreger zurückzuführen sind (z. B. Tuberkulose, Borreliose, septische Hüfte, Gürtelrose, reaktive Arthritis), und nichtseptische Entzündungen (z. B. Bursitis, Tendinitis, Synovitis, aktivierte Arthrose).

Red Flags für entzündliche Erkrankungen sind

- Lokale Entzündungszeichen: Rötung, Überwärmung, Schwellung, Schmerz, Bewegungseinschränkung, allerdings sind diese am Hüftgelenk weniger stark ausgeprägt als z. B. am Kniegelenk,
- Gangbild: Trendelenburg,
- Nachtschmerz: insbesondere in den frühen Morgenstunden, der ein Weiterschlafen unmöglich macht,
- Ruheschmerz auch in gelenksentlastenden Positionen,
- für systemische Erkrankungen: gleichzeitige oder vorausgegangene Entzündungen anderer Gelenke, evtl. reduzierter Allgemeinzustand,
- Fieber,
- für septische Entzündungen: vorausgegangene Infektion oder Operation.

Bei Vorhandensein von Entzündungszeichen ist immer eine zügige ärztliche Diagnostik notwendig.

Weitere Risikofaktoren für ein eine entzündliche Pathologie

- Risikofaktoren für PCP, Gicht, Morbus Bechterew, Morbus Crohn, juvenile Arthritis, Psoriasis,
- gastrointestinale Symptome,
- gynäkologische Infektion (Gonorrhoe, Chlamydien etc.),
- Herpes zoster/Gürtelrose: durchgemachte Windpockeninfektion (auch als Kind), Alter > 50 Jahre, Stress, Immunsuppression,
- bakterielle Coxitis: post-OP → Achtung: Notfall, sofortige Antibiotikagabe wichtig, um Gelenkschäden vorzubeugen,
- Borreliose: Zeckenbiss, aber oft unbemerkt,
- Hüftschnupfen/Coxitis Fugax: Alter 3–10 Jahre, selten Erwachsene, vorher grippaler Infekt oder Mandelentzündung,
- Bursitis trochanterica weiblich (> 90 %), Überlastung, Übergewicht, Beinlängendifferenz,
- Bursitis ischiadica: Sportler mit sitzendem Sport: Radfahrer, Ruderer.

Physiotherapeutische Untersuchung bei Verdacht auf entzündliche Pathologie

► **Anamnese**
- Auslösender Faktor?
- Abfragen aller Risikofaktoren und Red Flags,
- insbesondere Differenzierung von nächtlichen Symptomen: Wann? Wie lange? Kann wieder einschlafen? Mechanismus: z. B. entstehen Schmerzen nur beim Liegen auf der betroffenen Seite ist eine Bursitis wahrscheinlicher als eine septische Hüftentzündung.

► **Inspektion**
- Schwellung, Rötung,
- Hautausschlag,
- entlastende Haltung/Gang.

► **Palpation**
- Schwellung,
- Hauttemperatur,
- Druckdolenz: Lokalisation.

► **Funktionsuntersuchung**
- Bewegungstests in alle Richtungen bis Schmerzbeginn, bei akuter klinischer Präsentation keine aktiven Tests und direkte Überweisung zu ärztlicher Diagnostik,
- Ganganalyse.

2.7.7 Screening bei Verdacht auf Morbus Perthes, Epiphyseolysis capitis femoris oder freie Gelenkkörper

Aseptische Knochennekrosen entstehen durch eine Minderdurchblutung mit folgendem Absterben von Knochengewebe. Bei Kindern tritt dies im Hüftgelenk vor allem bei Jungen im Alter von 5–9 Jahren auf. Bei älteren Patienten liegt die Ursache meist bei Langzeit-Kortisongebrauch, Alkoholismus oder einer Grunderkrankung wie systemischer Lupus erythematosus. Auch Epiphyseolysen treten primär im Kindesalter und bei Jungen auf, jedoch sind die Patienten etwas älter (> 9 Jahre). Freie Gelenkkörper können die Folge einer Knochennekrose sein oder unabhängig, z. B. traumatisch, und bei jeder Altersgruppe entstehen. Treten bei Kindern Hüftbeschwerden/Hinken auf, ist dies immer ein Anlass für eine ärztliche Diagnostik.

Red Flags für das Vorliegen einer Hüftkopfnekrose, Epiphyseolyse oder eines freien Gelenkkörpers

- Kind > 5 Jahre,
- Schonhaltung in Außenrotation,
- hinkendes Gangbild,
- plötzlicher Schmerz bei Bewegung,
- Familiengeschichte,
- Kortison, Alkohol, Rauchen,
- systemischer Lupus erythematosus,
- Bestrahlung,
- Diabetes mellitus.

Physiotherapeutische Untersuchung bei Verdacht auf eine aseptische Knochennekrose

► **Anamnese**
- Medikamente, Alkohol, Rauchen,
- Nebenerkrankungen.

► **Inspektion**
- Schonhaltung in Außenrotation.

► **Palpation.** Unauffällig.

► **Funktionsuntersuchung**
- Eingeschränktes Bewegungsausmaß, v. a. Flexion, Innenrotation,
- Leistenschmerz,
- Klicken, Gelenkgeräusche,
- plötzlich einschießender Schmerz bei bestimmten Bewegungen,
- Hinken.

2.7.8 Screening bei Verdacht auf eine direkte Leistenhernie

Eine Schwachstelle im Leistenkanal (Fossa inginalis medialis) kann dazu führen, dass durch Husten, Pressen, Heben eines schweren Gegenstandes etc. eine Auswölbung entsteht, durch die Bauchorgane nach außen dringen können. Das größte Risiko ist es, dass z. B. ein Stück des Darms so abgeklemmt wird, dass es nicht mehr ausreichend durchblutet wird und abstirbt. Diese Situation ist ein medizinischer Notfall und erfordert einen umgehenden operativen Eingriff. Eine Leistenhernie, die nicht akut ist, d. h. bei der keine Einklemmungen bestehen, wird oft nur als ziehender Leistenschmerz wahrgenommen.

Red Flags für Leistenhernien

- Schwangerschaft,
- schweres körperliches Arbeiten,
- chronische Verstopfung,
- genetisch bekannte Bindegewebsschwäche,
- männliches Geschlecht (ca. 9:1).

Physiotherapeutische Untersuchung bei Verdacht auf eine Leistenhernie

Bestätigt eine kurze Untersuchung (s. u.) den Verdacht, erfolgt keine physiotherapeutische Behandlung.

► **Anamnese**
- Ziehender Leistenschmerz,
- gewichttragende Belastungen der Hüfte meist unauffällig,
- Abfragen der Red Flags.

► **Inspektion.** Schwellung, Vorwölbung in der Leistengegend (insbesondere bei Kindern auffällig).

► **Palpation.** In Rückenlage ist eine Auswölbung tastbar, die sich beim Husten verstärkt.

► **Funktionsuntersuchung:**
- Hüftbewegungen sind in der Regel unauffällig außer bei endgradiger Flexion.

2.7.9 Screening und Red Flags für viszerale Erkrankungen

Es gibt gemäß der „Regionen des Körpers" keine klare Zuteilung von Hüftschmerzen zu Organsystemen. Beschrieben sind gynäkologische Ursachen, wie Endometriose, die ventral in den Oberschenkel ausstrahlen können, und gastrointestinale Pathologien wie Divertikulitis. Wie bei den meisten viszeralen Ursachen sind die Beschwerden nicht eindeutig bestimmten Bewegungsrichtungen zuzuordnen und treten auch in Entlastungspositionen auf. Jegliches gastrointestinale oder gynäkologische, möglicherweise aber auch urologische Symptom im Zusammenhang mit Hüftschmerzen gilt demnach als Red Flag für eine viszerale Ursache der Beschwerden und erfordert ärztliche Abklärung.

Zusammenfassung Red Flags bei Symptomen im Bereich der Hüfte und des Beckens ✔

- Trauma,
- ungewohnt hohe bzw. lang andauernde Belastung/Sportart,
- Risikofaktoren für Osteoporose,
- vorherige Krebserkrankung,
- Familiengeschichte von Krebserkrankungen,
- ungeklärter Gewichtsverlust,
- allgemeine Krankheitszeichen: Fieber, Müdigkeit,
- Nachtschmerz,
- zunehmende Belastungsintoleranz,
- lokale Entzündungszeichen,
- verändertes Gangbild,
- Ruheschmerz,
- Entzündungen anderer Gelenke,
- vorausgegangene Infektion oder Operation,
- Kind > 5 Jahre.

2.8 Physiotherapeutisches Screening bei Symptomen im Kniegelenk

2.8.1 Einleitung

Etwa 15–25 % der erwachsenen Bevölkerung haben Knieschmerzen (Daten aus den USA) [Cunningham, 1984; McAlindon, 1992]. Knieschmerzen machen etwa 3 % der muskuloskeletalen Beschwerden aus, für die ein Arzt aufgesucht wird [Katz, 2000]. Die Ursachen für Knieschmerzen werden in drei Arten unterteilt: intra-artikuläre, extra-artikuläre oder geleitete (referred). Abhängig vom Alter und Geschlecht des Patienten sind verschiedene Ursachen unterschiedlich wahrscheinlich (► Tab. 2.4). Wie in den vorhergegangenen Kapiteln wird auf physiotherapeutisch behandelbare Syndrome, die keiner bzw. keiner dringlichen ärztlichen Diagnostik bedürfen, wie z. B. degenerative Gelenkerkrankung, Patellaspitzensyndrom etc. nicht eingegangen. Weiterhin werden klinische Situationen, die eindeutig sind, z. B. Patellaluxation, nicht weiter erläutert. Die häufigsten pathologischen Ursachen für Knieschmerzen sind septische oder aseptische Entzündungen sowie traumatische Geschehen. Tumorerkrankungen im und um das

Tab. 2.4 Typische Diagnosen bei Knieschmerzen nach Alter und Geschlecht

Alter	Ursache		
	intraartikulär	**extraartikulär**	**geleiteter Schmerz**
Kinder	Osteochondritis dissikans (Jungen > Mädchen)	Bursitis	Hüfte (z. B. Morbus Perthes)
	Meniskusläsion	Morbus Osgood-Schlatter	
	juveniles Rheuma	Knochentumor (lange Röhrenknochen)	
	anteriores Knieschmerzsyndrom (Mädchen > Jungen)		
Jüngere Erwachsene	Meniskusläsion	Gicht (Männer > Frauen)	Hüfte
	Ligamentäre Läsion	rheumatoide Arthritis (Frauen > Männer)	
	Fraktur	Knochentumor	
	anteriores Knieschmerzsyndrom Chondromalazia patellae (Frauen > Männer)		
Erwachsene > 45 Jahre	Degenerative Gelenkerkrankung (Frauen > Männer)	Bursitis	Coxarthrose
	Frakturen	Gicht (Männer > Frauen)	
	Meniskusläsion		

Kniegelenk sind sehr selten; die häufigste primäre Tumorart ist Knochenkrebs (z. B. Osteosarkom), der hauptsächlich bei Kindern und Jugendlichen auftritt [Brasme, 2012]. Knochenkrebs bei Erwachsenen im Bereich des Kniegelenks ist meistens ein Sekundärtumor. Dabei ist isolierter Knieschmerz kein typisches Symptom. Ursachen für geleitete Symptome im Kniegelenk sind vor allem im Hüftgelenk zu suchen. Auch Pathologien in der (oberen) LWS können Kniesymptome verursachen. Viszerale Ursachen für Knieschmerzen sind nicht bekannt.

2.8.2 Screening bei Verdacht auf eine Fraktur

Die Anamnese spielt – wie bei den meisten muskuloskeletalen Erkrankungen – eine wesentliche Rolle beim Screening von Knieschmerzen. Entscheidend ist neben dem Alter und Geschlecht vor allem der Auslöser der Beschwerden (traumatisch oder ideopathisch). Wenn es eine traumatische Ursache gibt, greifen die Ottawa Knee Rules (http://www.ohri.ca/emerg/cdr/knee.html), die besagen, dass eine Bildgebung aufgrund eines erhöhten Frakturverdachts (Röntgen) erforderlich ist, wenn einer der folgenden Faktoren (Red Flags) vorhanden ist:

Red Flags für Kniegelenks-Frakturen (Ottawa Knee Rules)

- Alter 55 Jahre oder älter,
- Druckempfindlichkeit am Fibulaköpfchen,
- isolierte Druckempfindlichkeit auf der Patella,
- Flexion < 90°,
- kann keine 4 Schritte Gewicht übernehmen (direkt nach Unfall oder zum Zeitpunkt der Untersuchung).

In diesem Falle findet keine weitere physiotherapeutische Untersuchung statt, sondern es erfolgt eine sofortige Überweisung zu einem Arzt.

2.8.3 Screening bei Verdacht auf Meniskusläsionen

Meniskusläsionen machen etwa 9–11 % der untersuchten Kniebeschwerden in der Primärversorgung aus [Jackson, 2003]. Die Menisci haben eine Pufferfunktion für Belastungen des Kniegelenks. Der laterale Meniskus ist größer als der mediale und weniger fest mit der Tibia verbunden. Der mediale Meniskus ist aufgrund der festeren Verknüpfung mit der Tibia verletzungsanfälliger. Meniskusläsionen können traumatische Ursachen haben, z. B. bei Tibiarotation in Knieflexionsstellung (resultiert typischerweise in einem longitudinalen Riss des medialen Meniskus), oder degenerativ entstehen (meist durch Scherkräfte entstandene horizontale Risse). In der Altersgruppe über 45 Jahren haben ca. 36 % Meniskusläsionen, ohne dabei Kniebeschwerden zu haben; symptomfreie Läsionen bei jüngeren Erwachsenen wurden bei ca. 16 % beobachtet, d. h. Läsionen sind nicht zwingend schmerzhaft [Boden, 1992]. Der Meniskus selbst ist nicht sensibel innerviert, Schmerz entsteht vermutlich durch die Verletzung des umliegenden Gewebes, Einblutung ins Gewebe und Zug auf die Gelenkkapsel [Solomon, 2001]. Bei schmerzhaft eingeschränkten Kniegelenken und Verdacht auf Meniskusläsion ist eine ärztliche Abklärung erforderlich, da größere Meniskusläsionen nur operativ behandelt werden können. Kleinere Läsionen mit einer geringen Schmerzintensität bedürfen keiner (dringlichen) Überweisung.

Red Flags für Meniskusläsionen

- Unfallmechanismus in Flexion mit Tibiarotation,
- Locking: je weiter anterior ein Riss liegt, desto schwieriger ist es für das Meniskusfragment, aus der Knieflexionsstellung wieder in seine anatomische Position zurückzukehren. Locking tritt häufiger bei älteren als bei jüngeren Patienten auf und sehr selten bei lateralen Meniskusläsionen [Solomon, 2001],
- Gelenkgeräusch „Klicken“: ensteht beim Gehen oder Treppesteigen durch die Traktion an dem gerissenen medialen oder lateralen Meniskus.

Weitere Risikofaktoren

- Sportarten mit hoher Torsionsbelastung, z. B. Fußball, Squash,
- Alter > 45 Jahre.

Physiotherapeutische Untersuchung bei Verdacht auf Meniskusläsion

► **Anamnese**

- Alter > 45 Jahre,
- Sportarten mit Torsionsbelastung?
- Traumatischer Auslöser?
- Unfallmechanismus:
  - Flexion mit Tibiatorsion,
  - plötzlichem Richtungswechsel,
  - auf gestrecktem Bein gelandet?
  - Bei Kontaktverletzung: in Richtung Valgus oder Hyperextension?
  - Geräusch während Trauma?
- Schwellung 4–6 Stunden nach Auslöser?
- Klicken bei Kniestreckung?
- Locking in Flexionsstellungen, z. B. Sitzen?

► **Inspektion und Palpation**

- Schwellung,
- Temperatur,
- Druckempfindlichkeit lokal medialer/lateraler Gelenkspalt in Extensionsposition und in 90° Flexion (bei ca. 96 % der Menikusläsionen vorhanden).

► **Funktionsuntersuchung**

- Aktive und passive Beweglichkeit, besonders kombinierte Bewegungen:
  - Flexion + Außenrotation/Innenrotation (Steinmann-I-Zeichen),
  - Extension + Abduktion/Adduktion (Böhler-Test).
- Ganganalyse: Geräusch beim Treppesteigen/ Schmerz bei Extension.

► **Spezielle Tests.** Neurologie/Neurodynamik: nicht erforderlich.

► **Meniskustests.** Eine Vielzahl von Meniskustests ist in der Literatur beschrieben, jedoch erfüllt keiner dieser Tests die Anforderung an sowohl eine hohe Spezifität als auch eine hohe Sensitivität. Autoren empfehlen daher, mindestens 3–5 Testergebnisse zu kombinieren. Die Meniskustests mit einer hohen Sensitivität sind: Thessaly-Test [Harrison, 2009], McMurray-Test, Apley-Test, Steinmann-I-Zeichen, Böhler- und Payr-Zeichen [Jerosch, 2004].

Sehr spezifische (aber dafür wenig sensitive) Tests sind: Finochietto-Test, Fouché-Test, Bragard-Test, Krömer-Test und Merke-Test [Jerosch, 2004].

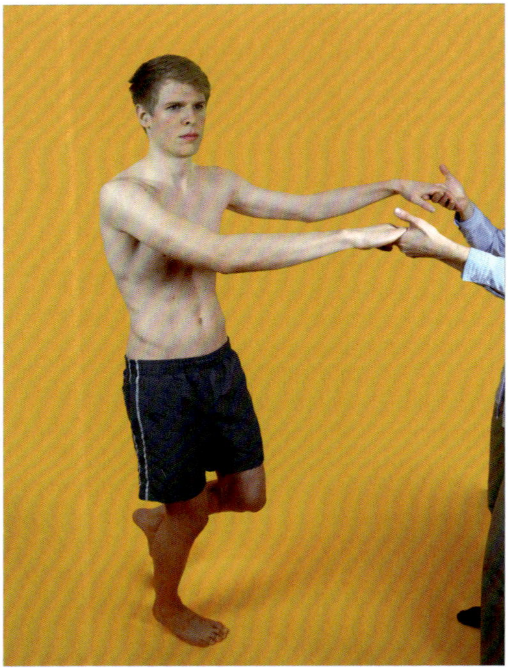

Abb. 2.35 Thessaly-Test in 5° Flexion.

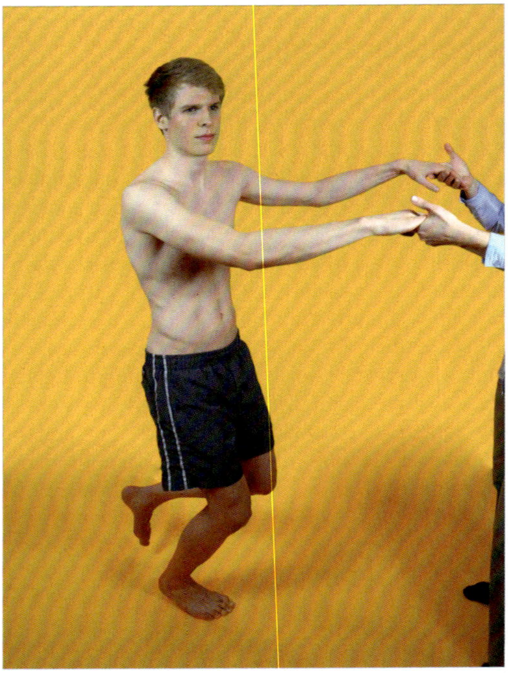

Abb. 2.36 Thessaly-Test in 20° Flexion.

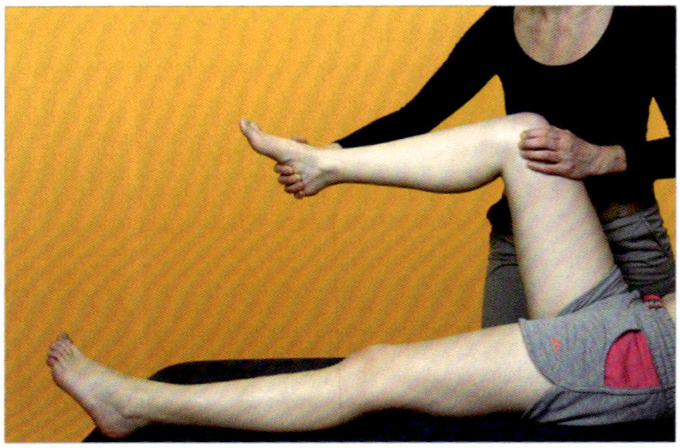

Abb. 2.37 McMurray-Test in Innenrotation.

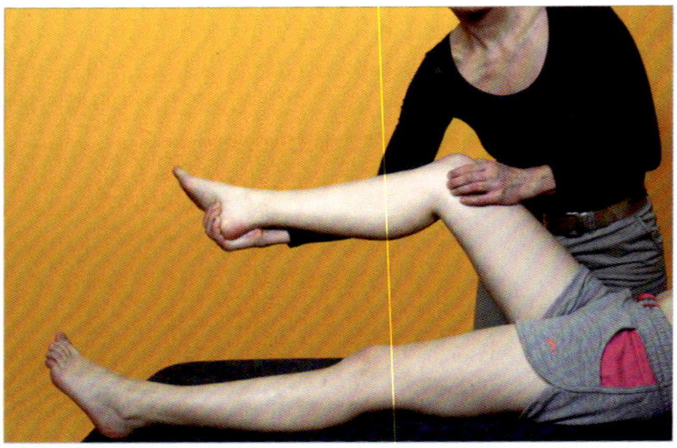

Abb. 2.38 McMurray-Test in Außenrotation.

Im folgenden detailliert vorgestellt werden die Tests, die in Kombination mit der Befund- und Unfallanamnese bei 72 Prozent der Patienten zur korrekten Diagnose einer Meniskusverletzung führten [Jerosch, 2004]: Thessaly-Test, McMurray-Test, Steinmann-I-Test, Böhler-Test und Apley-Test.

Thessaly-Test (Sensitivität 90,3 %; Spezifität 97,7 %) (▸ Abb. 2.35, ▸ Abb. 2.36):

Rotation nach rechts und links im Einbeinstand. Dabei Standbein zunächst in ca. 5° Flexion, bei zweitem Testdurchlauf in ca. 20° Flexion. Ein positives Testergebnis sind Schmerzen im Gelenkspalt oder eine Gelenksblockierung („Locking").

McMurray-Test (Sensitivität 10–66 %; Spezifität 57–89 %) (▸ Abb. 2.37, ▸ Abb. 2.38*):*

Rückenlage, Knie in voller Flexion, Tibia-Innenrotation, dabei das Knie langsam strecken, wiederholen mit Tibia in Außenrotation. Der Test ist positiv, wenn ein klickendes Geräusch zu hören ist, Symptome im Bereich des Gelenkspalts auftreten

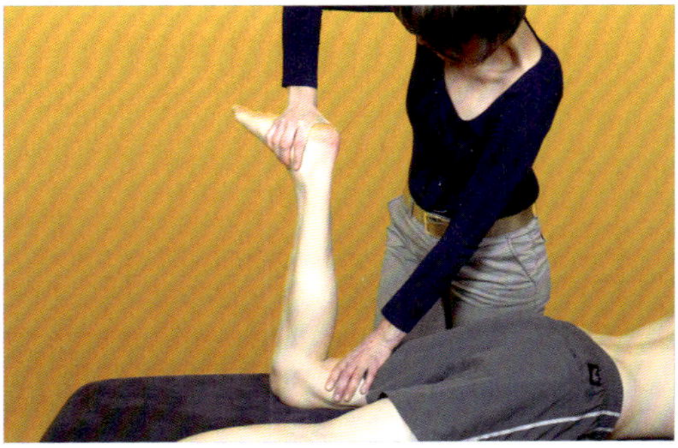

Abb. 2.39 Apley-Test (mit Kompression).

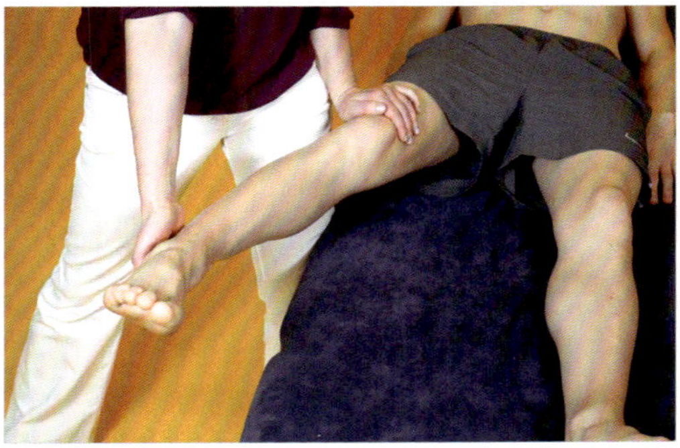

Abb. 2.41 Böhler-Test, Abduktion Unterschenkel (Valgus-Stress).

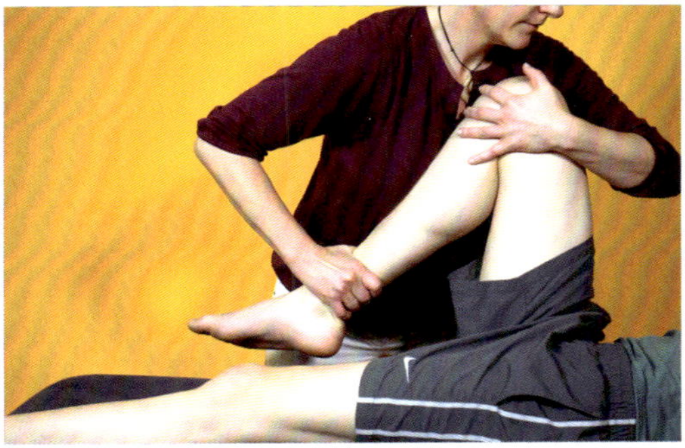

Abb. 2.40 Steinmann-I-Zeichen.

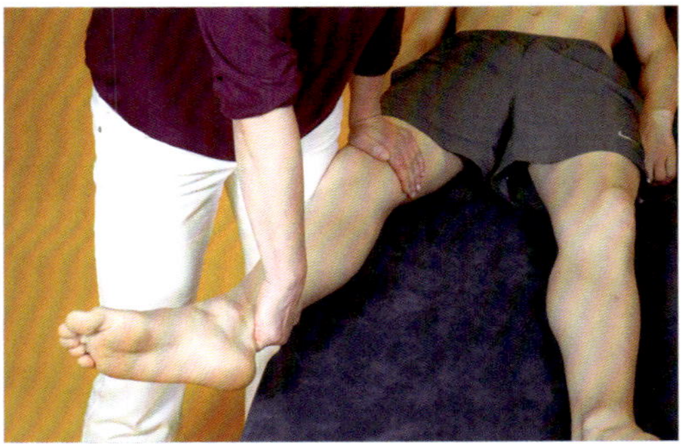

Abb. 2.42 Böhler-Test, Adduktion Unterschenkel (Varus-Stress).

oder das Knie nicht vollständig extendierbar ist. Bei Schmerzen in Innerotation ist der laterale Meniskus betroffen, bei Schmerzen in Außenrotation der mediale Meniskus.

Apley-Kompressions-Test (Sensitivität 67 %; Spezifität 25 %) (▶ Abb. 2.39):

Bauchlage, Knie in 90° Flexion, Oberschenkel mit eigenem Bein fixieren, Kompression durch Unterschenkel, Tibia in Innen- und Außenrotation führen.

Steinmann-I-Zeichen (Sensitivität 61 %; Spezifität 20 %) (▶ Abb. 2.40):

Rückenlage, eine Hand sichert das Knieglenk, mit der zweiten Hand wird der Unterschenkel aus verschiedenen Flexionsstellungen in Innen- und Außenrotation bewegt.

Böhler-Test (Sensitivität 61 %; Spezifität 25 %) (▶ Abb. 2.41, ▶ Abb. 2.42):

Extension plus Valgus/Varus-Stress.

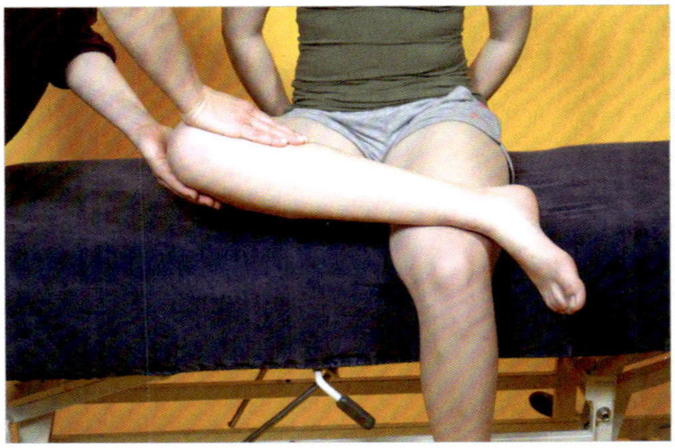

Abb. 2.43 Payr-Zeichen.

Payr-Zeichen (Sensitivität 52 %; Spezifität 35 %) (▶ Abb. 2.43).

Schneidersitz: Druck auf medialem Gelenkspalt.

2.8.4 Screening bei Verdacht auf Ligamentruptur

Das Knie ist ein bänderstabilisiertes Gelenk. Das vordere Kreuzband stabilisiert gegen anteriores Gleiten der Tibia auf dem Femur, das hintere Kreuzband gegen posteriores Gleiten der Tibia und die Kollateralbänder gegen Scherkräfte die durch Varus- und Valgusstress entstehen. Die Bänder erfüllen zudem propriozeptive Aufgaben.

7 % der untersuchten Knieverletzungen betrafen die Kollateralbänder, 4 % die Kreuzbänder [Jackson, 2003]. Bandverletzungen sind typische Sportverletzungen und haben immer einen traumatischen Auslöser. Oft ist dieser durch ein Geräusch begleitet. Typisch ist eine sofortige Reaktion mit Schmerz und Schwellung und mangelnder Gewichtsübernahme des betroffenen Beines.

Red Flags für Ligamentrupturen

- Kreuzbänder (vorderes und hinteres): Plötzliches Einknicken beim normalen Gehen oder bei schnellen Richtungswechseln,
- vorderes Kreuzband: Instabilitätsgefühl (mangelnde Propriozeption),
- hinteres Kreuzband: Knieüberstreckung,
- Unfall mit Drehmechanismus (Körper dreht auf statischem Fuß, z. B. Ski, Fußball).

Die Dringlichkeit einer ärztlichen Abklärung ist abhängig von der Intensität der Symptome und den Einschränkungen des Patienten im Alltag.

Physiotherapeutische Untersuchung bei Verdacht auf Ligamentruptur

► **Anamnese**

- Unfallmechanismus,
- Instabilitätsgefühl oder plötzliches Einknicken,
- Schwellung posttraumatisch.

► **Inspektion und Palpation.** Schwellung: „Tanzende Patella“: ab ca. 50 ml Gelenkerguss „schwimmt“ die Patella auf der synovialen Flüssigkeit und gibt bei frontalem Druck nach.

Bei geringeren Flüssigkeitsmengen (ab ca. 10 ml) ist ein Ausstreichtest positiv: Mit einer Hand vom Recessus suprapatellaris zur medialen Kniegelenkseite in Richtung Hüfte streichen. Die Flüssigkeit in der Gelenkkapsel muss nach lateral ausweichen und ist an der lateralen Knieseite als Vorwölbung zu beobachten.

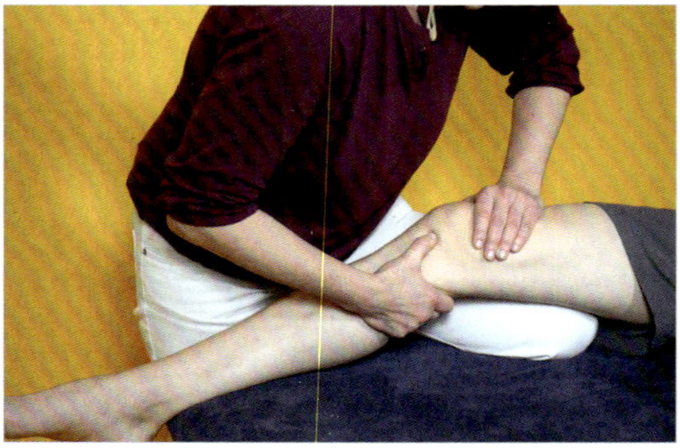

Abb. 2.44 Lachmann-Test.

► **Funktionsuntersuchung**

- Ganganalyse: Überstreckung, plötzliches Einknicken,
- Gleichgewichtstests: Einbeinstand mit/ohne instabile Unterstützungsfläche, z. B. Kreisel, Kissen, Posturomed …

► **Spezielle Tests**

► **Vorderes Kreuzband (ACL).** **Lachmanntest** (Sensitivität 87–95 %; Spezifität 93 %) (► Abb. 2.44): Der Lachmanntest gilt als sensitiver und spezifischer als der vordere Schubladentest [Jackson, 2003]. Patient in Rückenlage mit Knieflex ca 20–30°. Therapeut stabilisiert Femur mit einer Hand, mit der anderen Hand schiebt er den Unterschenkel nach ventral, wobei sein Daumen in den Gelenkspalt drückt. Der Test wird wie folgt interpretiert:

- Normal: 1–2 mm Seitendifferenz,
- einfach positiv (+): 3–5 mm Seitendifferenz (leichte Instabilität),
- zweifach positiv (+ +): 6–10 mm Seitendifferenz (mittelschwere Instabilität),
- dreifach positiv (+ + +): > 10 mm Seitendifferenz (schwere Instabilität).

Vordere Schublade (Sensitivität 91 %; Spezifität 100 %) (► Abb. 2.45): Patient in Rückenlage, Knie 90° Flex, Fuß entweder auf der Bank aufgestellt oder im seitlichen Überhang. Wenn der Fuß auf der Bank platziert ist, sitzt der Therapeut auf dem Fuß, umfasst Unterschenkel nahe dem Kniegelenk mit beiden Händen und bewegt den Unterschenkel nach ventral. Positiv ist ein weiches Endgefühl und eine Translation entsprechend der oben aufgeführten Werte.

Pivot-Shift-Test (Spezifizität 97 %) (► Abb. 2.46): Rückenlage, Knie in Extension, Unterschenkel in

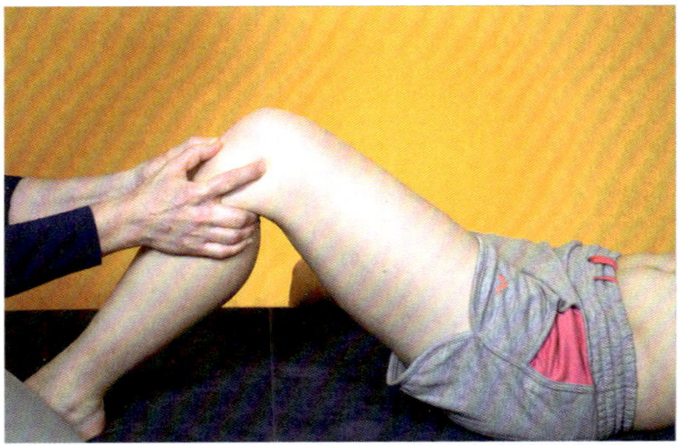

Abb. 2.45 Vordere Schublade.

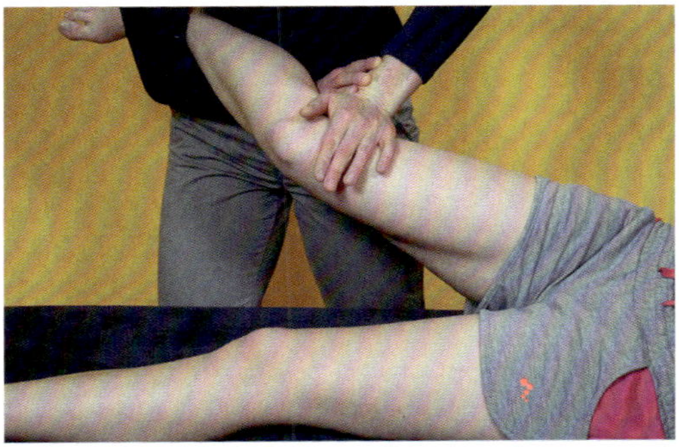

Abb. 2.46 Pivot-Shift-Test.

Innenrotation. Unter Valgusstress in Flexion bewegen, dabei Translation der Tibia palpieren.

▸ Hinteres Kreuzband (PCL). **Hintere Schublade** (Sensitivität 91 %; Spezifität 100 %): Wie vordere Schublade, nur mit Translation der Tibia nach dorsal. Es gelten die gleichen Werte wie oben.

Gravity Sign: Bei einer Läsion des hinteren Kreuzbandes ist durch die Schwerkraft eine Delle unterhalb der Patella sichtbar ▸ Abb. 2.47. Diese wird noch verstärkt, wenn der Patient seine Ferse isometrisch in die Hand des Therapeuten drückt und somit die ischiokrurale Muskulatur aktiviert.

2.8.5 Screening bei Verdacht auf ein lokales oder systemisches entzündliches Geschehen

Auch am Kniegelenk wird zwischen lokalen septischen und aseptischen Entzündungen sowie systemischen Erkrankungen unterschieden. Aseptische

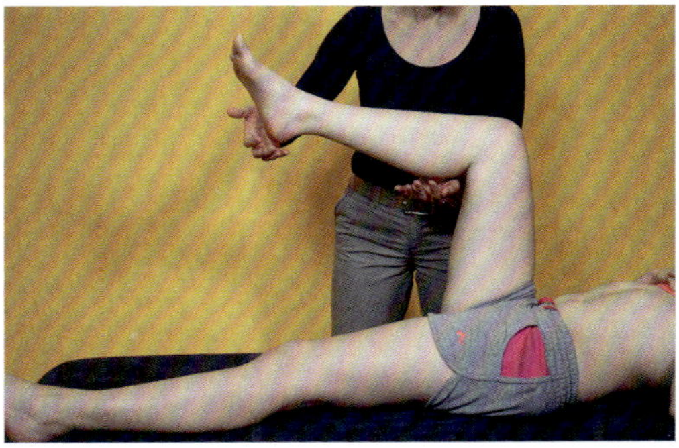

Abb. 2.47 Gravity Sign.

Entzündungen bzw. Reizungen sind z. B. Bursitis infrapatellaris/suprapatellaris, Baker-Zyste (oder auch Poplitealzyste), aktivierte Arthrose, wobei der mechanische Gelenkabrieb zu einer immunologischen Reaktion und somit einer Entzündung führen kann, eine Hypertrophie des Hoffa'schen Fettkörpers, freie Gelenkkörper (Gelenkmäuse). Septische Entzündungen können durch eine Infektion mit Borreliose, Streptokokken, Staphylokokken z. B. post-OP, nach Injektionen oder nach einem systemischen Infekt auftreten. Klinisch lassen sich septische und aseptische Entzündungen kaum unterscheiden.

Red Flags für septische oder aseptische Entzündungen des Kniegelenks

- Entzündungszeichen: Rötung, Schwellung, Bewegungseinschränkung, Schmerz und Überwärmung,
- Zustand post-OP (oder: Injektion, Punktion, Akupunktur),
- Zustand post-Infektion,
- allgemeine Krankheitszeichen: Müdigkeit, Fieber,
- Hautausschlag (z. B. Borreliose: kreisförmiges Erythem).

Eine physiotherapeutische Behandlung ohne ärztliche Abklärung ist kontraindiziert.

Systemische Erkrankungen, bei denen das Kniegelenk beteiligt ist, sind z. B. primär chronische Polyarthritis (Rheuma), Gicht, Lupus erythematodes, Morbus Bechterew, Morbus Crohn etc. Sind diese bisher nicht diagnostiziert, ist eine ärztliche Diagnostik erforderlich. Bei bekannter Erkrankung kann physiotherapeutisch ein unterstützendes

Entzündungsmanagement stattfinden: Kühlen, ruhigstellen, Bewegung innerhalb des schmerzfreien Radius, Mobilisation anderer Gelenke.

2.8.6 Screening bei Verdacht auf Chondromalazie

Chondromalacia patellae ist eine Erweichung des retropatellaren Knorpels. Ursache ist meist eine Überbelastung des femoropatellaren Gelenks. Gelenkfehlstellungen des Knies (insbesondere Genum valgum) können begünstigend wirken. Wird die Belastung zu hoch, erweicht der hyaline Knorpel bis hin zum Knorpelverlust. Leichte Formen sind physiotherapeutisch behandelbar, eine ärztliche Differentialdiagnostik z. B. zur Bursitis infrapatellaris sollte jedoch vorgenommen werden.

Red Flags für Chondromalazie

- Lokalisation der Schmerzen in den vorderen Abschnitt des Kniegelenks,
- Schmerzverstärkung durch Berg- und Treppabgehen,
- Schmerz retropatellar nach längerem Sitzen,
- retropatellare Krepitation,
- Erguss,
- Patellaandruckschmerz, der verstärkt wird durch Anspannen des M. quadriceps femoris bei passiv fixierter Patella (Zohlen-Zeichen).

Physiotherapeutische Untersuchung bei Verdacht auf Chondromalazie

► **Anamnese**
- Ideopathisch,
- Schmerzlokalisation,
- Schmerzverstärkung beim Treppabgehen,
- Schmerz nach längerem Sitzen.

► **Funktionsuntersuchung.** Ganganalyse: Treppen herunter.

► **Spezielle Tests:.** Neurologie/Neurodynamik: nicht erforderlich.

► **Zohlen-Zeichen** (► **Abb. 2.48**):. Anspannen des M. quadriceps femoris bei passiv fixierter Patella.

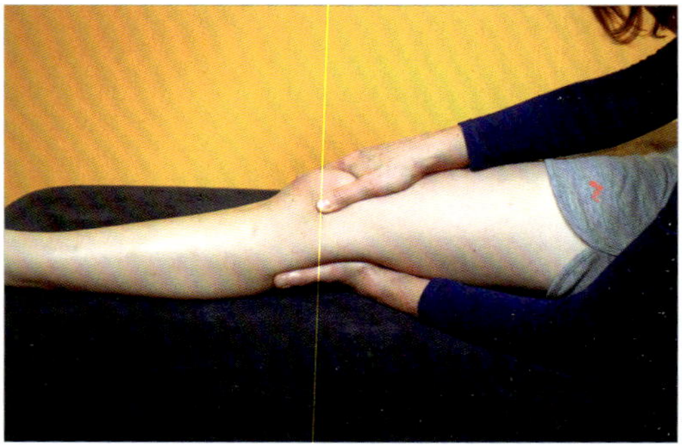

Abb. 2.48 Zohlen-Zeichen.

2.8.7 Red Flags bei Knieschmerzen von Kindern

Die häufigste Ursache von Knieschmerzen bei Kindern und Jugendlichen sind Wachstumsschmerzen. Betroffen sind etwa 20 % der Kinder zwischen 4 und 6 Jahren sowie Kinder/Jugendliche zwischen 10 und 16 Jahren. Oft treten die Beschwerden nachts auf und sind am anterioren Knie lokalisiert. Ausstrahlungen nach proximal und distal sind möglich, aber Wachstumsschmerzen haben keine systemischen Begleiterscheinungen. Die Ursachen für Wachstumsschmerzen sind ungeklärt. Eine ärztliche Abklärung ist notwendig, um gutartige Wachstumsschmerzen von pathologischen Knieschmerzen abzugrenzen. Die häufigsten Pathologien sind Morbus Osgood-Schlatter, Larsen-Johansson-Krankheit, Osteochondrosis dissicans und Osteosarkom (Ewing-Syndrom) sowie juveniles Rheuma. Auch bakterielle oder viral ausgelöste Entzündungen sind möglich, z. B. als Folge einer Infektion der Atemwege oder einer Magen-Darm-Infektion bzw. als Symptom einer Borreliose.

Larsen-Johansson-Krankheit

Knieschmerzen entstehen durch eine Entzündung des Patellarsehnenansatzes. Dabei können knöcherne Patellarfragmente herausbrechen und absterben. Die Ursache für diese Reaktion ist vermutlich eine Überbelastung durch z. B. sportliche Aktivitäten. Risikofaktoren sind auch ein überdurchschnittlich schnelles Wachstum, Hyperlordose der LWS und männliches Geschlecht. Bei konsequenter Schonung ist die Prognose gut, jedoch kann es einige Monate dauern, bis sich die Entzündung zurückbildet.

Morbus Osgood-Schlatter

Ähnlich wie bei der Larsen-Johansson-Krankheit handelt es sich um eine Patellarsehnenansatzreizung, die mit knöchernen Ausrissen einhergehen kann. Der Morbus Osgood-Schlatter betrifft ebenfalls primär sportlich aktive Jungen (meist um das 11./12. Lebensjahr). Bei Mädchen tritt die Krankheit seltener und im späteren Lebensalter auf. Typischerweise treten Symptome beim Kniestand und bei der Knieextension auf. Das Knie sollte weitestgehend geschont werden, bis die Symptome (in der Regel nach einigen Monaten) zurückgehen.

Osteochondrosis dissecans/ Gelenkmaus

Eine weitere Erkrankung männlicher Kinder/Jugendlicher. Ein freier Gelenkkörper entsteht durch den Abbruch eines kleinen Stückes Knorpel oder Knochen. Je nach Position der Gelenkmaus kann diese Bewegungen schmerzhaft einschränken und Schwellungen verursachen. Im schwersten Fall muss die Gelenkmaus operativ entfernt werden.

Osteosarkom

Aggressive Tumorart, mit schnell wachsenden und (über Blutbahn in die Lunge) metastasierenden Tumoren. Meist wird die Diagnose erst gestellt, wenn bereits Metastasen bestehen. Radikale OPs (z. B. Unterschenkelamputation) und intensive prä- und postoperative Chemotherapie führen zu einer Prognose von 60 bis 75 % Heilbarkeit.

Betroffen sind meist langen Röhrenknochen (Femur, Humerus, Tiabia) des Skelettsystems. 50 % der Osteosarkome sind nahe dem Kniegelenk lokalisiert und etwa 10 % befinden sich in Nähe des Schultergelenks [Bielack, 2002].

Physiotherapeutische Untersuchung bei Verdacht auf pathologische Knieschmerzen bei Kindern

► **Anamnese**
- Traumatischer Auslöser,
- Freizeitaktivitäten/Sport,
- Alter,
- Schmerz nur in bestimmten Positionen,
- Schmerz nur bei Belastung oder auch in Ruhe/ nachts,
- allgemeines Krankheitsgefühl, Fieber, Müdigkeit, mangelnde Leistungsfähigkeit.

► **Inspektion und Palpation**
- Schwellung,
- Überwärmung,
- lokale Druckdolenz,
- palpierbare Masse entlang der langen Röhrenknochen.

► **Funktionsuntersuchung**
- Aktive und passive Bewegungen in alle Bewegungsrichtungen,
- Ganganalyse (Hinken?).

► **Spezielle Tests: keine.** Eine physiotherapeutische Behandlung von Kindern/Jugendlichen mit Knieschmerzen sollte immer erst nach einer gründlichen ärztlichen Abklärung erfolgen. Da die oben genannten Pathologien sich meist unter Belastung verschlechtern, kann eine physiotherapeutische Behandlung kontraindiziert sein.

Zusammenfassung Red Flags bei Symptomen im Bereich des Kniegelenks ✔

- Alter: Kinder/Jugendliche oder > 55 Jahre,
- Trauma,
- Flexion < 90°,
- kann keine 4 Schritte Gewicht übernehmen,
- Locking: blockiertes Gelenk,
- Gelenkgeräusch „Klicken“ oder Krepitus,
- plötzliches Einknicken,
- Entzündungszeichen,
- Zustand post-OP oder post-Injektion,
- Zustand post-Infektion,
- allgemeine Krankheitszeichen: Müdigkeit, Fieber,
- Hautausschlag,
- Schmerz nur bei Belastung oder auch in Ruhe/nachts.

2.9 Physiotherapeutisches Screening bei Symptomen im Fuß bzw. Sprunggelenk

Sprunggelenk und Fuß sind anatomisch komplexe Regionen mit einer Vielzahl innervierter und somit potenziell schmerzempfindlicher Strukturen [Palme, 1993]. Dementsprechend vielseitig sind die möglichen Verletzungen und Pathologien in dieser Region [Papaliodis, 2014]. Differenzialdiagnostisch wichtig ist vor allem die Unterscheidung zwischen traumatisch bedingten und ideopathischen Symptomen und die genaue Lokalisation der Symptome. Wie für die anderen Regionen des Körpers soll in diesem Kapitel insbesondere auf Pathologien eingegangen werden, die ärztlicher Diagnostik/Intervention bedürfen und nicht allein durch Physiotherapie behandelbar sind. Die wichtigsten Beispiele sind Frakturen und Rupturen, Entzündungen, Tumoren und Nerven- bzw. Gefäßerkrankungen.

2.9.1 Screening bei Verdacht auf eine Fraktur oder Ligamentruptur

Sowohl traumatisch bedingte Frakturen und Rupturen als auch Stressfrakturen sind aufgrund der gewichttragenden Funktion der Körperregion häufig Ursache für Schmerzen, Bewegungseinschränkung und Belastungsintoleranz des Fußes bzw. Sprunggelenks. Die häufigsten Ursachen für traumatisch ausgelöste Verletzungen sind Verkehrsunfälle, Stürze, das Fallenlassen eines schweren Gegenstandes auf den Fuß, aber auch Sportarten wie Fußball, bei denen z. B. die Gefahr des Umknickens oder eines direkten Schlages/Trittes besteht. Dabei kann die Funktion des obere Sprunggelenks beeinträchtigt sein, z. B. bei Frakturen der distalen Tibia oder Fibula mit oder ohne Syndesmosebeteiligung [Purvis, 1982], oder das untere Sprunggelenk. Calcaneusfrakturen sind mit 60 % die häufigste Fußwurzelknochenfraktur [Palmersheim, 2012]. Frakturen des Talus dagegen werden besonders häufig mit avaskulären Knochennekrosen in Verbindung gebracht [Halvorson, 2013]. Mittelfußfrakturen, insbesondere des 5. Metatarsale, sind die häufigste Stressfraktur des Fußes [Ramponi, 2013]. 25 % aller muskuloskeletalen Verletzungen sind Supinationstraumen. Dies ist der häufigste Unfallmechanismus für Komplett- oder Teilrupturen der lateralen Ligamente, bestehend aus dem anterioren und posteriorem Lig. fibulotalare und dem Lig. fibulocalcaneare. Von diesen ist das anteriore Lig. fibulotalare am häufigsten betroffen [Van den Bekerom, 2013]. Eine weitere häufige Ruptur ist die der Achillessehne. Betroffen sind meist Personen im Alter von 35–39 Jahren, die eine Lauf- oder Sprungsportart betreiben [Lantto, 2014].

Stressfrakturen sind häufig bei Sportlern mit repetitiven Belastungen zu finden, z. B. beim Tennis, Joggen, Tanzen etc. [Sobhani, 2013]. Häufig finden sich Stressfrakturen in den Mittelfußknochen und werden oft zunächst als Verstauchung fehlinterpretiert [Strayer, 1999]. Auch Stressfrakturen des Calcaneus z. B. nach Steigerung der Trainingsintensität sind bekannt [Pearce, 2011].

Ein unterschätzter Auslöser für Fußbeschwerden ist das Sesambein an der ersten Metatarsale. Bekannt sind Stressfrakturen, Entzündungen, avaskuläre Nekrosen und Chondromalazie [Boike, 2011].

Red Flags für Fuß-/Sprunggelenks-Fraktur oder Ruptur

Bei traumatischen Ursachen greifen die Ottawa Ankle Rules [Stiell, 1994], die eigentlich entwickelt wurden, um die Anzahl überflüssiger Röntgenbilder zu reduzieren. Für Physiotherapeuten können die Regeln in dem Sinne übertragen werden, dass eine unmittelbare Überweisung zu einer ärztlichen Diagnostik erfolgen sollte, wenn nach einem Trauma

a) des Sprunggelenks:

- Schmerzen in der Region der Malleolen vorhanden sind und ein weiteres der folgenden Symptome:
  - Palpationsempfindlichkeit des Knochens bis ca. 6 cm distal der posterioren Kante der Tibia oder auf dem medialen Malleolus,
  - Palpationsempfindlichkeit innerhalb der 6 cm distal der posterioren Kante der Fibula oder des lateralen Malleolus,
  - Patient kann nach traumatischem Ereignis oder zum Zeitpunkt der Untersuchung keine 4 Schritte gehen.

a) des Fußes:

- Schmerzen im Mittelfuß vorhanden sind und mindestens eines der weiteren Symptome:
  - Palpationsempfindlichkeit an der Basis des 5. Metatarsale oder des Os naviculare,
  - Patient kann nach traumatischem Ereignis oder zum Zeitpunkt der Untersuchung keine 4 Schritte gehen.

Die Sensitivität der Ottawa Rules liegt bei 98,5 % [Wang, 2013], d. h. mit hoher Wahrscheinlichkeit kann so eine Fraktur nach einem Trauma erkannt werden.

Für Stressfrakturen gilt es als Red Flag,

- wenn eine diagnostizierte Osteoporose vorliegt,
- wenn Risikofaktoren für Osteoporose (Weitere Risikofaktoren für das Vorhandensein einer Fraktur) vorliegen [Pegrum, 2014],
- wenn die Belastbarkeit seit Beginn der Symptome abnimmt.

Weitere Risikofaktoren für Stressfrakturen

- Sportarten mit repetitiver Belastung,
- Krebserkrankung/Chemotherapie/Strahlentherapie.

Sportlerinnen sind besonders gefährdet, da zusätzlich zu der sportlichen Belastung oft eine strenge Diät eingehalten wird. Dadurch können das Osteoporoserisiko und die Gefahr von Stressfrakturen steigen [Brukner, 1997].

Physiotherapeutische Untersuchung bei Verdacht auf Fraktur/Ruptur

► **Anamnese**
- Trauma? Genauer Unfallmechanismus? Gab es ein Geräusch während des Unfalls? Schmerzbeginn und Belastbarkeit seit Schmerzbeginn,
- Symptome progredient schlimmer bei Belastung (im Gegensatz zu z. B. Tibiakantensyndrom, das initial nur zu Belastungsbeginn schmerzhaft ist),
- Risikofaktoren für Osteoporose.

► **Inspektion/Palpation**
- Schwellung,
- evtl. Deformität,
- Hämatom,
- Druckempfindlichkeit.

► **Funktionsuntersuchung**
- Keine/reduzierte Gewichtübernahme,
- verändertes Gangbild,
- Bewegungseinschränkung abhängig von Lokalisation der Fraktur/Ruptur.

► **Spezielle Tests**
- Vibrationstest (Stimmgabel, Smartphone) bei Verdacht auf (Stress-)Fraktur, z. B. der Tibia [Lesho, 1997]. Dieser Test ist für alle knöchernen Strukturen sinnvoll, die so oberflächlich liegen, dass sie mit der Stimmgabel/dem Smartphone so direkt wie möglich berührt werden können.
- Stethoskop-Stimmgabel-Test bei Verdacht auf Fibulafraktur [Moore, 2009] (► Abb. 2.49).
- Bei Verdacht auf Achillessehnenruptur: Thompson-Test (Wadendrucktest) [Thompson, 1962]. Der Test ist positiv, wenn bei Wadendruck keine Fuß-Plantarflexion erfolgt. Dieser Test hat überraschend nur eine Sensitivität von 40 % und ist somit nur in Verbindung mit der Anamnese und

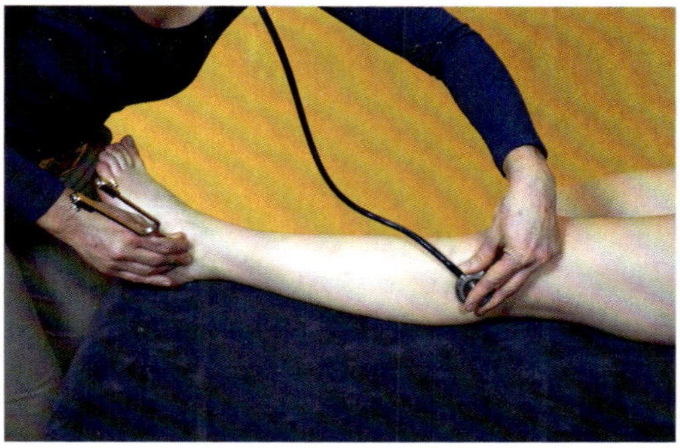

Abb. 2.49 Stethoskop-Stimmgabel-Test (Fibulafraktur).

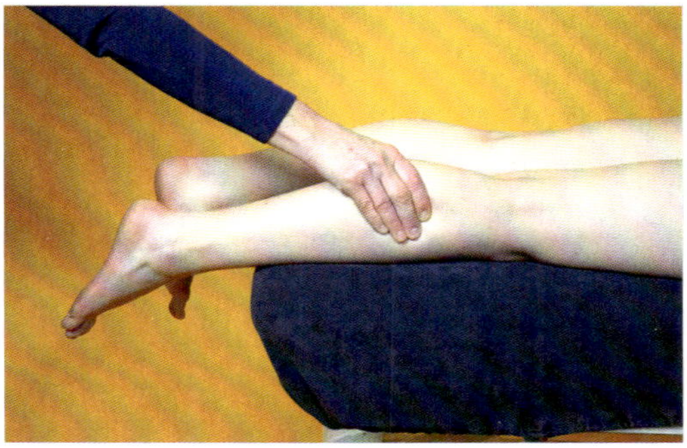

Abb. 2.50 Thompson-Test.

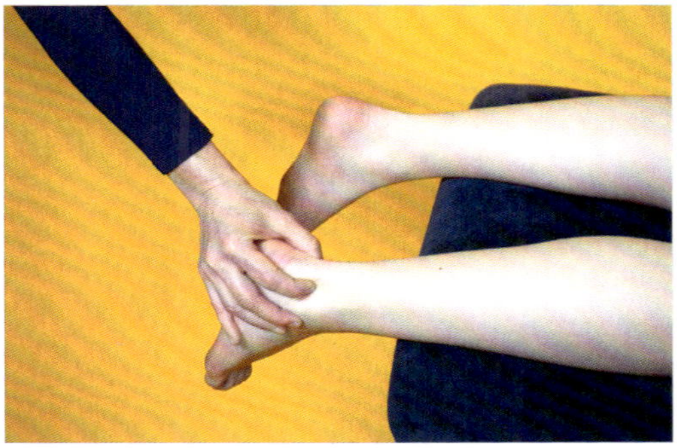

Abb. 2.51 Palpation der Achillessehne.

Palpation der Achillessehne als Sicherheitstest gültig (► Abb. 2.50 und ► Abb. 2.51).

2.9.2 Screening bei Verdacht auf eine Tumorerkrankung

Bösartige Tumorerkrankungen des Fußes/Sprunggelenks sind extrem selten [Walling, 1994]. Gutartige Tumoren sind meist Exostosen, Knochenzysten und Osteome. Am häufigsten kommt der sogenannte Fersensporn als Wucherung des Os calcaneus vor. Ursachen sind Übergewicht, stehende Berufe, Laufsport, enge Schuhe [Tu, 2011; Moroney, 2014]. Bösartige Tumoren sind Chondrosarkome und Ewing-Sarkom sowie Knochenmetastasen [Buchner, 2005].

Red flags und physiotherapeutische Untersuchung

Wie für alle Tumorerkrankungen liegt ein erhöhtes Risiko vor, wenn eine vorherige Krebserkrankung bekannt ist. Unspezifische Krankheitszeichen, Gewichtsverlust etc. treten oft erst in fortgeschrittenen Stadien auf. Physiotherapeuten erkennen Tumorerkrankungen in der unteren Extremität vor allem durch ihren progredienten Verlauf mit zunehmender Gewichtsintoleranz. Dieses Zeichen ist zwar sensitiv, aber sehr unspezifisch; es sollte jedoch immer zu einer ärztlichen Abklärung veranlassen.

2.9.3 Screening bei Verdacht auf ein lokales oder systemisches entzündliches Geschehen

Ebenso wie für Frakturen gilt, dass im Bereich des Fußes und des Sprunggelenks eine Vielzahl von Strukturen entzündet/gereizt sein kann [Regule, 2010]. Alter des Patienten, Lokalisation der Symptome und Verlauf der Erkrankung geben wertvolle Hinweise auf die Entzündungsursache [Rudicel, 1989]. Septische Arthritis am Sprunggelenk wird meist von Staphylokokken ausgelöst [Lee, 2000], aber auch Tuberkulose oder Borreliose können sich am Fuß manifestieren [Nayak, 2014]. Bursitis der Bursa retrocalcanearis entsteht durch dauerhaften Druck, z. B. bei schlecht sitzenden Schuhen. Die häufigste Tendinitis betrifft die Achillessehne, meist Symptom von Fußfehlstellungen (vermehrte Pronation) oder schlecht sitzender Sportschuhe. Patienten mit Vorerkrankungen wie Diabetes oder arterieller Verschlusserkrankung sind häufiger von Fuß- oder Zehenentzündungen betroffen [DiDomenico, 2006]. Bei Kindern relativ weit verbreitet ist die Hand-Mund-Fuß-Krankheit, mit Ausschlägen an Handfläche und Fußunterseite sowie Bläschenbildung im Mund, verursacht durch Enteroviren [Stock, 2014]. Eine weitere aseptische Entzündung ist die Plantafaszitis, die zu Schmerzen unter der Fußsohle und im Fersenbereich führt [Sobhani, 2013]. Ursachen sind oft Fußfehlstellungen, Laufsportarten und ungeeignetes Schuhwerk [Goff, 2011].

Klinisch oft mit einer Entzündung verwechselt wird das Complex Regional Pain Syndrome (CRPS), das im Fuß als Komplikation nach einer Verletzung, seltener auch spontan auftreten kann [Shah, 2011].

Fuß und Sprunggelenk sind sehr häufig bei verschiedenen systemischen Erkrankungen betroffen, z. B. ist eine Entzündung der Großzehe das Kardinalzeichen für Gicht [Mallinson, 2014]. Veränderungen der Zehengelenke gehören zu den klassischen klinischen Zeichen von primär chronischer Polyarthritis.

Red Flags für entzündliche Geschehen

- Entzündungszeichen: Schwellung, Rötung, Überwärmung, Schmerz, Bewegungseinschränkung,
- allgemeines Krankheitsgefühl und evtl. Fieber bei systemischer Erkrankung,
- Zustand post-OP,
- Zustand post-Infektion (z. B. grippaler Infekt).

Entzündungszeichen sind immer Anlass für eine ärztliche Diagnostik.

Weitere Risikofaktoren

- Bekannte rheumatische Erkrankung oder Gicht,
- Diabetes oder arterielle Verschlusserkrankung,
- Sportarten wie Joggen, Tennis etc.,
- neues oder sehr altes Schuhwerk,
- Veränderung der Trainingsintensität,
- Zeckenbiss.

Physiotherapeutische Untersuchung bei Verdacht auf ein entzündliches Geschehen

▸ **Anamnese.** Schmerzlokalisation als Hinweis auf betroffene Struktur, z. B. Plantarfaszitis verursacht Symptome im Fußgewölbe und an der Ferse; eine Reizung des Sesambeins führt zu Symptomen an der Basis der Großzehe.

▸ **Inspektion/Palpation**
- Schwellung,
- Überwärmung.

Bei Verdacht auf ein entzündliches Geschehen wird keine weitere Funktionsuntersuchung durchgeführt, sondern eine unmittelbare ärztliche Diagnostik veranlasst.

2.9.4 Screening bei Verdacht auf eine neuropathische Erkrankungen

Das häufigste Engpass-Syndrom mit Beschwerden im Fuß ist das Tarsaltunnelsyndrom, bei dem der N. tibialis posterior betroffen ist [Ahmad, 2012/2]. Typische Symptome sind Parästhesien im Versorgungsgebiet des N. tibialis posterior auf dem Fußrücken und unter der Fußsohle, die analog zum Karpaltunnelsyndrom gehäuft nachts auftreten. Ursachen sind zu enge und zu hohe Schuhe, Schwellungen im Bereich des Tarsaltunnels als Folge eines Traumas, Entzündungen oder raumfordernde Prozesse [Milnes, 2012]. Seltener ist die Kompression des N. peronaeus im anterioren Tarsaltunnel [DiDomenico, 2006], bei dem Muskelschwächen, Schmerz und Parästhesien im Versorgungsgebiet des N. peronaeus auftreten.

Periphere Polyneuropathien äußern sich dagegen meist als Missempfindungen unter der Fußsohle oder des gesamten Fußes. Abhängig von den betroffenen Nervenfasern kann es zu unterschiedlichen Präsentationen kommen, wobei sowohl die typischen sensorischen Symptome als auch motorische Beeinträchtigungen und autonome Zeichen auftreten können.

Red Flags für Tarsaltunnelsyndrom

- Parästhesien im Versorgungsgebiet des N. tibialis posterior (oder N. peronaeus),
- Symptome treten vor allem nachts auf,
- besser bei Reiben der betroffenen Region.

Weitere Risikofaktoren für Tarsaltunnelsyndrom

- Pes planus,
- Übergewicht,
- Rheumatoide Arthritis,
- Trauma,
- Diabetes,
- Alkoholabusus.

Red Flags für Polyneuropathien sind nicht beschrieben. Die Art und Ausprägung der Symptome weist jedoch eindeutig auf eine neurogene Ursache hin. Die differenzialdiagnostische Herausforderung besteht in der Abgrenzung zu z. B. Nervenwurzelsymptomen bei LWS-Bandscheibenvorfällen. Periphere Neuropathien im Gegensatz zu radikulären Symptomatiken zeigen keine strikt dermatomale oder myotomale Zuordnung. Oft beschrieben wird die „sockenartige" Verteilung der Parästhesien.

Risikofaktoren für periphere Polyneuropathien

- Diabetes,
- Alkoholabusus,
- Vitamin B_6- und B_{12}-Mangel,
- Infektionen: (Borreliose, Diphterie, HIV),
- Autoimmunreaktionen (Guillain-Barré-Syndrom [Van den Berg, 2014]),
- Vergiftungen (Quecksilber, Blei),
- Medikamentenebenwirkungen (Antibiotika und Chemotherapie),
- Unterfunktion der Schilddrüse,
- Leber- und Nierenerkrankungen,
- Durchblutungsstörungen.

Eine weitere neurogene Erkrankung, die relativ häufig auftritt und sich als Schmerz oder Taubheit im 3. und/oder 4. Zeh äußert oder zu dem Eindruck führt, man würde auf einem „Knoten" laufen, ist das Morton-Neurom. Es handelt sich um eine gutartige Verdickung eines Astes des medialen N. plantaris, die degenerativen Ursachen zugeschrieben wird. Bei Frauen tritt das Phänomen häufiger auf als bei Männern, da eine der möglichen Ursachen das Tragen hochhackiger Schuhe sein kann.

Physiotherapeutische Untersuchung bei Verdacht auf eine neurogene Erkrankung

► **Anamnese**
- Risikofaktoren erfragen,
- Qualität und Verhalten der Symptome.

► **Inspektion/Palpation und Funktionsuntersuchung.** Kann unauffällig sein.

► **Spezielle Tests**
- Neurologische Untersuchung,
- Neurodynamik,
- Morton-Neurom: Foot-Squeeze-Test [Owens, 2011] (► Abb. 2.52). Ein positives Testergebnis ist die Reproduktion von Symptomen bei Kompression auf die Metatarsalköpfchen.
- Tarsaltunnel: Hoffmann-Tinel-Zeichen [Oloff, 1998] (► Abb. 2.53). Der Test ist positiv, wenn Klopfen auf den posteromedialen Knöchel ein Kribbeln/Brennen provoziert.

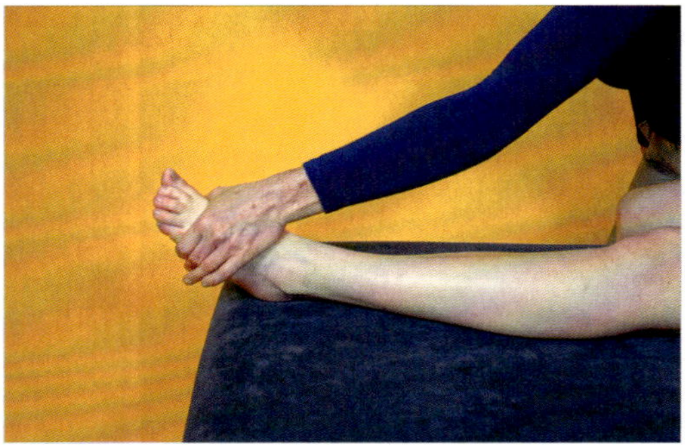

Abb. 2.52 Foot-Squeeze-Test.

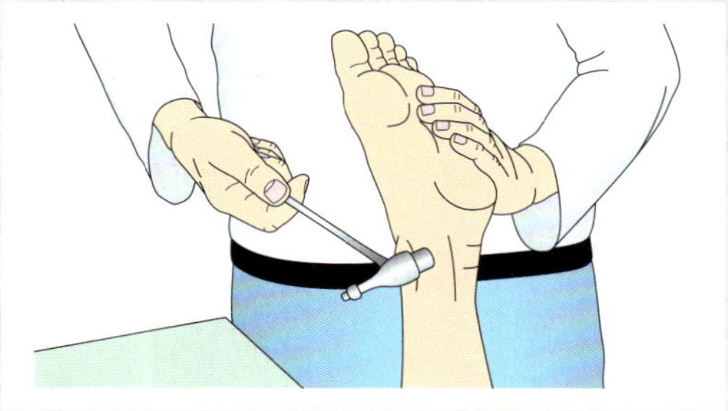

Abb. 2.53 Hoffmann-Tinel-Zeichen bei Tarsaltunnel-Syndrom.

2.9.5 Screening bei Verdacht auf eine peripher vaskuläre Ursache

Thrombosen und arterielle Verschlusskrankheit äußern sich gelegentlich mit Symptomen im Fuß (meist jedoch Wade). Veränderungen der Haut und der Zehennägel können Hinweise auf eine vaskuläre Pathologie geben. Diese werden in Erkrankungen des vaskulären Systems näher beschrieben. Die wichtigsten Screeninginstrumente sind der Wells-Score (► Tab. 3.3) bei Verdacht auf eine tiefe Beinvenenthrombose und die Palpation der Fußpulse (► Abb. 2.54) bzw. der Ratschow-Test [Harders, 1967] bei Verdacht auf eine arterielle Ursache.

Ergibt der Wells-Score einen Verdacht auf eine tiefe Beinvenenthrombose, ist eine *sofortige* ärztliche Diagnostik erforderlich.

Ratschow-Test (► Abb. 2.55): Patient liegt auf dem Rücken. Der Patient oder der Therapeut hält beide Beine vertikal, während der Patient 2 Minuten intensiv Dorsalextension und Plantarflexion durchführt. Danach setzt sich der Patient auf und lässt die Beine hängen. Auffällig ist der Test, wenn die Bewegung Schmerzen verursacht oder wenn das betroffene Bein sich nach dem Aufsetzen langsamer rötet.

Zusammenfassung Red Flags bei Symptomen im Bereich des Fußes ✔

- Palpationsempfindlichkeit des Knochens,
- Trauma,
- Patient kann keine 4 Schritte gehen,
- Risikofaktoren für Osteoporose,
- Belastbarkeit nimmt progredient ab,
- Entzündungszeichen,
- allgemeines Krankheitsgefühl,
- Zustand post-OP/post-Infektion,
- Diabetes,
- Alkoholabusus,
- neurologische Zeichen,
- Gangstörungen,
- Durchblutungsstörungen und Risikofaktoren für eine vaskuläre Erkrankung,
- Veränderungen der Haut, der Nägel.

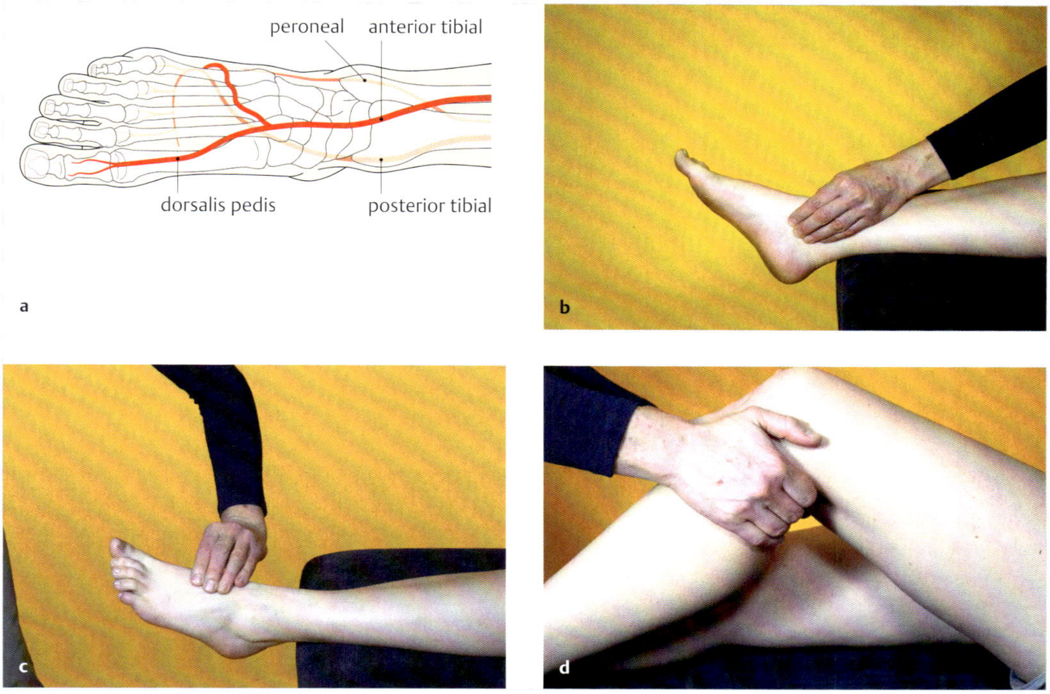

Abb. 2.54 **a**, **b** und **c**: Lokalisation der Fußpulse und **d** der A. poplitea.

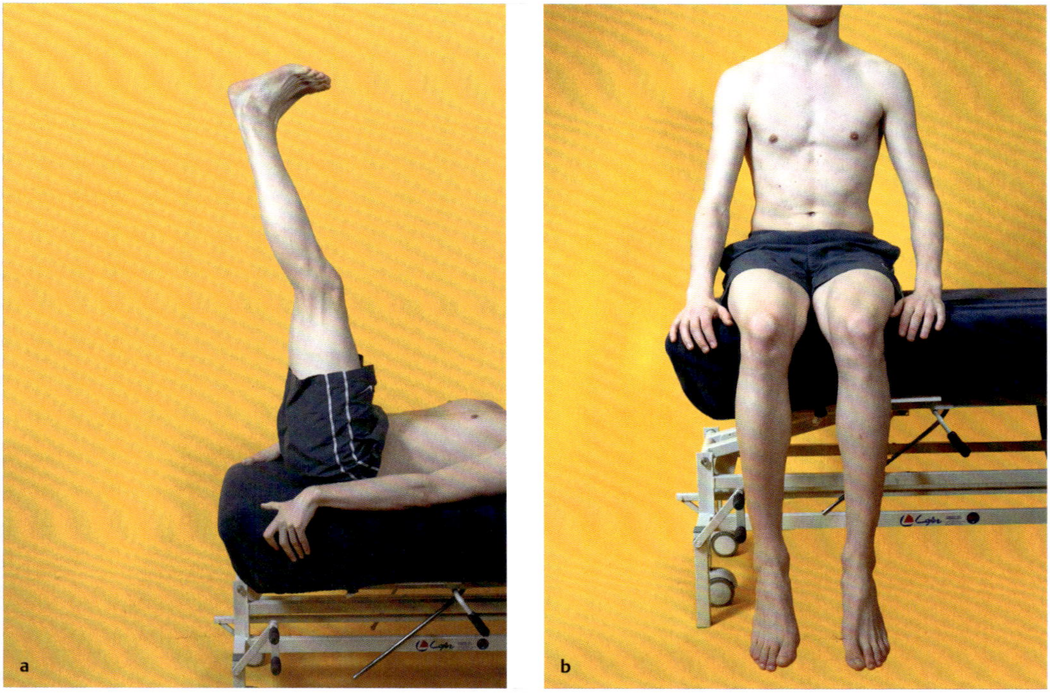

Abb. 2.55 Ratschow-Test.

2.10 Physiotherapeutisches Screening bei Kopfschmerzen und Schwindel

2.10.1 Einleitung

Kopfschmerzen betreffen 46 % der erwachsenen Bevölkerung [Stovner, 2007]. Sie beeinträchtigen die Lebensqualität und die Funktionsfähigkeit von Patienten im Alltag [D'Amico, 2013; Raggi, 2013]. Klassifiziert werden Kopfschmerzen von der Internationalen Kopfschmerzgesellschaft (IHS) in primäre und sekundäre (durch eine andere Erkrankung oder Dysfunktion bedingte) Kopfschmerzarten, (www.ihs.org). Physiotherapeuten behandeln oft die beiden häufigsten primären Kopfschmerzarten Spannungskopfschmerz und Migräne [Stovner, 2007] sowie von den als sekundär eingestuften Kopfschmerzarten den Kopfschmerz als Folge einer kraniomandibulären Dysfunktion, zervikogenen Kopfschmerz und Kopfschmerz als Folge eines HWS-Traumas, z. B. eines Schleudertraumas.

Schwindel betrifft etwa 20–30 % der Bevölkerung [Karatas, 2008]. Mit zunehmendem Alter nimmt die Prävalenz von Schwindel zu [Kerber, 2006]. Für Schwindel gibt es kein international anerkanntes Klassifikationssystem. Unterschieden werden Schwindeltypen nach Qualität des Schwindels (z. B. Drehschwindel, Liftschwindel, Schwankschwindel, Gangunsicherheit etc.) oder nach Ursache des Schwindels (zentrale versus periphere Ursache). Dabei wird meist eingeteilt in Presynkopen (Gefühl, in Ohnmacht zu fallen), Gleichgewichtsstörungen, nichtspezifischen Schwindel und Vertigo. Vertigo ist eine Unterform des Schwindels und beschreibt eine Scheinbewegung des Raumes um den Patienten oder des Patienten im Raum und hat eine zentrale oder periphere vestibuläre Ursache [Della Morte, 2012]. Periphere Ursachen sind gutartiger Lagerungsschwindel (8 %), Morbus Ménière (5–11 %), vestibuläre Neuritis (1,8–4 %). Zentrale Ursachen sind Migräne, Gehirnerschütterung, neurodegenerative Erkrankungen (MS, Akustikusneurom) oder zerebrale Durchblutungsstörungen (3–7 %) [Colledge, 1994].

2.10.2 Red Flags bei Kopfschmerzen

Kopfschmerzen, insbesondere wenn sie erstmalig auftreten und von neurologischen Zeichen begleitet sind, sowie plötzlich aufgetretene heftige Kopfschmerzen können Symptom einer potenziell lebensbedrohlichen Situation sein, z. B. einer Hirnblutung. Um eine ernsthafte Pathologie als Ursache für Kopfschmerzen auszuschließen, gelten folgende Red Flags als Anlass für eine sofortige ärztlichen Abklärung:

- Plötzlicher heftiger Beginn (z. B. Subarachnoidalblutung),
- Kopfschmerz von veränderter Qualität und Quantität,
- Kopfschmerz am frühen Morgen,
- neuer anhaltender Kopfschmerz bei Patienten > 50 oder < 10 Jahren (Arteritis temporalis, Tumor),
- Lageabhängigkeit, Meningismus oder Erbrechen (Meningitis),
- Kopfschmerz als Folge eines Traumas in den vergangenen 90 Tagen (z. B. subdurales Hämatom),
- Stauungspapille (Horner-Syndrom),
- Persönlichkeitsveränderung, Gedächtnisstörungen, Bewusstseinsstörungen, Krampfanfälle (Tumor),
- neurologische Begleiterscheinungen (Tumor, Schlaganfall),
- verstärkt/ausgelöst durch Husten, Niesen oder Bewegungen,
- begleitet von Sehstörungen oder verstärkt durch Kauen (Riesenzellenarteriitis),
- bei immunsupprimierten Patienten oder bestehender Krebserkrankung (Meningitis, Abszess, Metastasen etc.),
- systemische Zeichen wie Fieber etc. (Meningitis, Borreliose).

2.10.3 Physiotherapeutische Untersuchung bei Kopfschmerzen

► **Anamnese**

- Abfragen der oben aufgelisteten Warnsignale,
- Beginn der Kopfschmerzen, bei wiederkehrenden Symptomen: Dauer und Frequenz der Attacken,
- Auslöser,
- Verhalten der Symptome: Zusammenhang mit Halswirbelsäulen- oder Kieferaktivitäten,

- Medikamente (> 10 Tage pro Monat Schmerzmedikation können Kopfschmerzen als Nebenwirkung verursachen).

► **Inspektion und Palpation**
- HWS und Kiefer,
- Augen: Rötung, Tränenproduktion, hängendes Augenlid,
- Temporalarterie: prominent, druckdolent.

► **Funktionsuntersuchung.** HWS und Kiefer.

► **Spezielle Tests**
- Neurologische Untersuchung:
  - peripheres Nervensystem: Dermatome, Myotome, Reflexe,
  - zentrales Nervensystem: Babinski-Zeichen (► Abb. 2.56, ► Abb. 3.14 und ► Abb. 3.15), Unterberger-Tretversuch, Romberg-Phänomen, Koordinationstests etc.
- Hirnnerventests:
  - Pupillenreaktion,
  - Bewegungen eines Gegenstandes/Fingers mit den Augen folgen,
  - Hörtest (jeweils 1 Ohr zuhalten),
  - Stimmgabeltest: Weber- und Rinne-Test (► Abb. 2.60).

Weber-Test: Die Stimmgabel wird auf die Mitte des Kopfes aufgesetzt. Der Ton soll mit beiden Ohren gleich laut wahrgenommen werden. Rinne-Test: Stimmgabel wird auf Processus Mastoideus aufgesetzt. Wenn der Patient den Ton nicht mehr wahrnimmt, wird die Stimmgabel in die Luft vor das Ohr gehalten. Ein normales Testergebnis wäre, wenn der Ton, nachdem er am Mastoid nicht mehr zu hören war, vor dem Ohr durch die Luftschwingung noch wahrgenommen wird.

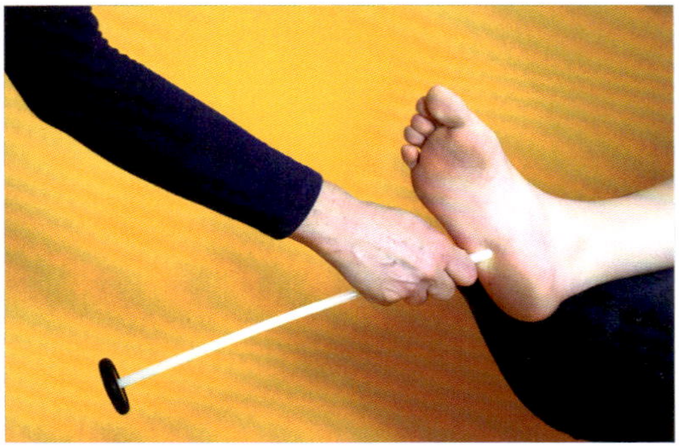

Abb. 2.56 Babinski-Zeichen.

2.10.4 Red Flags bei Schwindel

- Seh-, Sprech-, Schluckstörungen oder andere neurologische Defizite,
- gestörte Vigilanz, Bewusstseinsverlust,
- Hörverlust.

Übelkeit, und Erbrechen sind typische Begleiterscheinungen bei Schwindel und gehören nicht zu den Red Flags.

2.10.5 Physiotherapeutische Untersuchung bei Schwindel

► **Anamnese**
- Art des Schwindels: Schwanken, Drehen ...,
- Dauer der einzelnen Schwindelattacken oder anhaltender Schwindel,
- Auslöser: Trauma?
- Abhängigkeit von Körperbewegungen, Augenbewegungen,
- neurologische Begleiterscheinungen,
- Medikamente, Drogen, Alkohol,
- 5 Ns und 3 Ds für Dysfunktion der A. vertebralis (Kap. 2.2.9.1 (S. 43)).

► **Inspektion und Palpation**
- Vigilanz, Bewusstseinsstörungen?
- Gesicht: Motorik (Augen und Gesichtsmuskeln), Augenrötung, tränendes Auge.

► **Funktionsuntersuchung**
- Gangbild,
- HWS und Kiefer.

► **Spezielle Tests**
- Neurologische Untersuchung: zentrales Nervensystem und peripheres Nervensystem inklusive der Hirnnerven (s. o.),
- Dix-Hallpike-Lagerungsprobe,
- Blutdruck.

Eine Übersicht über die häufigsten Schwindelarten, ihre Symptome, Zeichen und Ursachen sind in ► Tab. 2.5 dargestellt.

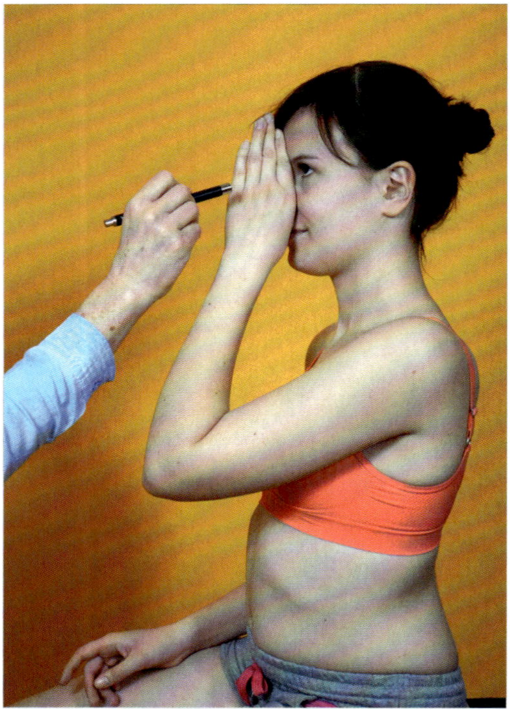

Abb. 2.57 Pupillenreaktion.

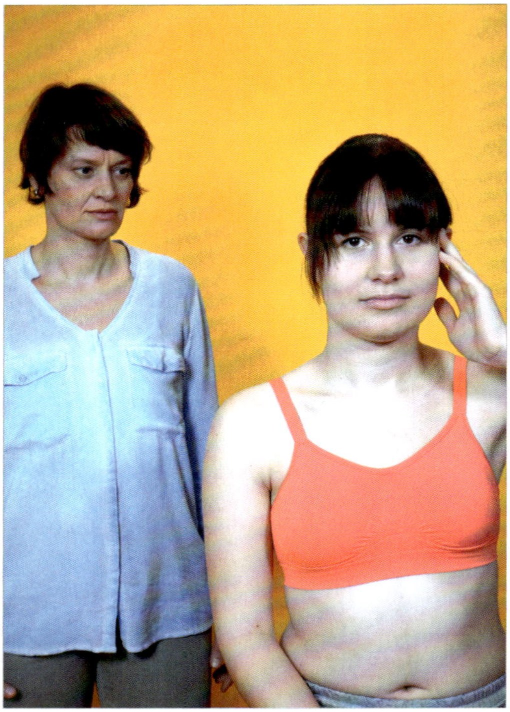

Abb. 2.59 Hörtest.

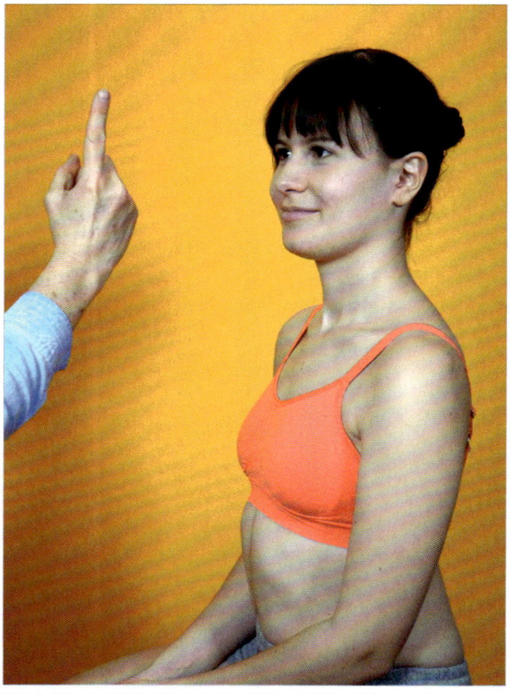

Abb. 2.58 Gegenständen mit den Augen folgen.

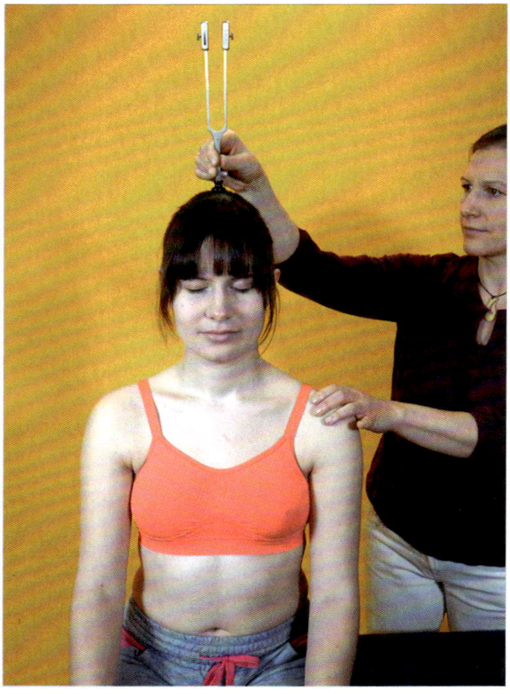

Abb. 2.60 Weber-Test.

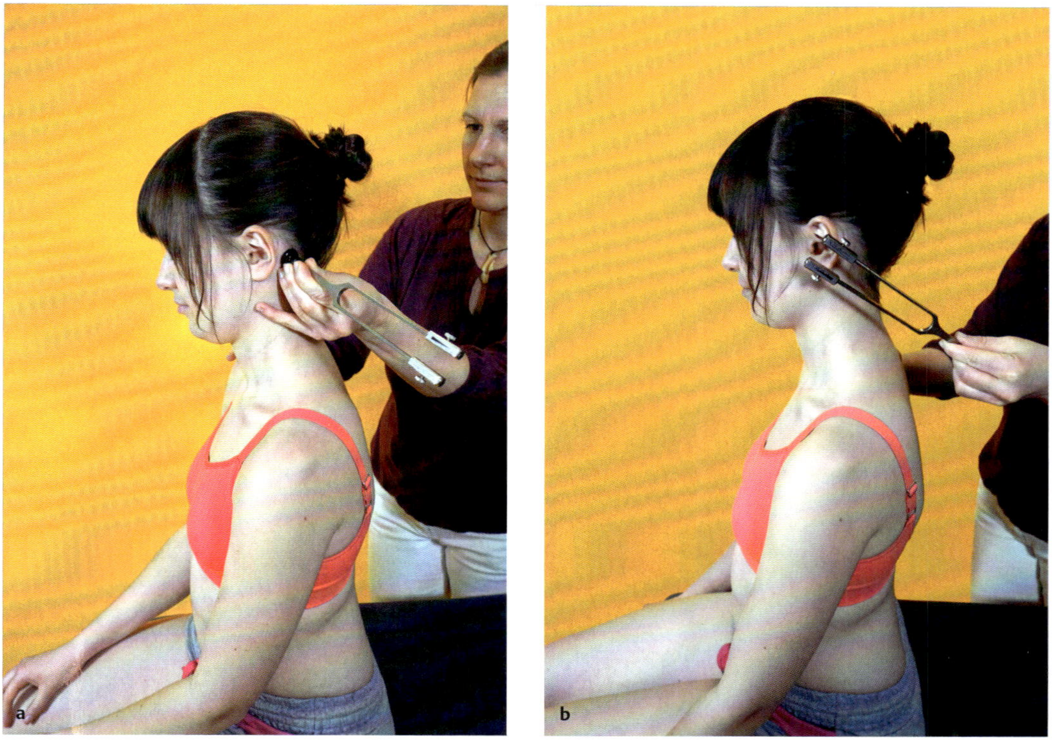

Abb. 2.61 Rinne-Test.

Zusammenfassung Red Flags bei Kopfschmerzen und Schwindel:

- Plötzlicher, heftiger Beginn,
- Neuer, anhaltender Kopfschmerz bei Patienten > 50 oder < 10 Jahren,
- Fieber, Erbrechen, Bewusstseinsstörungen,
- Gangstörungen,
- Nystagmus,
- Trauma,
- Persönlichkeitsveränderung, Epilepsie,
- neurologische Begleiterscheinungen,
- Sehstörungen, Sprechstörungen, Hörstörungen,
- frühere Krebserkrankung, Familiengeschichte von Karzinom.

Tab. 2.5 Übersicht der häufigsten Schwindelarten

Pathologie	Dauer	Symptome und Zeichen	periphere oder zentrale Ursache
Benigner Lagerungsschwindel	max. 30 Sekunden	Provokation durch Kopfbewegungen, positiver Dix-Hallpike-Test, Übelkeit, Erbrechen	peripher
Orthostatischer Schwindel	Sekunden	Bei Lagewechseln in die aufrechte Haltung, niedriger Blutdruck, „wie ohnmächtig werden", Ohrensausen?	peripher
Transient Ischemic Attack (TIA)	Sekunden bis Stunden	Nystagmus, Sehstörungen, Gangstörungen, Sprechstörungen, Schluckstörungen	zentral
Morbus Ménière	Minuten bis Tage	Hörverlust, Tinnitus, Druckgefühl im Ohr	peripher
Vestibuläre Migräne	Stunden	Kopfschmerzen, Gleichgewichtsstörungen	zentral
Vestibuläre Neuronitis	Minuten bis Tage	Drehschwindel, Übelkeit und Erbrechen, Schweißausbrüchen und unwillkürlich pendelnde Augenbewegungen, Fallneigung im Stand oder Sitzen zur betroffenen Seite	peripher
Labyrinthitis	Tage	Oft Säuglinge und Kleinkinder, Übelkeit, Erbrechen, Hörverlust, Nystagmus	peripher
Herpes zoster oticus	Tage bis Wochen	Schmerzen und Hörverlust	peripher
Schlaganfall	Tage bis Wochen	Sehstörungen, Schluckstörungen, Sprechstörungen, Nystagmus, Gangstörungen	zentral
Akustikusneurom	Monate	Hörverlust, Ohrgeräusche, Gesichtstaubheit, Doppelbilder, Übelkeit und Erbrechen, Ohrschmerzen, Geschmacksänderungen, Kopfschmerzen	peripher
Kleinhirntumor	Monate	Gangstörungen, Ataxie, Koordinationsstörungen	zentral
Multiple Sklerose	Monate	Gangstörungen, Sehstörungen, lokale Schmerzen, Lähmungserscheinungen, Koordinationsstörungen etc.	zentral
Psychogener Schwindel	Monate bis Jahre	Gangunsicherheit, Angststörung, unspezifische Krankheitszeichen	zentral

2.11 Physiotherapeutisches Screening bei gelenkfernen Symptomen der oberen oder unteren Extremität

2.11.1 Einleitung

Dieses Extrakapitel für gelenkferne Schmerzen der oberen und unteren Extremität ist notwendig, um intra- und extraartikuläre Pathologien, die in Ober- und Unterschenkel ausstrahlen können, von Symptomen abzugrenzen, die typischerweise mittig entlang der langen Röhrenknochen auftreten. In der unteren Extremität kommen solche Symptome häufiger vor als in der oberen Extremität, da Belastung eine Rolle spielen kann. Dies ist z. B. der Fall beim Tibiakantensyndrom und Ermüdungsfrakturen. Im Gegensatz dazu kommen andere Pathologien, z. B. Osteosarkome annähernd gleich häufig in der oberen wie in der unteren Extremität vor. Auch Gefäßerkrankungen, z. B. tiefe Venenthrombosen und Kompartmentsyndrome, kommen sowohl in der unteren wie auch in der oberen Extremität vor. Ermüdungsfrakturen in der oberen Extremität sind seltener und fast immer assoziiert mit einer Sportart, die repetitive Armbewegungen erfordert [Steingruber, 2002].

2.11.2 Screening bei Verdacht auf eine Fraktur

Die langen Röhrenknochen inklusive Humerus, Femur, Radius, Ulna, Tibia und Fibia sind häufige Bruchstellen für traumatisch bedingte Frakturen (Stürze, Verkehrsunfälle, Sportverletzungen etc.) und Stressfrakturen, wobei die untere Extremität aufgrund ihrer gewichttragenden Funktion deutlich häufiger von Stressfrakturen betroffen ist und Frauen häufiger betroffen sind als Männer [Brukner, 1997]. Bei Kleinkindern stehen Frakturen des Humerus und Femur unter Verdacht, ein Indikator für die Anwendung von Gewalt zu sein, treten aber genauso als Folge von Stürzen auf [Thomas, 1991]. Nach Mittelfußfrakturen sind Tibiafrakturen mit ca. 50 % die häufigsten Stressfraktur der unteren Extremität (bei Kindern wie bei Erwachsenen). 10 % (20 % bei Kindern) bilden Fibulafrakturen und 5 % Femurfrakturen [Sanderlin, 2003]. Abhängig von der Lokalisation und der Größe des Haarrisses kann es sein, dass Röntgenaufnahmen 2–10 Wochen negativ bleiben, bis der Heilungsprozess die Frakturstelle kennzeichnet [Brukner, 2000]. Die klinische Progredienz mit abnehmender Belastungstoleranz des betreffenden Knochen ist in diesen Fällen ausschlaggebend, um ein CT, Knochenszintigramm oder MRT zu veranlassen [Moran, 2008].

Red Flags bei Verdacht auf traumatisch bedingte oder Stressfrakturen

- Bleibende Schmerzen nach einem Trauma,
- Fraktur palpierbar/sichtbar,
- offene Fraktur,
- keine oder kontinuierlich abnehmende Belastungstoleranz.

Eines dieser Zeichen ist ausreichend, um eine umgehende ärztliche Diagnostik einzuleiten.

Weitere Risikofaktoren für das Vorliegen einer Fraktur

- Schmerz lässt nach Aufwärmphase nicht nach,
- Sport, Militär, ausdauernde/repetitive Belastungen,
- Steigerung/Veränderung der Trainingsbelastung,
- Osteoporose primär und sekundär inkl. aller Risikofaktoren für Osteoporose,
- rheumatoide Arthritis.

Physiotherapeutische Diagnostik bei Verdacht auf Fraktur

► **Anamnese**
- Auslösende Aktivität, Trauma,
- Veränderung der Trainingsintensität,
- abnehmende Belastungstoleranz.

► **Inspektion**
- Entlastungshaltung, Hinken,
- Deformität,
- Hämatom,
- Schwellung.

► **Palpation**
- Lokalisierte Schwellung, Periostverdickung,
- lokale Druckdolenz.

► **Aktive Tests.** Können unauffällig sein bei gelenkferner Fraktur.

► **Spezielle Tests**

► **Vibration (Stimmgabel)**
- Stimmgabel-Stethoskop-Tests für Fibulafraktur [Moore, 2009] (► Abb. 2.49),
- Stethoskop-Klopf-Test, z. B. „Patella-Pubic-Percussion-Test“, abgewandelt für alle langen Röhrenknochen anwendbar (► Abb. 2.12),
- Fulcrum-Test (z. B. Femur) (► Abb. 2.62). ASTE: Sitz. Therapeut platziert Arm unter dem Oberschenkel und drückt das Bein langsam dosiert nach kaudal → erzeugt Bogenspannung. Positiv: scharfer Schmerz/Schmerzreproduktion.
- Klopftest, z. B. Fersen-Klopftest (► Abb. 2.63).

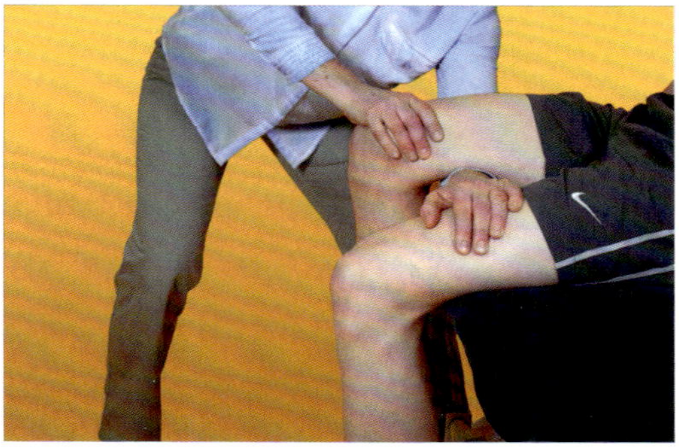

Abb. 2.62 Fulcrum-Test: Stresstest für den Femur bei Frakturen im mittleren Drittel.

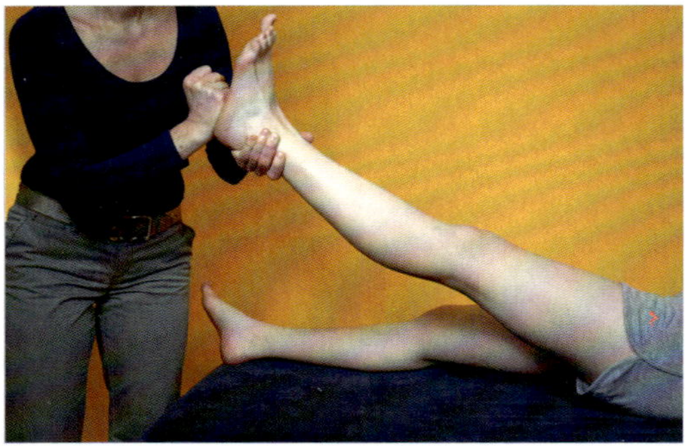

Abb. 2.63 Fersen-Klopftest.

► **Patella-Pubic-Percussion-Test:**
- Die Beine symmetrisch liegend, Kopf des Stethoskops wird auf Os pubis platziert (Patient fixiert selbst),
- Stabilisieren der Patella,
- Klopfen mittig auf die Patella,
- rechts/links im Vergleich.

Interpretation: Bei Vorliegen einer Femur-Fraktur kommt es im Seitenvergleich zu einem dumpferen und leiseren Geräusch auf der betroffenen Seite.

Fersen-Klopftest Test für Fraktur des Schenkelhalses oder Ramus/Symphyse

Patient liegt auf dem Rücken und der Therapeut führt einen leichten Schlag auf die Ferse des Patienten aus. → Die Kraft wird axial übertragen, bei Schmerzreproduktion ist der Test positiv.

2.11.3 Screening bei Verdacht auf Tibiakantensyndrom (Shin-Splints)

Häufiges schmerzhaftes Syndrom bei Sportlern. Meist auftretend nach Veränderungen der Trainingsintensität oder als Reaktion auf neue Schuhe. Es besteht Verwechslungsgefahr mit Tibia-Stressfrakturen und anteriorem Kompartmentsyndrom [Detmer, 1986], in seltenen Fällen mit Knochentumoren [Story, 2006]. Während jedoch Stressfrakturen bei Trainingsversuchen zunehmende Schmerzen verursachen, kann der Sportler durch ein Tibiakantensyndrom „hindurchtrainieren", d. h. die Symptome lassen nach der Aufwärmphase nach. Ein Kompartmentsyndrom hat bei Nichtbehandlung schwerwiegende Folgen, da innerhalb des Kompartments Nerven und Gefäße komprimiert werden und irreversible Nervenschädigungen drohen (s. unten). Eine systematische Übersichtsarbeit zeigte, dass Einlagen etc. als Präventionsmaßnahme wenig Erfolg versprechen [Thacker, 2002]. Empfohlene Behandlungsstrategien wie Eis, Ultraschall, Elektrotherapie zeigten bisher ebenfalls wenig evidenzbasierte Effektivität [Winters, 2013]. Das Tibiakantensyndrom ist gutartig und bei frühzeitiger Reduktion des Trainings bzw. Trainingspause komplett reversibel.

Red Flags bei Verdacht auf Tibiakantensyndrom

- Schmerz medial der Tibia nach sportlicher Aktivität, insbesondere bei veränderter Trainingsintensität oder neuen Schuhen bzw. Gewichtszunahme (Schwangerschaft),
- Symptome treten am Tag nach dem Training auf,
- Trainingsbeginn schmerzhaft, nach Aufwärmen Nachlassen der Symptome.

Weitere Risikofaktoren für Tibiakantensyndrom

[Newman, 2013]
- Weiblich,
- Tibiakantensyndrom in der Vorgeschichte,
- Gewichtszunahme,
- vermehrte Pronation,
- bei Männern: vermehrte Hüft-Außenrotation,
- Fußball, Basketball, Nordic Walking, Inlineskating, Joggen etc.

Physiotherapeutische Untersuchung bei Verdacht auf Tibiakantensyndrom

► **Anamnese.** Erfragen aller oben genannter Risikofaktoren und Warnsignale.

► **Inspektion und Palpation**
- Leichte Schwellung des (medialen) Unterschenkels,
- Druckdolenz.

► **Funktionsuntersuchung**
- Bewegungsausmaß unauffällig,
- Fußheber evtl. schmerzbedingte Kraftreduktion.

► **Spezielle Tests**
- Vibration Tibia zum Ausschluss einer Stressfraktur,
- neurologische Tests zum Ausschluss eines Kompartmentsyndroms.

2.11.4 Screening bei Verdacht auf Kompartmentsyndrom

Innerhalb eines Muskelkompartments entsteht aufgrund einer Schwellung ein erhöhter Gewebedruck, der zur Verminderung der Gewebedurchblutung führt und neuromuskuläre Störungen hervorruft. Am häufigsten entstehen Kompartmentsyndrome als Folge eines Traumas oder einer Überbelastung am Unterarm oder Unterschenkel. Ursachen für den erhöhten Gewebedruck können z. B. eine Einblutung ins Gewebe nach einem stumpfen Trauma oder einem Muskelfaserriss oder eine anhaltende muskuläre Überlastung (Sport) sein, aufgrund derer sich Muskeln zu schnell und zu stark innerhalb des Kompartments ausdehnen. Eine häufige Ursache ist auch ein zu eng angelegter Gipsverband. Am häufigsten ist das anteriore Kompartmentsyndrom am Unterschenkel, wobei der M. Tibialis anterior und die Zehenextensoren sowie der N. peronaeus/fibularis profundus und die entsprechende A. und V. tibialis anterior betroffen sind (► Abb. 2.64). Bei drohenden neurologischen Schädigungen muss umgehend das Kompartment operativ eröffnet werden (Fasziotomie). Engpass-Syndrome der oberen Extremität sind aufgrund der Symptomlokalisation im Kapitel Screening bei Symptomen in der Hand (Kap. 2.6) beschrieben.

Red Flags bei Verdacht auf Kompartmentsyndrom

- Schmerzhaft verhärteter Muskel,
- trainingsinduzierter Schmerz oder Schmerz nach einem stumpfen Trauma,
- Schmerz lässt nach Aufwärmphase nicht nach,
- neurologische Symptome distal des betroffenen Kompartments.

Nur neurologische Symptome sind ein Warnsignal, das umgehende ärztliche Diagnostik erfordert.

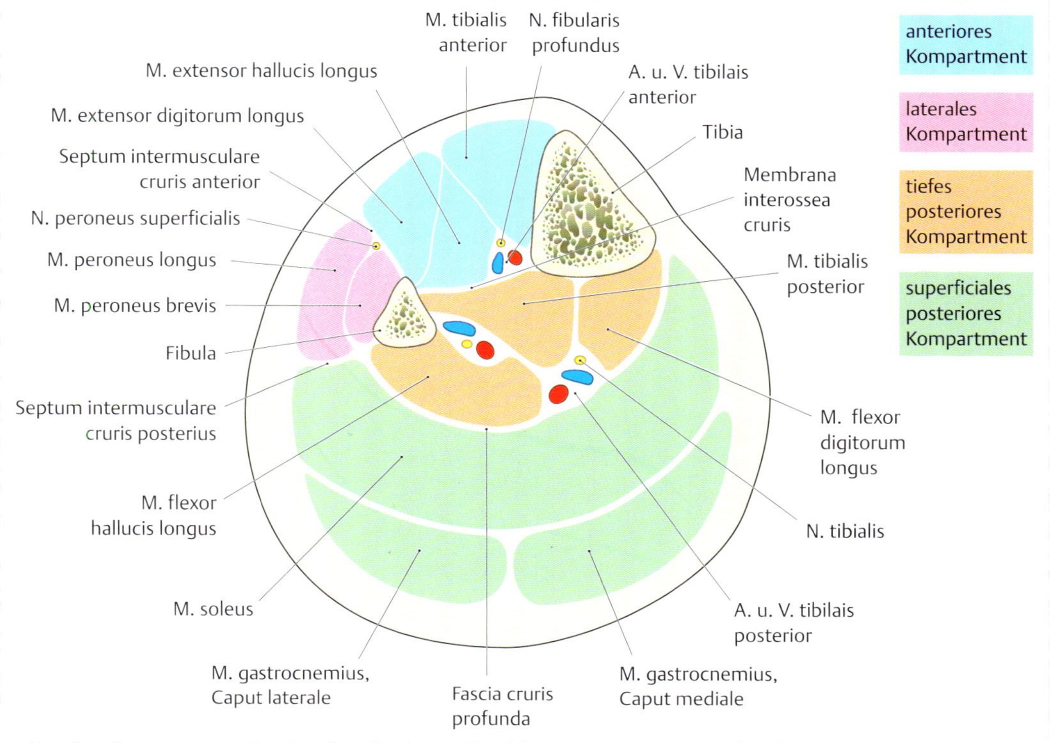

Abb. 2.64 Kompartement-Einteilung des Unterschenkels.

Weitere Riskofaktoren für ein Kompartmentsyndrom

- Sportarten: Laufen, Radfahren, Schwimmen und andere Ausdauersportarten,
- Schmerzbeginn ca. 30 Sekunden bis maximal 15 Minuten nach Trainingsbeginn,
- brennende Schmerzqualität,
- sofortige Reduktion bei Trainingsabbruch.

Physiotherapeutische Untersuchung bei Verdacht auf Kompartmentsyndrom

► **Anamnese**

- Erfragen der Risikofaktoren,
- Veränderung der Trainingsintensität,
- ggf. Art des Traumas,
- Symptomverlauf,
- Symptomverhalten bei Belastung und Ruhe.

► **Inspektion und Palpation.** Schwellung am Unterschenkeln.

► **Funktionsuntersuchung**

- Schmerz bei Anspannung und Dehnung der Fuß- und Zehenextensoren,
- Druckdolenz.

► **Spezielle Tests**

- Neurologische Untersuchung,
- Fußpulse.

Eine Übersicht über die Lokalisation der Kompartmentsyndrome an den Extremitäten, ihrer Kompartimente und der betroffenen Muskeln ist in ► Tab. 2.6 dargestell.

2.11.5 Screening bei Verdacht auf eine tiefe Venenthrombose (TVT)

Etwa 0,5 pro 1000 Personen pro Jahr erleiden eine tiefe Venenthrombose [Fowkes, 2003]. Mit steigendem Alter erhöht sich die Prävalenz auf bis zu 3,1 pro 1000 im Alter von 85–89 Jahren [Kniffin, 1994]. Zwei Drittel der Ersterkrankungen entstehen aufgrund von Risikofaktoren wie operativen Eingriffen, Krebs, Bettruhe, Immobilisation [Heit, 2002].

Tab. 2.6 Übersicht über Kompartmentsyndrome an den Extremitäten

Lokalisation	Kompartimente	Betroffene Muskeln
Unterschenkel	Laterales Kompartiment	M. peronaeus longus, brevis et tertius
	Anteriores Kompartiment	M. tibialis anterior, M. extensor digitorum longus M. extensor hallucis longus
	Oberflächliches posteriores Komp.	M. soleus, M. gastrocnemius
	Tiefes posteriores Kompartiment	M. tibialis posterior, M. flexor digitorum longus, M. flexor hallucis longus
Fuß	Mediales Kompartiment	M. abductor hallucis, M. flexor hallucis brevis
	Laterales Kompartiment	M. abductor digiti minimi, M. flexor digiti minimi brevis
	Plantares Kompartiment = Tarsussyndr.	M. flexor digitorum brevis, M. quadratus plantae, M. adductor hallucis, M. interossei plantares
	Dorsales Kompartiment	M. extensor hallucis brevis, M. extensor digitorum brevis, M. interossei dorsales
Unterarm	Oberflächliche Beugerloge	M. flexor carpi ulnaris et radialis, M. palmaris longus, M. brachioradialis, M. flexor digit. superficialis
	Tiefe Beugerloge	M. flexor digitorum profundus, M. flexor pollicis longus,
	Posteriores Kompartiment	M. ext. carpi radialis longus et brevis, M. extensor digitorum, M. extensor digiti minimi, M. extensor carpi ulnaris, M. abductor pollicis longus et brevis

Red Flags für eine tiefe venöse Thrombose

Das Screeninginstrument mit der derzeit besten Sensitivität und Validität ist der Wells-Score (► Tab. 3.3)[Wells, 2006].

Auswertung:

< 1 Punkt: geringe Wahrscheinlichkeit einer TVT,

1–2 Punkte: mittlere Wahrscheinlichkeit einer TVT,

> 2 Punkte: hohe Wahrscheinlichkeit einer TVT.

Bei mittlerer/hoher Wahrscheinlichkeit einer TVT ist eine *sofortige* ärztliche Diagnostik erforderlich.

Weitere Risikofaktoren für tiefe Venenthrombosen

- Familiengeschichte,
- angeborener Herzfehler,
- Alter > 50 Jahre,
- orale Verhütungsmittel, insbesondere in Kombination mit anderen Risikofaktoren (z. B. Rauchen),
- gynäkologische Probleme, Schwangerschaft und Wochenbett,
- Übergewicht,
- Herzschrittmacher,
- Trauma (OP, Fraktur, Katheter, Verbrennungen, Schlaganfall),
- Gerinnungsstörung,
- Geschichte von Entzündungen/Diabetes mellitus.

Physiotherapeutische Untersuchung bei tiefer venöser Thrombose

Bei einem durch den Wells-Score bestätigten Verdacht auf eine TVT findet keine physiotherapeutische Untersuchung statt. Eine TVT ist ein Notfall und erfordert eine sofortige medizinische Intervention (Notruf).

2.11.6 Screening bei Verdacht auf periphere arterielle Verschlusskrankheit (PAVK)

Im Gegensatz zu der venösen Thrombose handelt es sich bei der Claudicatio intermittens oder PAVK (Schaufensterkrankheit) um eine arterielle Erkrankung. Der Schmerz kommt zustande aufgrund einer Minderversorgung (Ischämie) der Muskulatur. Nach kurzen Ruhephasen ist der Muskel wieder versorgt und somit schmerzfrei einsatzfähig. Die Hauptursache ist Arteriosklerose. Eine deutsche S 3-Leitlinie besagt, dass etwa 4,5 Mio Deutsche unter einer PAVK leiden. Etwa 3 % der 40-Jährigen, 6 % der 60-Jährigen und 15–20 % der 70-Jährigen zeigen typische Symptome (http://www.dga-gefaessmedizin.de/aerzte/leitlinien.html).

Red Flags bei Verdacht auf Claudicatio intermittens/PAVK

- Beinschmerz beim Gehen,
- Schmerzreduktion beim Hinsetzen oder Stehenbleiben.

Weitere Risikofaktoren für PAVK

- Krampfartige Schmerzqualität,
- blasse, kalte Füße,
- Nageldystrophie,
- Rauchen
- Lokalisation: Gesäß, Wade, oft bilateral,
- evtl. Haarverlust an der betroffenen Extremität,
- selten Impotenz,
- Arteriosklerose,
- Vaskulitis,
- kongenitale oder erworbene Gefäßmissbildungen,
- venöse Claudicatio.

Physiotherapeutische Diagnostik bei Verdacht auf PAVK

► **Anamnese.** Abfragen der oben aufgelisteten Red Flags und Risikofaktoren.

► **Inspektion und Palpation**

- Veränderungen der Haut: Verfärbung (blass, bläulich), Haarverlust,
- Veränderung der Nägel,
- Haut kühler im Seitenvergleich.

► **Funktionsuntersuchung**

- Aktive und passive Bewegungen der Wirbelsäule und der Extremitäten nicht eingeschränkt,
- kein Kraftverlust.

► **Spezielle Tests**

- Ratschow-Test auch für die obere und untere Extremität (► Abb. 2.55, ► Abb. 2.65, ► Abb. 2.66),
- Pulspalpation (► Abb. 2.54, ► Abb. 2.67, ► Abb. 2.68).

Neurologische Untersuchung negativ, Durchführung empfohlen zur Abgrenzung eines Kompartmentsyndroms oder einer peripheren Neuropathie.

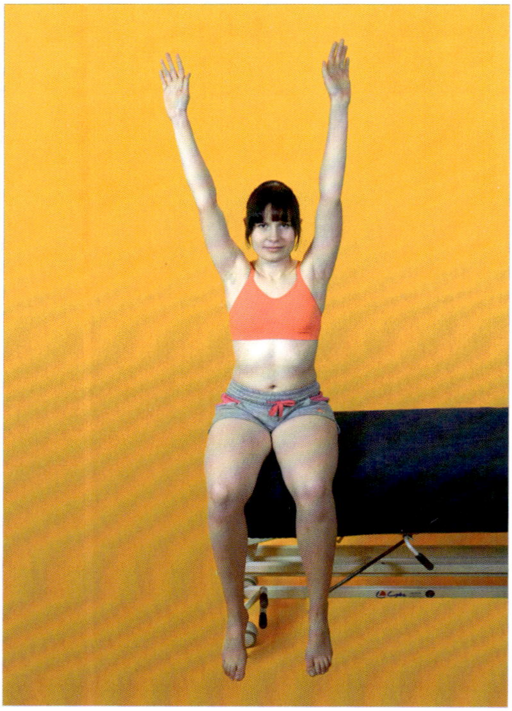

Abb. 2.65 Ratschow-Test.

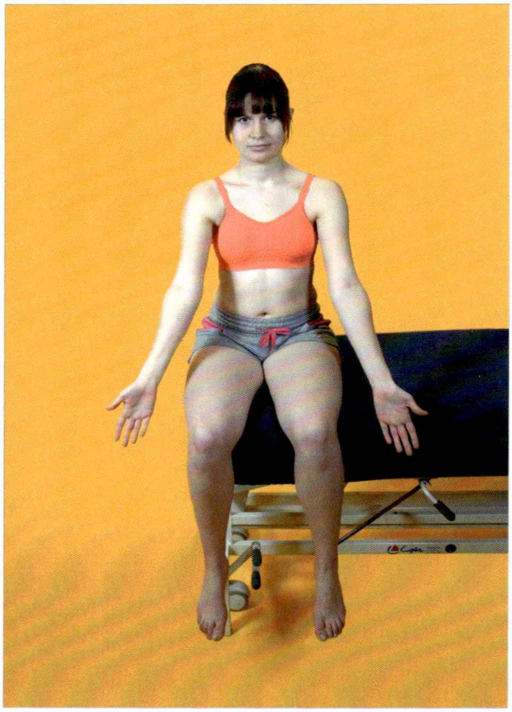

Abb. 2.66 Ratschow-Test.

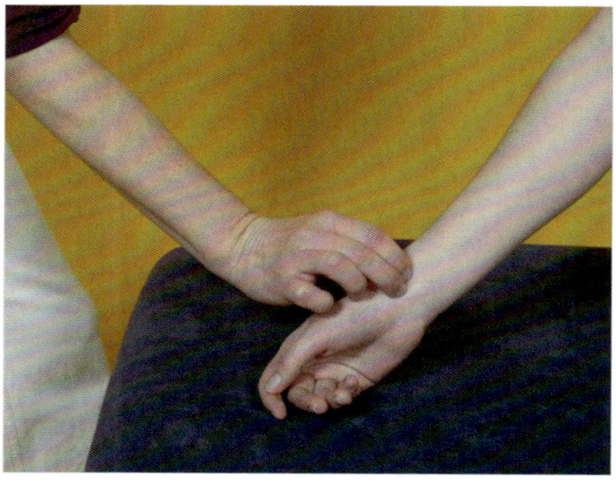

Abb. 2.67 Arteria radialis.

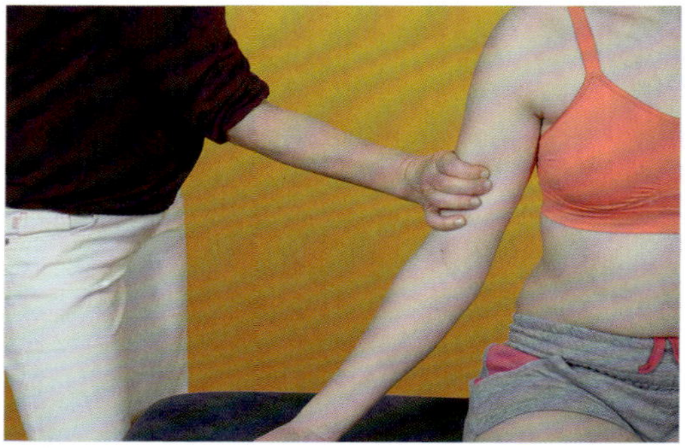

Abb. 2.68 Arteria brachialis.

2.11.7 Screening bei Verdacht auf eine Tumorerkrankung

Der häufigste maligne Primärtumor entlang der langen Röhrenknochen ist das Osteosarkom. Besonders häufig sind Kinder und junge Erwachsene betroffen, es wurden aber Fälle in allen Altersgruppen beschrieben. In der Pädiatrie machen Osteosarkome 5–6 % aller Tumoren und 20 % aller Knochentumoren aus und sind die Krebsart mit der größten Todesrate [Botter, 2014]. Lokalisationen sind bevorzugt der Femur in Hüft- oder Knienähe und der Humerus (und der Kiefer). Eine häufige

Komplikation bei Kindern ist der Befall der Epiphysenfugen. Bei Patienten über 50 Jahren sind Knochentumoren häufiger Metastasen, und deren Lokalisation ist abhängig von der Grunderkrankung. Auch hier sind Femur und Humerus am häufigsten betroffen. Bei Patienten mit metastasenbedingten Frakturen in Humerus und Femur lag der Primärtumor in einer Studie mit 147 Patienten meist im Bereich der Brust, Lunge und der Nieren [Yazawa, 1999].

Red Flags bei Verdacht auf einen Knochentumor

- Frühere Krebserkrankung,
- Familiengeschichte,
- palpierbare Masse entlang der langen Röhrenknochen,
- unilaterales Ödem,
- progredientes Schmerzverhalten mit abnehmender Belastbarkeit.

Weitere Risikofaktoren für Knochentumoren

- Schmerz in den Knochen,
- Nachtschmerz,
- Nachtschweiß,
- Wärme/Spannungsgefühl an der betroffen Seite,
- Gewichtsverlust.

Physiotherapeutische Untersuchung bei Verdacht auf einen Knochentumor

▸ **Anamnese.** Abfragen der Risikofaktoren und Red Flags, insbesondere des Symptomverhaltens über die letzte Zeit, eine Progredienz eines tiefsitzenden unspezifischen Knochenschmerzes ist ein Warnsignal!

▸ **Inspektion und Palpation**
- Verdickung entlang der Röhrenknochen,
- Ödembildung.

▸ **Funktionsuntersuchung**
- Entlastungshaltung,
- verändertes Gangbild,
- keine Bewegungseinschränkungen der Wirbelsäule und der peripheren Gelenke bei gelenkfernen Tumoren.

▸ **Spezielle Tests.** Keiner der folgenden Tests wurde in der Literatur für Knochenkrebs beschrieben. Je nach Lage des Tumors und des Ausmaßes des betroffenen Gewebes ist jedoch denkbar, dass die folgenden Tests ähnliche Ergebnisse zeigen wie bei Frakturen:
- Vibration,
- Fersen-Klopftest (▸ Abb. 2.63),
- Stethoskop-Klopftest (▸ Abb. 2.12),
- Stethoskop-Vibrationstest [Moore, 2009] (▸ Abb. 2.13).

Zusammenfassung Red Flags bei Symptomen im Bereich der langen Röhrenknochen ✓

- Trauma,
- Risikofaktoren für Osteoporose,
- bleibende Schmerzen nach Aufwärmphase,
- Deformität,
- Entzündungszeichen,
- keine oder kontinuierlich abnehmende Belastungstoleranz,
- neurologische Symptome,
- Immobilität, Operation,
- Krebserkrankung, Familiengeschichte von Knochen Karzinom,
- Familiengeschichte von Thrombosen, Gerinnungsstörung (Faktor-5-Leiden, Thrombozyten-Mutation),
- angeborener Herzfehler,
- orale Verhütungsmittel,
- Rauchen,
- gynäkologische Probleme, Schwangerschaft und Wochenbett,
- Diabetes mellitus,
- Haut- und Nagelveränderungen.

Literatur

Abrahamsen SØ, Madsen CF. Atraumatic sternum fracture. BMJ Case Reports. 2014. doi:10.1136/bcr-2014-206683

Ahmad I, Tejada JG. Spinal gout: a great mimicker. A case report and literature review. Journal of Neuroradiology. 2012; 25: 621–625

Ahmad M, Tsang K, Mackenney PJ et al. Tarsal tunnel syndrome: A literature review. Foot and Ankle Surgery: Official Journal of the European Society of Foot and Ankle Surgeons. 2012; 18; 3: 149–152

Ahn DS. Hand elevation: a new test for carpal tunnel syndrome. Annals Of Plastic Surgery. 2001; 46: 120–124

Airaksinen O, Brox JI, Cedraschi C et al. Chapter 4. European guidelines for the management of chronic nonspecific low back pain. European Spine Journal. 2006; 15 Suppl 2, 192–300. doi:10.1007/s00586-006-1072-1

Albisinni U, Bazzocchi A, Bettelli G et al. Treatment of osteoid osteoma of the elbow by radiofrequency thermal ablation. Journal of Shoulder and Elbow Surgery/American Shoulder and Elbow Surgeons ... [et al.]. 2014; 23; 1: e1–7

Aluclu M, Turhanoglu A, Aluclu M. The Frequency Of Carpal Tunnel Syndrome In Patients With Rheumatoid Arthritis. The Internet Journal of Neurology. 2005; 5, 2

Anderson TL, Aguirre F, Ayuso A. Diaphragmatic endometriosis in a patient with cyclic shoulder pain. J Minim Invasive Gynecol 2014; 21: 23–24

Appelboam A, Reuben AD, Benger JR et al. Elbow extension test to rule out elbow fracture: multicentre, prospective validation and observational study of diagnostic accuracy in adults and children. British Medical Journal (Clinical research ed.). 2008; 337: a2428

Arbeitsgemeinschaft der Wissenschaftlichen Medizinischen Fachgesellschaften e.V. (AWMF). Nationale Versorgungsleitlinie Kreuzschmerz. www.awmf.org. 2010

Arce D, Sass P, Abul-Khoudoud H. Recognizing spinal cord emergencies. American Family Physician. 2001; 64: 631–638

Assmus H. Ist das Karpaltunnelsyndrom erblich? Aktuelle Neurologie, 20; 1993. 138–141

Assmus H, Martini A-K. Nervenkompressionssyndrome der oberen Extremität. Zeitschrift für Orthopädie und Unfallchirurgie. 2010; 148: 595–611

Atroshi I, Englund M, Turkiewicz A et al. Incidence of physician-diagnosed carpal tunnel syndrome in the general population. Archives of Internal Medicine. 2011; 171: 943–944

Atroshi I, Gummesson C, Johnsson R et al. Prevalence of carpal tunnel syndrome in a general population. JAMA. 1999 Jul 14; 282, 2: 153–8. PMID: 10411196

Avoian T, Choi PD, Manjra N et al. Inflatable bouncer-related fractures in children. Journal of Pediatric Orthopedics. 2008; 28; 6: 656–659

Bahrami MH, Rayegani SM, Fereidouni M et al. Prevalence and severity of carpal tunnel syndrome (CTS) during pregnancy. Electroencephalography and Clinical Neurophysiology. 2005 Mar; 45, 2: 123–5

Balagué F, Mannion AF, Pellisé F et al. Non-specific low back pain. The Lancet. 2012; 379:, 482–491. doi:10.1016/S0140-6736(11) 60610-7

Balci N, Balci MK, Tüzüner S. Shoulder adhesive capsulitis and shoulder range of motion in type II diabetes mellitus: association with diabetic complications. Journal of Diabetes and its Complications. 1999; 13: 135–140

Barker S, Kesson M, Ashmore J et al. Professional issue. Guidance for pre-manipulative testing of the cervical spine. Manual Therapy. 2000; 5: 37–40. doi:10.1054/math.1999.0230

Baron JA, Barrett JA, Karagas MR. The epidemiology of peripheral fractures. Bone. 1996; 18: 209S–213S

Baron JA, Karagas M, Barrett J et al. Basic epidemiology of fractures of the upper and lower limb among Americans over 65 years of age. Epidemiology (Cambridge, Mass.). 1996; 7: 612–618

Baykara RA, Bozgeyik Z, Akgul O et al. Low back pain in patients with rheumatoid arthritis: clinical characteristics and impact of low back pain on functional ability and health related quality of life. Journal of Back and Musculoskeletal Rehabilitation. 2013; 26: 367–374. doi:10.3233/BMR-130393

Beauvais C, Le Quintrec JL, Prier A et al. [Destructive arthritis of the hip in Crohn disease. 10 cases]. Presse Médicale (Paris, France: 1983). 1995; 24; 33: 1555–1558

Beneciuk JM, Bishop MD, Fritz JM et al. The STarT back screening tool and individual psychological measures: evaluation of prognostic capabilities for low back pain clinical outcomes in outpatient physical therapy settings. Physical Therapy. 2013; 93: 321–333. doi:10.2522/ptj.20120207

Bergenudd H, Lindgärde F, Nilsson B. Shoulder pain in middle age. A study of prevalence and relation to occupational work load and psychosocial factors. Clinical Orthopaedics. 1988: 234–238

Berglund KM, Persson BH, Denison E. Prevalence of pain and dysfunction in the cervical and thoracic spine in persons with and without lateral elbow pain. Manual Therapy. 2008; 13; 4: 295–299

Bettermann A, Lukosch C. [Florid tuberculosis of the elbow joint synovia]. Unfallchirurgie. 1989; 15, 5: 266–267

Bielack SS, Kempf-Bielack B, Delling G et al. Prognostic factors in high-grade osteosarcoma of the extremities or trunk: an analysis of 1,702 patients treated on neoadjuvant cooperative osteosarcoma study group protocols. Journal of Clinical Oncology: Official Journal of the American Society of Clinical Oncology. 2002; 20; 3: 776–790

Boden SD, Davis DO, Dina TS et al. A prospective and blinded investigation of magnetic resonance imaging of the knee. Abnormal findings in asymptomatic subjects. Clinical Orthopaedics and Related Research. 1992; 282: 177–185

Body R, Lewis PS, Carley S et al. Chest pain: if it hurts a lot, is heart attack more likely? European Journal of Emergency Medicine. 2014; doi:10.1097/MEJ.0000000000000218

Bogduk N. Neck pain. Australian Family Physician. 1984; 13: 26–30

Boike A, Schnirring-Judge M, McMillin S. Sesamoid disorders of the first metatarsophalangeal joint. Clinics in Podiatric Medicine and Surgery. 2011; 28; 2: 269–285, vii

Borgerding LJ, Kikillus PJ, Boissonnault WG. Use of the patellar-pubic percussion test in the diagnosis and management of a patient with a non-displaced hip fracture. The Journal of Manual & Manipulative Therapy. 2007; 15; 4: E78–84

Botter SM, Neri D, Fuchs B. Recent advances in osteosarcoma. Current Opinion in Pharmacology. 2014; 16: 15–23

Brasme J-F, Morfouace M, Grill J et al. Delays in diagnosis of paediatric cancers: a systematic review and comparison with expert testimony in lawsuits. The Lancet Oncology. 2012; 13; 10: e445–459

Broadhurst NA, Barton CA, Yelland LN et al. Managing shoulder pain in general practice – the value of academic detailing. Australian Family Physician. 2006; 35: 751–752

Brooks S, Wluka AE, Stuckey S et al. The management of scaphoid fractures. Journal of Science and Medicine in Sport. 2005; 8: 181–189.

Brox JI. Regional musculoskeletal conditions: shoulder pain. Best Practice & Research Clinical Rheumatology. 2003; 17: 33–56

Brukner P, Bennell K. Stress fractures in female athletes. Diagnosis, management and rehabilitation. Sports Medicine (Auckland, N. Z.). 1997; 24; 6: 419–429

Brukner P. Exercise-related lower leg pain: bone. Medicine & Science in Sports & Exercise. 2000; 32: S15–S26

Buchner M, Bernd L, Zahlten-Hinguranage A et al. [Bone and soft-tissue tumors of the foot and ankle]. Der Chirurg; Zeitschrift für alle Gebiete der operativen Medizin. 2005; 76; 4: 391–397

Bundesarbeitsgemeinschaft für Rehabilitation. Rehabilitation und Teilhabe: Wegweiser für Ärzte und andere Fachkräfte der Rehabilitation; mit 46 Tabellen. Köln: Deutscher Ärzte-Verlag; 2005

Burkman KA, Gaines RW Jr, Kashani SR et al. Herpes zoster: a consideration in the differential diagnosis of radiculopathy. Archives of Physical Medicine and Rehabilitation. 1988; 69: 132–134

Butler D, Moseley L. Schmerzen verstehen. Heidelberg: Springer; 2009

Cain EL, Dugas JR, Wolf RS et al. Elbow injuries in throwing athletes: a current concepts review. The American Journal of Sports Medicine. 2003; 31; 4: 621–635

Carroll LJ, Hogg-Johnson S, van der Velde G et al. Bone and Joint Decade 2000–2010 Task Force on Neck Pain and Its Associated Disorders. Course and prognostic factors for neck pain in the general population: results of the Bone and Joint Decade 2000–2010 Task Force on Neck Pain and Its Associated Disorders. Spine. 2008; 33: S 75–82. doi:10.1097/BRS.0b013e31816445be

Cayley WE. Diagnosing the cause of chest pain. American Family Physician. 2005; 72: 2012–2021

Chan ATS, Leung JLY, Sy ANL et al. Thoracic spinal gout mimicking metastasis. Hong Kong medical journal = Xianggang yi xue za zhi / Hong Kong Academy of Medicine Hong Kong Academy of Medicine. 2009; 15: 143–145

Chirinos JA, Lichtstein DM, Garcia J et al.. The evolution of Lemierre syndrome: report of 2 cases and review of the literature. Medicine (Baltimore) 2002; 81: 458–465

Chou R, Qaseem A, Snow V. et al. Clinical Efficacy Assessment Subcommittee of the American College of Physicians, American College of Physicians, American Pain Society Low Back Pain Guidelines Panel. Diagnosis and treatment of low back pain: a joint clinical practice guideline from the American College of Physicians and the American Pain Society. Annals of Internal Medicine. 2007; 147: 478–491

Chu SP, Kelsey JL, Keegan THM et al. Risk factors for proximal humerus fracture. American Journal of Epidemiology. 2004; 160: 360–367. doi:10.1093/aje/kwh224

Clark P, Cons-Molina F, Deleze M et al. The prevalence of radiographic vertebral fractures in Latin American countries: the Latin American Vertebral Osteoporosis Study (LAVOS). Osteoporosis International. USA. 2009; 20: 275–282. doi:10.1007/s00198-008-0657-4

Clement ND, Court-Brown CM. Elderly pelvic fractures: the incidence is increasing and patient demographics can be used to predict the outcome. European Journal of Orthopaedic Surgery & Traumatology. 2014; 24; 8:1431–7. doi: 10.1007/s00590-014-1439-7

Colledge NR, Wilson JA, Macintyre CC et al. The prevalence and characteristics of dizziness in an elderly community. Age Ageing. 1994; 23: 117–120

Cook CE, Wilhelm M, Cook AE et al. Clinical tests for screening and diagnosis of cervical spine myelopathy: a systematic review. Journal of Manipulative and Physiological Therapeutics. 2011; 34: 539–546. doi:10.1016/j.jmpt.2011.08.008

Cook CE, Hegedus E, Orthopedic Physical Examination Tests: Pearson New International Edition: An Evidence-Based Approach, 2013

Coventry LL, Finn J, Bremner AP. Sex differences in symptom presentation in acute myocardial infarction: a systematic review and meta-analysis. Heart & Lung: The Journal of Acute and Critical Care. 2011; 40: 477–491. doi:10.1016/j.hrtlng.2011.05.001

Cunningham LS, Kelsey JL. Epidemiology of musculoskeletal impairments and associated disability. American Journal of Public Health. 1984; 74; 6: 574–579

D'Alessandro DF, Fleischli JE, Connor PM. Superior Labral Lesions: Diagnosis and Management. Journal of Athletic Training. 2000; 35: 286–292

D'Amico D, Grazzi L, Usai S. et al. Disability and quality of life in headache: where we are now and where we are heading. Neurological Sciences. 2013; 34 Suppl 1: S 1–5. doi:10.1007/s10072-013-1378-9

Dagenais S, Caro J, Haldeman S. A systematic review of low back pain cost of illness studies in the United States and internationally. Spine. 2008; 8: 8–20. doi:10.1016/j.spinee.2007.10.005

Daivajna S, Jones A, O'Malley M. Unilateral septic arthritis of a lumbar facet joint secondary to acupuncture treatment – a case report. Acupuncture in medicine: journal of the British Medical Acupuncture Society. Soc. 2004; 22: 152–155

De Oliveira PI, Pereira CA de C, Belasco AGS et al. Comparison of the quality of life among persons with lung cancer, before and after the chemotherapy treatment. Revista Latino-Americana de Enfermagem. 2013; 21: 787–794. doi:10.1590/S 0104-11692013000300019

DeFranco MJ, Recht M, Schils J et al. Stress fractures of the femur in athletes. Clinics in Sports Medicine. 2006; 25; 1: 89–103, ix

Della-Morte D, Rundek T. Dizziness and vertigo. Frontiers of Neurology and Neuroscience. 2012; 30: 22–25. doi:10.1159/000333379

Detmer DE. Chronic shin splints. Classification and management of medial tibial stress syndrome. Sports Medicine New Zealand. 1986; 3: 436–446

Deyo RA, Diehl AK. Cancer as a cause of back pain: frequency, clinical presentation, and diagnostic strategies. Journal of General Internal Medicine. 1988; 3: 230–238

Deyo RA, Mirza SK, Martin BI. Back pain prevalence and visit rates: estimates from U.S. national surveys, 2002. Spine 2006; 31: 2724–2727. doi:10.1097/01.brs.0000244618.06877.cd

DiDomenico LA, Masternick EB. Anterior tarsal tunnel syndrome. Clinics in Podiatric Medicine and Surgery. 2006; 23; 3: 611–620

DiPreta JA. Outpatient assessment and management of the diabetic foot. The Medical Clinics of North America. 2014; 98; 2: 353–373

Domingo A, Nomdedeu M, Tomás X et al. Elbow tuberculosis: an unusual location and diagnostic problem. Archives of Orthopaedic and Trauma Surgery. 2005; 125; 1: 56–58

Downie A, Williams CM, Henschke N et al. Red flags to screen for malignancy and fracture in patients with low back pain: systematic review. British Medical Journal. 2013; 347, f7095

Dugas AF, Lucas JM, Edlow JA. Diagnosis of spinal cord compression in nontrauma patients in the emergency department. Academic Emergency Medicine. 2011; 18: 719–725. doi:10.1111/j.1553-2712.2011.01105.x

Edlich RF, Winters KL, Britt LD et al. Bacterial diseases of the skin. Journal of Long-Term Effects of Medical Implants. 2005; 15: 499–510

Edwards MA, Hawkins M, Alao D. Missing red flags in back pain – tuberculosis of the spine: an important differential for back pain in non-endemic countries. BMJ Case Rep. 2013; doi:10.1136/bcr-2012-008511

Ehrenbrusthoff K, Ryan CG, Grüneberg C, et al. The translation, validity and reliability of the German version of the Fremantle Back Awareness Questionnaire. PloS One 2018; 13: e0205244-e0205244.

Ehrnthaller C, Gebhard F, Imhoff AB et al. [Bony injuries of the shoulder girdle in snowboarding]. Unfallchirurg. 2014; 117: 13–18. doi:10.1007/s00113-013-2468-0

Eltayeb S, Staal JB, Kennes J et al. Prevalence of complaints of arm, neck and shoulder among computer office workers and psychometric evaluation of a risk factor questionnaire. BMC Musculoskeletal Disorders. 2007; 8: 68

Eslick GD, Coulshed DS, Talley NJ. Diagnosis and treatment of non-cardiac chest pain. Nature Clinical Practice Gastroenterology & Hepatology. 2005; 2: 463–472. doi:10.1038/ncpgasthep0284
Evertsen J, Baumgardner DJ, Regnery A et al. Diagnosis and management of pneumonia and bronchitis in outpatient primary care practices. Primary Care Respiratory Journal. 2010; 19: 237–241. doi:10.4104/pcrj.2010.00024
Federman DG, Kravetz JD, Luciano RL et al. Gout: what a pain in the neck. Connecticut medicine. 2012; 76: 143–146
Ferrari R, Constantoyannis C, Papadakis N. Cross-cultural study of symptom expectation following minor head injury in Canada and Greece. Clinical Neurology and Neurosurgery. 2001; 103: 254–259
Ferrari R, Russell AS, Richter M. [Epidemiology of whiplash injuries: an international dilemma]. Orthopäde. 2001; 30: 551–558
Fink HA, Lederle FA, Roth CS et al. The accuracy of physical examination to detect abdominal aortic aneurysm. Archives of Internal Medicine. 2000; 160: 833–836
Fowkes FJI, Price JF, Fowkes FGR. Incidence of diagnosed deep vein thrombosis in the general population: Systematic review. European Journal of Vascular and Endovascular Surgery. 2003; 25: 1–5
Freeston JE, Green MJ, King DG, et al. Chronic shoulder pain and diaphragmatic endometriosis. Rheumatol Oxf Engl 2006; 45: 1533–1533
Gelzer D. [An unusual case of left-sided thoracic pain. Pleural tuberculosis]. Praxis. 2000; 89: 1263–1265
Geoghegan JM, Clark DI, Bainbridge LC et al. Risk factors in carpal tunnel syndrome. Journal of hand surgery (Edinburgh, Scotland). 2004; 29: 315–320
Gifford L. Topical Issues in Pain 1: Whiplash: Science and Management Fear-Avoidance Beliefs and Behaviour. AuthorHouse UK; 2013
Gifford L. Topical Issues in Pain 2: Biopsychosocial Assessment and Management Relationships and Pain. AuthorHouse UK; 2013
Gifford L. Topical Issues in Pain 3: Sympathetic Nervous System and Pain Pain Management Clinical Effectiveness. AuthorHouse UK; 2013
Gifford L. Topical Issues in Pain 4: Placebo and Nocebo Pain Management Muscles and Pain. AuthorHouse; UK 2013
Gifford L. Topical Issues in Pain 5. Author House UK; 2013
Gnanalingham K, Macanovic M, Joshi S et al. Non-traumatic compression fractures of the thoracic spine following a seizure – treatment by percutaneous kyphoplasty. min - Minimally Invasive Neurosurgery. 2004; 47: 256–257. doi:10.1055/s-2004-818521
Goel V, Young JB, Patterson CJ. Infective discitis as an uncommon but important cause of back pain in older people. Age Ageing. 2000; 29: 454–456
Goff JD, Crawford R. Diagnosis and treatment of plantar fasciitis. American Family Physician. 2011; 84; 6: 676–682
Goodman CC. Screening for Gastrointestinal, Hepatic/Biliary, and Renal/Urologic Disease. Journal of Hand Therapy. 2010; 23: 140–157. doi:10.1016/j.jht.2009.10.005
Goodman SM. Rheumatoid arthritis: preoperative evaluation for total hip and total knee replacement surgery. Journal of Clinical Rheumatology: Practical Reports on Rheumatic & Musculoskeletal Diseases. 2013; 19; 4: 187–192
Gray H, Adefolarin AT, Howe TE. A systematic review of instruments for the assessment of work-related psychosocial factors (Blue Flags) in individuals with non-specific low back pain. Manual Therapy. 2011; 16: 531–543. doi:10.1016/j.math.2011.04.001
Hallner D, Hasenbring M. Classification of psychosocial risk factors (yellow flags) for the development of chronic low back and leg pain using artificial neural network. Neuroscience Letters. 2004; 361: 151–154. doi:10.1016/j.neulet.2003.12.107
Halvorson JJ, Winter SB, Teasdall RD et al. Talar neck fractures: a systematic review of the literature. The Journal of Foot and Ankle Surgery: Official Publication of the American College of Foot and Ankle Surgeons. 2013; 52; 1: 56–61
Harden RN, Bruehl S, Perez RSGM et al. Validation of proposed diagnostic criteria (the "Budapest Criteria") for Complex Regional Pain Syndrome. Pain. 2010; 150: 268–274
Harders H, Haan D, Heisig N et al. [On the objectivization of the position test according to Ratschow by means of infrared thermography]. Angiologica. 1967; 4; 2: 105–115
Harrison BK, Abell BE, Gibson TW. The Thessaly test for detection of meniscal tears: validation of a new physical examination technique for primary care medicine. Clinical Journal of Sport Medicine: Official Journal of the Canadian Academy of Sport Medicine. 2009; 19; 1: 9–12
Heinle R, Chang C. Diagnostic criteria for sarcoidosis. Autoimmunity Reviews. 2014; 13: 383–387. doi:10.1016/j.autrev.2014.01.035
Heit JA, O'Fallon WM, Petterson TM et al. Relative impact of risk factors for deep vein thrombosis and pulmonary embolism: a population-based study. Archives of Internal Medicine. 2002; 162: 1245–1248
Helweg-Larsen S, Sørensen PS. Symptoms and signs in metastatic spinal cord compression: a study of progression from first symptom until diagnosis in 153 patients. European Journal of Cancer. 1994; 1990 30A: 396–398
Henschke N, Maher CG, Ostelo RWJG et al. Red flags to screen for malignancy in patients with low-back pain. Cochrane Database of Systematic Reviews. 2013; 2, CD008686. doi:10.1002/14651858.CD008686.pub2
Henschke N, Maher CG, Refshauge KM et al. Prevalence of and screening for serious spinal pathology in patients presenting to primary care settings with acute low back pain. Arthritis & Rheumatology. 2009; 60: 3072–3080. doi:10.1002/art.24853
Henschke N, Maher CG, Refshauge KM. A systematic review identifies five "red flags" to screen for vertebral fracture in patients with low back pain. Journal of Clinical Epidemiology. 2008; 61: 110–118. doi:10.1016/j.jclinepi.2007.04.013
Hill JC, Fritz JM. Psychosocial influences on low back pain, disability, and response to treatment. Physical Therapy. 2011; 91: 712–721. doi:10.2522/ptj.20100280
Hoaglund FT. Primary Osteoarthritis of the Hip: A Genetic Disease Caused by European Genetic Variants. The Journal of Bone & Joint Surgery. 2013; 95; 5: 463–468
Holden W, Taylor S, Stevens H et al. Neck pain is a major clinical problem in ankylosing spondylitis, and impacts on driving and safety. Scandinavian Journal of Rheumatology. 2005; 34: 159–160
Hoy D, Bain C, Williams G et al. A systematic review of the global prevalence of low back pain. Arthritis & Rheumatology 2012; 64: 2028–37. doi:10.1002/art.34347
Hoy DG, Protani M, De R et al. The epidemiology of neck pain. Best Practice & Research Clinical Rheumatology. 2010; 24: 783–792. doi:10.1016/j.berh.2011.01.019
Huang JH, Zager EL. Thoracic outlet syndrome. Neurosurgery. 2004; 55; 4: 897–902; discussion 902–903
Jackson JL, O'Malley PG, Kroenke K. Evaluation of acute knee pain in primary care. Annals of Internal Medicine. 2003; 139; 7: 575–588
Jeray KJ. Acute midshaft clavicular fracture. Journal of the American Academy of Orthopaedic Surgeons. 2007; 15: 239–248

Jerosch J; Riemer S. Wie gut sind klinische Untersuchungsverfahren zur Diagnostik von Meniskusläsionen? Sportverletz Sportschaden. 2004; 18; 02: 59–67

Joffe HV, Goldhaber SZ. Upper-Extremity Deep Vein Thrombosis. Circulation. 2002; 106; 14: 1874–1880

Johnell O, Kanis JA. An estimate of the worldwide prevalence and disability associated with osteoporotic fractures. Osteoporosis International. 2006; 17: 1726–1733. doi:10.1007/s00198-006-0172-4

Jones JL, Ernst AA. Unusual cause of neck pain: septic arthritis of a cervical facet. American Journal of Emergency Medicine. 2012; 30: 2094.e1–4. doi:10.1016/j.ajem.2011.12.041

Kachintorn U. How do we define non-cardiac chest pain? Journal of Gastroenterology and Hepatology. 2005; 20 Suppl: S 2–5. doi:10.1111/j.1440-1746.2005.04164.x

Kannus P, Parkkari J, Sievänen H et al. Epidemiology of hip fractures. Bone. 1996; 18; 1 Suppl: 57S–63S

Karadimas SK, Erwin WM, Ely CG et al. Pathophysiology and natural history of cervical spondylotic myelopathy. Spine. 2013; 38: S 21–36. doi:10.1097/BRS.0b013e3182a7f2c3

Karatas M. Central vertigo and dizziness: epidemiology, differential diagnosis, and common causes. The Neurologist. 2008; 14: 355–364. doi:10.1097/NRL.0b013e31817533a3

Katz JN, Solomon DH, Schaffer JL et al. Outcomes of care and resource utilization among patients with knee or shoulder disorders treated by general internists, rheumatologists, or orthopedic surgeons. The American Journal of Medicine. 2000; 108; 1: 28–35

Kay RM, Skaggs DL. The pediatric Monteggia fracture. American Journal of Orthopedics (Belle Mead, N. J.). 1998; 27; 9: 606–609

Kazemi M, Roscoe MW. Is the Tuning Fork Test a Reliable Tool in Detecting Acute Simple Fractures? International Sports Journal. 2000; 4: 1–8

Kerber KA, Brown DL, Lisabeth LD et al. Stroke among patients with dizziness, vertigo, and imbalance in the emergency department: a population-based study. Stroke: A Journal of Central Circulation. 2006; 37: 2484–2487. doi:10.1161/01.STR.0000240329.48263.0d

Kessler M, Netter P, Azoulay E et al. Dialysis-associated arthropathy: a multicentre survey of 171 patients receiving haemodialysis for over 10 years. The Co-operative Group on Dialysis-associated Arthropathy. British journal of rheumatology. 1992 Mar; 31, 3: 157–62

Lamberti PM, Light TR. Carpal tunnel syndrome in children. Hand clinics. 2002 May;18, 2:331–7

Kirkos JM, Haritidis JH. Reconstructive surgery for a defect in the shaft of the ulna due to osteomyelitis. Long-term result of a case. Acta Orthopaedica Belgica. 2000; 66; 4: 397–401

Klekot D, Zimny A, Czapiga B et al. Isolated septic facet joint arthritis as a rare cause of acute and chronic low back pain – a case report and literature review. Polish Journal of Radiology. 2012; 77: 72–76

Kniffin WD, Baron JA, Barrett J et al. The epidemiology of diagnosed pulmonary embolism and deep venous thrombosis in the elderly. Archives of Internal Medicine. 1994; 154: 861–866

Knight C, Glennie L. Early recognition of meningitis and septicaemia. Journal of Family Health Care. 2010; 20: 6–8

Koes BW, van Tulder M, Lin C-WC et al. An updated overview of clinical guidelines for the management of non-specific low back pain in primary care. European Spine Journal. 2010; 19: 2075–2094. doi:10.1007/s00586-010-1502-y

Kolb L, Lang C, Seifert F. Cognitive correlates of "neglect-like syndrome" in patients with complex regional pain syndrome. Pain. 2012; 153: 1063–1073

Koleck M, Mazaux J-M, Rascle N et al. Psycho-social factors and coping strategies as predictors of chronic evolution and quality of life in patients with low back pain: a prospective study. European journal of pain Engl. 2006; 10: 1–11. doi:10.1016/j.ejpain.2005.01.003

Konyves A, Deo SD, Murray JRD et al. Septic arthritis of the elbow after chickenpox. Journal of Pediatric Orthopedics. Part B, 2004; 13; 2: 114–117

Kovach SG, Huslig EL. Shoulder pain and Pancoast tumor: a diagnostic dilemma. Journal of Manipulative and Physiological Therapeutics. 1984; 7: 25–31

Lantto I, Heikkinen J, Flinkkilä T et al. Epidemiology of Achilles tendon ruptures: Increasing incidence over a 33-year period. Scandinavian Journal of Medicine & Science in Sports. 2015; 25: e133–e138. doi: 10.1111/sms.12253

Laurence N, Epelman M, Markowitz RI et al. Osteoid osteomas: a pain in the night diagnosis. Pediatric Radiology. 2012, 42: 1490–1501; quiz 1540–1542. doi:10.1007/s00247-012-2495-y

Lee CH, Chen YJ, Ueng SW et al. Septic arthritis of the ankle joint. Chang Gung Medical Journal. 2000; 23; 7: 420–426

Lesho EP. Can tuning forks replace bone scans for identification of tibial stress fractures? Military Medicine. 1997; 162; 12: 802–803

Lewis JS, Schweinhardt P. Perceptions of the painful body: The relationship between body perception disturbance, pain and tactile discrimination in complex regional pain syndrome. European Journal of Pain. 2012; 16: 1320–1330

Li Z, Smith BP, Tuohy C et al. Complex regional pain syndrome after hand surgery. Hand Clinics. 2010; 26: 281–289

Linton SJ, Halldén K. Can we screen for problematic back pain? A screening questionnaire for predicting outcome in acute and subacute back pain. Clinical Journal of Pain. 1998; 14: 209–215

Liu SH, Henry MH, Nuccion S et al. Diagnosis of glenoid labral tears. A comparison between magnetic resonance imaging and clinical examinations. American Journal of Sports Medicine. 1996; 24: 149–154

Liu SH, Henry MH, Nuccion SL. A prospective evaluation of a new physical examination in predicting glenoid labral tears. American Journal of Sports Medicine. 1996; 24: 721–725

Ljungquist KL, Martineau P, Allan C. Radial Nerve Injuries. Journal of Hand Surgery. 2015; 40: 166–172. doi:10.1016/j.jhsa.2014.05.010

Longo UG, Berton A, Papapietro N et al. Epidemiology, genetics and biological factors of rotator cuff tears. Medicine and Sport Science. 2012; 57: 1–9. doi:10.1159/000328868

López-Sánchez MC, Calvo Arrojo G, Vázquez-Rodríguez TR. Tuberculous Spondylodiskitis With Lumbar Tumor. Reumatología Clínica Engl. Ed. 2012; 8: 292–293. doi:10.1016/j.reumae.2011.10.008

Lovegrove MT, Jelinek GA, Gibson NP et al. Analysis of 22,655 presentations with back pain to Perth emergency departments over five years. International Journal of Emergency Medicine. 2011; 4: 59. doi:10.1186/1865-1380-4-59

Lu M-S, Huang Y-K, Liu Y-H et al. Delayed pneumothorax complicating minor rib fracture after chest trauma. American Journal of Emergency Medicine. 2008; 26: 551–554. doi:10.1016/j.ajem.2007.08.022

Luetters CM, Kelsey JL, Keegan THM et al. Left-handedness as a risk factor for fractures. Osteoporosis International. 2003; 14: 918–922. doi:10.1007/s00198-003-1450-z

M T, Sh G, By L. Use of percussion as a screening tool in the diagnosis of occult hip fractures. Singapore medical journal. 2002; 43; 9: 467–469

Machida T, Hanazaki K, Ishizaka K et al. Snowboarding injuries of the chest: comparison with skiing injuries. Journal of Trauma and Acute Care Surgery. 1999; 46: 1062–1065

Maihöfner C, Seifert F, Markovic K. Complex regional pain syndromes: new pathophysiological concepts and therapies. European Journal of Neurology. 2010; 17: 649–660

Main CJ, George SZ. Psychosocial influences on low back pain: why should you care? Physical Therapy. 2011; 91: 609–613. doi:10.2522/ptj.2011.91.5.609

Majeed H, Kumar S, Bommireddy R et al. Accuracy of prognostic scores in decision making and predicting outcomes in metastatic spine disease. Annals of The Royal College of Surgeons of England. 2012; 94: 28–33. doi:10.1308/003588412X13171221498424

Mallinson PI, Reagan AC, Coupal T et al. The distribution of urate deposition within the extremities in gout: a review of 148 dual-energy CT cases. Skeletal Radiology. 2014; 43; 3: 277–281

Manaqibwala MI, Ghobrial IE, Curtis AS. Upper extremity thrombosis presenting as medial elbow pain after shoulder arthroscopy. Case Reports in Orthopedics. 2014: 653146

Marinus J, Moseley GL, Birklein F. Clinical features and pathophysiology of complex regional pain syndrome. Lancet Neurology. 2011; 10: 637–648

Matzek BA, Fivecoat PT, Ritz RB. Novel Approach to the Diagnosis of Fractures in an Austere Environment Using a Stethoscope and a Cellular Phone. Wilderness & Environmental Medicine. 2014; 25: 99–102. doi:10.1016/j.wem.2013.09.011

McAlindon TE, Cooper C, Kirwan JR et al. Knee pain and disability in the community. British Journal of Rheumatology. 1992; 31; 3: 189–192

McConaghy JR, Oza RS. Outpatient diagnosis of acute chest pain in adults. American Family Physician. 2013; 87: 177–182

Mechelli F, Preboski Z, Probaski Z et al. Differential diagnosis of a patient referred to physical therapy with low back pain: abdominal aortic aneurysm. Journal of Orthopaedic & Sports Physical Therapy. 2008; 38: 551–557. doi:10.2519/jospt.2008.2719

Mehdi Nasab SA. Isolated displaced fracture of the acromion: a rare case report and the consequence of treatment by open reduction and pin fixation. Archives of Trauma Research. 2013; 1: 184–186. doi:10.5812/atr.8762

Mehta JS, Bhojraj SY. Tuberculosis of the thoracic spine. A classification based on the selection of surgical strategies. Journal of Bone and Joint Surgery. 2001; Br. 83: 859–863

Mehta P, Schnall SB, Zalavras CG. Septic arthritis of the shoulder, elbow, and wrist. Clinical Orthopaedics and Related Research. 2006; 451: 42–45

Meier MF, Laker S, Miedema ML. Imaging of cervical metastases in thyroid cancer. Physical Medicine and Rehabilitation. 2013; 5: 442–444. doi:10.1016/j.pmrj.2013.02.009

Milgrom C, Schaffler M, Gilbert S et al. Rotator-cuff changes in asymptomatic adults. The effect of age, hand dominance and gender. Journal of Bone and Joint Surgery (British Volume). 1995; 77: 296–298

Milnes HL, Pavier JC. Schwannoma of the tibial nerve sheath as a cause of tarsal tunnel syndrome – a case study. Foot (Edinburgh, Scotland). 2012; 22; 3: 243–246

Mitchell C, Adebajo A, Hay E et al. Shoulder pain: diagnosis and management in primary care. British Medical Journal. 2005; 331: 1124–1128. doi:10.1136/bmj.331.7525.1124

Mitchell J, Keene D, Dyson C et al. Is cervical spine rotation, as used in the standard vertebrobasilar insufficiency test, associated with a measureable change in intracranial vertebral artery blood flow? Manual Therapy. 2004; 9: 220–227. doi:10.1016/j.math.2004.03.005

Moore MB. The use of a tuning fork and stethoscope to identify fractures. Journal of Athletic Training. 2009; 44; 3: 272–274

Moran DS, Evans RK, Hadad E. Imaging of lower extremity stress fracture injuries. Sports Medicine (Auckland, N.Z.). 2008; 38; 4: 345–356

Moroney PJ, O'Neill BJ, Khan-Bhambro K et al. The conundrum of calcaneal spurs: do they matter? Foot & Ankle Specialist. 2014; 7; 2: 95–101

Moseley GL, Zalucki NM, Wiech K. Tactile discrimination, but not tactile stimulation alone, reduces chronic limb pain. Pain. 2010; 137: 600–608

Mugunthan K, Doust J, Kurz B. Is there sufficient evidence for tuning fork tests in diagnosing fractures? A systematic review. British Medical Journal Open. 2014; 4:e005238.

Murrell GA, Walton JR. Diagnosis of rotator cuff tears. Lancet. 2001; 357: 769–770. doi:10.1016/S0140-6736(00)04161-1

Muscolo DL, Campaner G, Aponte-Tinao LA et al. Epiphyseal primary location for osteosarcoma and Ewing sarcoma in patients with open physis. Journal of Pediatric Orthopedics. 2003; 23; 4: 542–545

Nagata K, Yoshimura N, Hashizume H et al. The prevalence of cervical myelopathy among subjects with narrow cervical spinal canal in a population-based magnetic resonance imaging study: the Wakayama Spine Study. Spine Journal. 2014; doi:10.1016/j.spinee.2014.03.051

Nair PA. Herpes zoster: mistaken for radiculopathy and back pain. Journal of the Indian Medical Association. 2012; 110: 399.

Nakaji N, Fujioka H, Tanaka J et al. Stress fracture of the olecranon in an adult baseball player. Knee surgery, sports traumatology, arthroscopy: official journal of the ESSKA. 2006; 14; 4: 390–393

Nathan PA, Istvan JA, Meadows KD. A longitudinal study of predictors of research-defined carpal tunnel syndrome in industrial workers: findings at 17 years. Journal of Hand Surgery British Volume. 2005 Dec; 30, 6: 593–8. Epub 2005 Aug 29. PMID: 16129527

Nayak B, Dash RR, Mohapatra KC et al. Ankle and foot tuberculosis: a diagnostic dilemma. Journal of Family Medicine and Primary Care. 2014; 3; 2: 129–131

Newman P, Witchalls J, Waddington G et al. Risk factors associated with medial tibial stress syndrome in runners: a systematic review and meta-analysis. Open Access Journal of Sports Medicine. 2013; 4: 229–241

Ni X, Wu P, Wu C et al. Treatment of cervical vertebral (C 1) metastasis of lung cancer with radiotherapy: A case report. Oncology Letters. 2013; 5: 1129–1132. doi:10.3892/ol.2013.1183

Nicholas MK, Linton SJ, Watson PJ et al. „Decade of the Flags" Working Group. Early identification and management of psychological risk factors ("yellow flags") in patients with low back pain: a reappraisal. Physical Therapy. 2011; 91: 737–753. doi:10.2522/ptj.20100224

Nishijima et al. The Swallowtail Sign. The Journal of Bone and Joint Surgery. 1995

Nowak DA, Mutzenbach S, Fuchs H-H. Acute myelopathy. Retrospective clinical, laboratory, MRI and outcome analysis of 49 cases. Journal of Clinical Neuroscience. 2004; 11: 145–152. doi:10.1016/S0967-5868(03)00065-1

O'Looney BA, Barrett PT. A psychometric investigation of the Multidimensional Health Locus of Control Questionnaire. British Journal of Clinical Psychology. 1983; 22; Pt 3: 217–218

O'Reilly A, Ryan S, MacEneaney P et al. Lhermitte's Phenomenon and Platinum, Beware of Latency. Oncology Research and Treatment. 2014; 37: 591–594. doi:10.1159/000365539

Oloff LM, Schulhofer SD. Flexor hallucis longus dysfunction. The Journal of Foot and Ankle Surgery: Official Publication of the American College of Foot and Ankle Surgeons. 1998; 37; 2: 101–109

Ostör AJK, Richards CA, Prevost AT et al. Diagnosis and relation to general health of shoulder disorders presenting to primary care. Rheumatology: Oxford Journals. 2005; 44: 800–805. doi:10.1093/rheumatology/keh598

Owens R, Gougoulias N, Guthrie H et al. Morton's neuroma: clinical testing and imaging in 76 feet, compared to a control group. Foot and Ankle Surgery: Official Journal of the European Society of Foot and Ankle Surgeons. 2011; 17; 3: 197–200

Padua L, Pasqualetti P, Rosenbaum R. One patient, two carpal tunnels: statistical and clinical analysis – by hand or by patient? Clinical Neurophysiology. 2005; 116: 241–243

Padua L, Di Pasquale A, Pazzaglia C et al. Systematic review of pregnancy-related carpal tunnel syndrome. Muscle Nerve. 2010 Nov;42(5):697–702. doi: 10.1002/mus.21910

Palme E, Grimm J, Michiels I. Der Fuß: Anatomie, Untersuchung, Erkrankungen, Orthopädische Versorgung. Stuttgart: Kohlhammer; 1993

Palmersheim K, Hines B, Olsen BL. Calcaneal fractures: update on current treatments. Clinics in Podiatric Medicine and Surgery. 2012; 29; 2: 205–220, vii

Panayi GS, Celinska E, Emery P. Seronegative and seropositive rheumatoid arthritis: similar diseases. British journal of rheumatology. 1987; 26: 172–180.

Pankhania AC, Patankar T, Du Plessis D. Neck pain: an unusual presentation of a common disease. British journal of Radiology. 2006; 79: 537–539. doi:10.1259/bjr/28763793

Papaliodis DN, Vanushkina MA, Richardson NG et al. The foot and ankle examination. The Medical Clinics of North America. 2014; 98; 2: 181–204

Patel RM, Lynch TS, Amin NH et al. The thrower's elbow. The Orthopedic Clinics of North America. 2014; 45; 3: 355–376

Pazzaglia C, Caliandro P, Aprile I et al; Multicenter study on carpal tunnel syndrome and pregnancy incidence and natural course. Italian CTS and others entrapment Study Group. Acta Neurochir Suppl. 2005; 92: 35–9

Pearce CJ, Zaw H, Calder JDF. Stress fracture of the anterior process of the calcaneus associated with a calcaneonavicular coalition: a case report. Foot & Ankle International. 2011; 32; 1: 85–88

Pegrum J, Dixit V, Padhiar N et al. The pathophysiology, diagnosis, and management of foot stress fractures. The Physician and Sportsmedicine. 2014; 42; 4: 87–99

Phillips TG, Reibach AM, Slomiany WP. Diagnosis and management of scaphoid fractures. American Family Physician. 2004; 70: 879–884

Picavet HSJ, Schouten JSAG. Musculoskeletal pain in the Netherlands: prevalences, consequences and risk groups, the DMC(3)-study. Pain 2003; 102: 167–178.

Potokar JP, Nutt DJ. Chest pain: panic attack or heart attack? International Journal of Clinical Practice. 2000; 54: 110–114

Purvis GD. Displaced, unstable ankle fractures: classification, incidence, and management of a consecutive series. Clinical Orthopaedics and Related Research. 1982; 165: 91–98

Radecki P. The familial occurrence of carpal tunnel syndrome. Muscle Nerve. 1994 Mar; 17, 3: 325–30. PMID: 8107710

Raggi A, Leonardi M, Bussone G et al. A 3-month analysis of disability, quality of life, and disease course in patients with migraine. Headache. 2013; 53: 297–309. doi:10.1111/j.1526-4610.2012.02279.x

Ramponi DR. Proximal fifth metatarsal fractures. Advanced Emergency Nursing Journal. 2013; 35; 4: 287–292

Rasmussen C, Leboeuf-Yde C, Hestbæk L et al. Poor outcome in patients with spine-related leg or arm pain who are involved in compensation claims: a prospective study of patients in the secondary care sector. Scandinavian Journal of Rheumatology. 2008; 37: 462–468. doi:10.1080/03009740802241709

Recinos G, Inaba K, Dubose J et al. Epidemiology of sternal fractures. The American Journal of Surgery. 2009; 75: 401–404

Regule D. An Update on Inflammatory Arthropathies Including Pharmacologic Management and Preoperative Considerations. Clinics in Podiatric Medicine and Surgery. 2010; 27; 2: 183–191

Rief H, Bischof M, Bruckner T et al. The stability of osseous metastases of the spine in lung cancer – a retrospective analysis of 338 cases. Radiation Oncology (London, England). 2013; 8: 200. doi:10.1186/1748-717X-8-200

Rivett DA, Shirley D, Magarey M, et al. Clinical Guidelines for Assessing Vertebrobasilar Insufficiency in the Management of Cervical Spine Disorders. Melbourne: Australian Physiotherapy Association; 2006

Rochkind S, Shemesh M, Patish H et al. Thoracic outlet syndrome: a multidisciplinary problem with a perspective for microsurgical management without rib resection. Acta Neurochirurgica. Supplement. 2007; 100: 145–147

Rosenbaum RB, Ochoa JL. Carpal tunnel syndrome and other disorders of the median nerve. 2nd ed. Boston: Butterworth Heinemann; 2002

Rosenstiel AK, Keefe FJ. The use of coping strategies in chronic low back pain patients: relationship to patient characteristics and current adjustment. Pain. 1983; 17: 33–44

Rudicel S. Arthritis of the foot. Pinpointing the disease process involved. Postgraduate Medicine. 1989; 86; 3: 122–125, 128–129, 132

Rudwaleit M, Haibel H, Baraliakos X et al. The early disease stage in axial spondylarthritis: results from the German Spondyloarthritis Inception Cohort. Arthritis & Rheumatology 2009; 60: 717–727. doi:10.1002/art.24483

Rudwaleit M, Sieper J. [Diagnosis and early diagnosis of ankylosing spondylitis]. Zeitschrift für Rheumatologie. 2004; 63: 193–202. doi:10.1007/s00393-004-0629-9

Salvi FJ, Jones JC, Weigert BJ. The assessment of cervical myelopathy. Spine. 2006; 6: 182S–189S. doi:10.1016/j.spinee.2006.05.006

Sanderlin BW, Raspa RF. Common stress fractures. American Family Physician. 2003; 68: 1527–1532

Sattler H, Schmidt KL. [Status of arthrosonography in rheumatologic diagnosis: examination technic, findings and their interpretation. I. The elbow joint]. Zeitschrift für Rheumatologie. 1986; 45; 1: 1–6

Savage P, Sharkey R, Kua T et al. Malignant Spinal Cord Compression: NICE Guidance, improvements and challenges. QJM Monthly Journal of the Association of Physicans. 2013; doi:10.1093/qjmed/hct244

Sayegh ET, Strauch RJ. Treatment of olecranon bursitis: a systematic review. Archives of Orthopaedic and Trauma Surgery. 2014; 134; 11: 1517–1536

Schlampp I, Rieken S, Habermehl D et al. Stability of spinal bone metastases in breast cancer after radiotherapy: a retrospective analysis of 157 cases. Strahlentherapie und Onkologie: Organ der Deutschen Rontgengesellschaft. 2014; 190: 792–797. doi:10.1007/s00066-014-0651-z

Sengul Y, Kara B, Arda MN. The relationship between health locus of control and quality of life in patients with chronic low back pain. Turkish Neurosurgery. 2010; 20: 180–185. doi:10.5137/1019-5149.JTN.2616-09.1

Shah A, Kirchner JS. Complex regional pain syndrome. Foot and Ankle Clinics. 2011; 16; 2: 351–366

Shiri R, Viikari-Juntura E. Lateral and medial epicondylitis: role of occupational factors. Best Practice & Research. Clinical Rheumatology. 2011; 25; 1: 43–57

Shiri R, Miranda H, Heliövaara M et al. Physical work load factors and carpal tunnel syndrome: a population-based study. Occupational and Environmental Medicine. 2009; Jun 66, 6: 368–73. doi: 10.1136/oem.2008.039719

Singh A, Das CJ, Das BK, et al. Utility of diffusion weighted imaging in diagnosing subdiaphragmatic endometriosis presenting as shoulder pain. Indian J Radiol Imaging 2017; 27: 314–317

Smidt N, van der Windt DAWM, Assendelft WJJ et al. Corticosteroid injections, physiotherapy, or a wait-and-see policy for lateral epicondylitis: a randomised controlled trial. Lancet. 2002; 359; 9307: 657–662

Smoljanovic T, Bojanic I, Pollock CL et al. Rib stress fracture in a male adaptive rower from the arms and shoulders sport class: case report. Croatian Medical Journal. 2011; 52: 644–647

Sobhani S, Dekker R, Postema K et al. Epidemiology of ankle and foot overuse injuries in sports: A systematic review. Scandinavian Journal of Medicine & Science in Sports. 2013; 23; 6: 669–686

Soh KC, Lee C. Panic attack and its correlation with acute coronary syndrome – more than just a diagnosis of exclusion. Annals, Academy of Medicine, Singapore. 2010; 39: 197–202

Solomon DH, Simel DL, Bates DW et al. The rational clinical examination. Does this patient have a torn meniscus or ligament of the knee? Value of the physical examination. JAMA: the journal of the American Medical Association. 2001; 286; 13: 1610–1620

Soucy I, Truchon M, Côté D. Work-related factors contributing to chronic disability in low back pain. Work. 2006; 26: 313–326

Stallings SP, Kasdan ML, Soergel TM et al. A case-control study of obesity as a risk factor for carpal tunnel syndrome in a population of 600 patients presenting for independent medical examination. Journal of Hand Surgery. 1997 Mar; 22, 2: 211–5

Stanton TR, Henschke N, Maher CG et al. After an episode of acute low back pain, recurrence is unpredictable and not as common as previously thought. Spine. 2008; 33: 2923–2928. doi:10.1097/BRS.0b013e31818a3167

Stecher JM, El-Khoury GY, Hitchon PW. Cervical facet joint septic arthritis: a case report. Iowa Orthopaedic Journal. 2010; 30: 182–187

Steer S, Jones H, Hibbert J et al. Low back pain, sacroiliitis, and the relationship with HLA-B27 in Crohn's disease. Journal of Rheumatology. 2003; 30: 518–522

Steingruber IE, Wolf C, Gruber H. [Stress fractures in athletes]. Radiologe. 2002; 42: 771–777

Stell IM. Septic and non-septic olecranon bursitis in the accident and emergency department–an approach to management. Journal of Accident & Emergency Medicine. 1996; 13; 5: 351–353

Stewart J, Kempenaar L, Lauchlan D. Rethinking yellow flags. Manual Therapy. 2011; 16: 196–198. doi:10.1016/j.math.2010.11.005

Stiell IG, McKnight RD, Greenberg GH et al. Implementation of the Ottawa ankle rules. JAMA. 1994; 271; 11: 827–832

Stitgen A, McCarthy JJ, Nemeth BA et al. Ulnar fracture with late radial head dislocation: delayed Monteggia fracture. Orthopedics. 2012; 35; 3: e434–437

Stochkendahl MJ, Christensen HW. Chest pain in focal musculoskeletal disorders. Medical Clinics of North America. 2010; 94: 259–273. doi:10.1016/j.mcna.2010.01.007

Stock I. [Hand, foot and mouth disease – more than a harmless "childhood disease"]. Medizinische Monatsschrift für Pharmazeuten. 2014; 37; 1: 4–10; quiz 11–12

Story J, Cymet TC. Shin splints: painful to have and to treat. Comprehensive Therapy. 2006; 32: 192–195 Literatur:

Stovner LJ, Hagen K, Jensen R et al. The Global Burden of Headache: A Documentation of Headache Prevalence and Disability Worldwide. Cephalalgia. 2007; 27: 193–210. doi:10.1111/j.1468-2982.2007.01288.x

Strayer SM, Reece SG, Petrizzi MJ. Fractures of the proximal fifth metatarsal. American Family Physician. 1999; 59; 9: 2516–2522

Streitbuerger A, Henrichs M, Gosheger G et al. Improvement of the shoulder function after large segment resection of the proximal humerus with the use of an inverse tumour prosthesis. International Orthopaedics. 2014; doi:10.1007/s00264-014-2560-2

Suarez-Almazor ME, Belseck E, Russell AS et al. Use of lumbar radiographs for the early diagnosis of low back pain. Proposed guidelines would increase utilization. JAMA. 1997; 277: 1782–1786

Sullivan MJL, Stanish WD. Psychologically based occupational rehabilitation: the Pain-Disability Prevention Program. Clinical Journal of Pain. 2003; 19: 97–104

Taneja AK, Negromonte FP, Skaf A. Stress injury of the acromion: case report and literature review. European Journal of Orthopaedic Surgery & Traumatology. 2013; 23 Suppl 2: S 189–192. doi:10.1007/s00590-013-1181-6

Tashjian RZ. Epidemiology, natural history, and indications for treatment of rotator cuff tears. Clinics in Sports Medicine. 2012; 31: 589–604. doi:10.1016/j.csm.2012.07.001

Thacker SB, Gilchrist J, Stroup DF. The prevention of shin splints in sports: a systematic review of literature. Medicine & Science in Sports & Exercise. 2002; 34: 32–40

Thomas EN, Pers YM, Mercier G et al. The importance of fear, beliefs, catastrophizing and kinesiophobia in chronic low back pain rehabilitation. Annals of Physical and Rehabilitation Medicine. 2010; 53: 3–14. doi:10.1016/j.rehab.2009.11.002

Thomas SA, Rosenfield NS, Leventhal JM. Long-Bone Fractures in Young Children: Distinguishing Accidental Injuries From Child Abuse. Pediatrics. 1991; 88: 471–476

Thomsen JF, Gerr F, Atroshi I. Carpal tunnel syndrome and the use of computer mouse and keyboard: a systematic review. BMC Musculoskeletal Disorders. 2008 Oct 6;9:134. doi: 10.1186/1471-2474-9-134. Review. PMID: 18838001

Thompson TC, Doherty JH. Spontaneous rupture of tendon of Achilles: a new clinical diagnostic test. The Journal of Trauma. 1962; 2: 126–129

Tibor LM, Sekiya JK. Differential Diagnosis of Pain Around the Hip Joint. Arthroscopy: The Journal of Arthroscopic & Related Surgery. 2008; 24; 12: 1407–1421

Tijssen M, van Cingel R, Willemsen L et al. Diagnostics of Femoroacetabular Impingement and Labral Pathology of the Hip: A Systematic Review of the Accuracy and Validity of Physical Tests. Arthroscopy: The Journal of Arthroscopic & Related Surgery. 2012; 28; 6: 860–871

Tu P, Bytomski JR. Diagnosis of heel pain. American Family Physician. 2011; 84; 8: 909–916

Turgut M. Complete recovery of acute paraplegia due to pyogenic thoracic spondylodiscitis with an epidural abscess. Acta Neurochirurgica. (Wien) 2008; 150: 381–386. doi:10.1007/s00701-007-1485-6

Uitvlugt G, Indenbaum S. Clinical assessment of atlantoaxial instability using the Sharp-Purser test. Arthritis & Rheumatology. 1988; 31: 918–922

Unay K, Gokcen B, Ozkan K. Examination tests predictive of bone injury in patients with clinically suspected occult scaphoid fracture. Injury. 2009; 40: 1265–1268

Unterscheider J, Kamal Y, Colville J, et al. Shoulder pain and diaphragmatic endometriosis. Eur J Obstet Gynecol Reprod Biol 2010; 153: 109–110

Van Dam van Isselt EF, Groenewegen-Sipkema KH, Spruit-van Eijk M et al. Pain in patients with COPD: a systematic review and meta-analysis. BMJ Open. 2014; 4: e005898. doi:10.1136/bmjopen-2014-005898

Van den Bekerom MPJ, Kerkhoffs GMMJ, McCollum GA et al. Management of acute lateral ankle ligament injury in the athlete. Knee surgery, sports traumatology, arthroscopy: official journal of the ESSKA. 2013; 21; 6: 1390–1395

Van den Berg B, Walgaard C, Drenthen J et al. Guillain-Barré syndrome: pathogenesis, diagnosis, treatment and prognosis. Nature Reviews. Neurology. 2014; 10; 8: 469–482

Van Rijn RM, Huisstede BM, Koes BW et al. Associations between work-related factors and the carpal tunnel syndrome – a systematic review. Scandinavian Journal of Work, Environment & Health. 2009; Jan 35, 1: 19–36

Van Sonhoven F, Geusens E, Nijs S. Osteochondrosis dissecans of the elbow. JBR-BTR: organe de la Société royale belge de radiologie (SRBR) = orgaan van de Koninklijke Belgische Vereniging voor Radiologie (KBVR). 2009; 92; 4: 207–210

Van Tulder M, Becker A, Bekkering T et al. Chapter 3. European guidelines for the management of acute nonspecific low back pain in primary care. European Spine Journal. 2006; 15 Suppl 2: S 169–91. doi:10.1007/s00586-006-1071-2

Van Wissen M, Gerdes VEA, van Gorp ECM et al. Unusual presentation of Lemierre's syndrome: two cases and a review. Blood Coagulation & Fibrinolysis. 2009; 20: 466–469. doi:10.1097/MBC.0b013e32832dc312

Vander Cruyssen B, Vastesaeger N, Collantes-Estévez E. Hip disease in ankylosing spondylitis. Current Opinion in Rheumatology. 2013; 25; 4: 448–454

Vassal M, Lonjon G, Knafo S et al. Surgical treatment of thoracic spine fractures. Outcomes on 50 patients at 23 months follow-up. Orthopaedics & Traumatology: Surgery & Research. 2014; 100: 475–480. doi:10.1016/j.otsr.2014.05.007

Viikari-Juntura E, Kurppa K, Kuosma E et al. Prevalence of epicondylitis and elbow pain in the meat-processing industry. Scandinavian Journal of Work, Environment & Health. 1991; 17; 1: 38–45

Vlaeyen JW, Kole-Snijders AM, Rotteveel AM et al. The role of fear of movement/(re)injury in pain disability. Journal of Occupational Rehabilitation. 1995; 5: 235–252. doi:10.1007/BF02109988

Wand BM, James M, Abbaszadeh S, et al. Assessing self-perception in patients with chronic low back pain: development of a back-specific body-perception questionnaire. *J Back Musculoskelet Rehabil* 2014; 27: 463–473.

Waddell G, McCulloch JA, Kummel E et al. Nonorganic physical signs in low-back pain. Spine. 1980; 5: 117–125

Waddell G, Newton M, Henderson et al. A Fear-Avoidance Beliefs Questionnaire (FABQ) and the role of fear-avoidance beliefs in chronic low back pain and disability. Pain. 1993; 52: 157–68

Walling AK, Gasser SI. Soft-tissue and bone tumors about the foot and ankle. Clinics in Sports Medicine. 1994; 13; 4: 909–938

Waltzman ML, Shannon M, Bowen AP et al. Monkeybar injuries: complications of play. Pediatrics. 1999; 103; 5: e58

Wang VY, Chou D, Chin C. Spine and spinal cord emergencies: vascular and infectious causes. Neuroimaging Clinics of North America. 2010; 20: 639–650. doi:10.1016/j.nic.2010.07.006

Wang X, Chang S, Yu G et al. Clinical value of the Ottawa ankle rules for diagnosis of fractures in acute ankle injuries. PloS One. 2013; 8; 4: e63228

Wasserman BR, Moskovich R, Razi AE. Rheumatoid arthritis of the cervical spine – clinical considerations. Bulletin of the NYU hospital for joint diseases. 2011; 69: 136–148

Weaver BA. Herpes zoster overview: natural history and incidence. Journal of the American Osteopathic Association. 2009; 109: S 2–6

Wells PS, Owen C, Doucette S. Does this patient have deep vein thrombosis? JAMA. 2006; 295: 199–207.

Wertli MM, Burgstaller JM, Weiser S et al. Influence of catastrophizing on treatment outcome in patients with nonspecific low back pain: a systematic review. Spine. 2014; 39: 263–273. doi:10.1097/BRS.0000000000000110

Wetterkamp D, Rieger H, Brug E. [100 years tendovaginitis stenosans de Quervain – review of the literature and personal results]. H Handchirurgie, Mikrochirurgie, plastische Chirurgie: Organ der Deutschsprachigen Arbeitsgemeinschaft für Handchirurgie. 1997; 29: 214–217

Williams CM, Henschke N, Maher CG et al. Red flags to screen for vertebral fracture in patients presenting with low-back pain. Cochrane Database Syst. Rev. 1. 2013; CD008643. doi:10.1002/14651858.CD008643.pub2

Winters M, Eskes M, Weir A. Treatment of medial tibial stress syndrome: a systematic review. Sports Medicine New Zealand. 2013; 43: 1315–1333

Wong DA, Fornasier VL, MacNab I. Spinal metastases: the obvious, the occult, and the impostors. Spine. 1990; 15, 1–4

Wong JC, Abraham JA. Upper Extremity Considerations for Oncologic Surgery. Orthopedic Clinics of North America. 2014; 45; 4: 541–564

Woolf AD, Pfleger B. Burden of major musculoskeletal conditions. Bulletin of the World Health Organization. 2003; 81: 646–656

Yarbrough CK, Murphy RKJ, Ray WZ et al. The natural history and clinical presentation of cervical spondylotic myelopathy. Advances in Orthopedics. 2012, 480643. doi:10.1155/2012/480643

Yazawa Y, Frassica FJ, Chao EY. Metastatic bone disease. A study of the surgical treatment of 166 pathologic humeral and femoral fractures. Clinical Orthopaedics and Related Research. 1990; 251: 213–219

Young WB. The clinical diagnosis of myelopathy. Semin. Ultrasound. CT MR. 1994; 15: 250–254

Yun AG, Figgie M, Dorr LD et al. Hip disease in juvenile rheumatoid arthritis. Orthopedics. 2006; 29; 3: 233–239; quiz 240–241

Zadnik PL, Hwang L, Ju DG et al. Prolonged survival following aggressive treatment for metastatic breast cancer in the spine. Clinical & Experimental Metastasis. 2014; 31: 47–55. doi:10.1007/s10585-013-9608-3

3 Screening der Körpersysteme

3.1 Screening bei Verdacht auf eine Erkrankung des kardiovaskulären Systems

3.1.1 Einleitung

Kardiovaskuläre Erkrankungen, also Erkrankungen des Herzens, des arteriellen und des venösen Systems, sind die häufigste Todesursache in Deutschland. In den vergangenen Jahren ist ein Rückgang der Mortalität zu verzeichnen, insbesondere die Prävalenz koronarer Herzerkrankungen ist rückläufig [Gößwald, 2013]. Für das physiotherapeutische Screening von Bedeutung, weil sich Symptome als „muskuloskeletal" präsentieren können, sind insbesondere:

- Bei Symptomen in der HWS, BWS, Schulter/Arm, Kiefer:
  - Herzinfarkt,
  - Herzinsuffizienz,
  - Herzrhythmusstörungen,
  - entzündliche Herzerkrankungen.
- Bei Symptomen in der BWS und LWS:
  - abdominelles Aortenaneurisma
- Bei Symptomen in Gesäß, Armen und Beinen:
  - Thrombose,
  - Arterielle Verschlusskrankheit,
  - akuter arterieller Verschluss,
  - Raynaud-Syndrom,
- Bei Symptomen, die den gesamten Bewegungsapparat, bzw. eine Körperhälfte betreffen:
  - Schlaganfall

3.1.2 Die wichtigsten Screeningfragen für das kardiovaskuläre System

Die im Folgenden vorgeschlagenen Screeningfragen sind dazu geeignet, eine effiziente Übersicht über eine mögliche Beteiligung des kardiovaskulären Systems zu den aktuellen Symptomen zu erhalten. Abhängig von der klinischen Präsentation des Patienten sind genauere Differenzierungen der Symptome notwendig. Die Liste kann beliebig erweitert werden.

► Fragen zur allgemeinen Gesundheit

- Müdigkeit, verminderte Leistungsfähigkeit,
- allgemeines Krankheitsgefühl,
- Fieber/Schüttelfrost/Schweißausbrüche,
- Übelkeit/Erbrechen,
- Schwindel/Benommenheit,
- Erkennungsvermögen/Wahrnehmung.

► Fragen zum Herz-Kreislauf-System

- Atemnot,
- Atemnot im Liegen,
- Herzrasen, Herzrhythmusstörungen,
- nächtliches Wasserlassen,
- Ödeme (untere Extremität und gestaute Halsvenen),
- Schmerz/Schweißausbrüche,
- kalte Hände/Füße,
- Hautverfärbungen: rötlich oder bläulich,
- Offene Wunden/Gangrän,
- Husten,
- gastrointestinale (z. B. Appetitlosigkeit als Zeichen für Ösophagusvarizen) und Nierensymptome.

► Weitere Risikofaktoren für kardiovaskuläre Erkrankungen (www.world-heart-federation.org)

- Bluthochdruck,
- Übergewicht und ungesunde Ernährung,
- Cholesterin,
- Diabetes,
- Alter,
- Bewegungsarmut, sitzende Tätigkeit,
- Stress,
- Rauchen,
- Alkohol,
- Familiengeschichte von kardiovaskulären Erkrankungen.

3.1.3 Häufige kardiovaskuläre Erkrankungen mit muskuloskeletaler Symptompräsentation

Herzerkrankungen

Aufgrund seiner Lokalisation verursacht das Herz oft Symptome im Bereich der Brustwirbelsäule, des Sternums und der kostochondralen Gelenke. Ausstrahlende Beschwerden können sehr individuell verteilt und sowohl alters- als auch geschlechtsabhängig sein [Shehab, 2013]. ► Abb. 3.1 und ► Abb. 3.2 zeigen z. B. die mögliche Verteilung von Angina pectoris und Herzinfarktsymptomen bei Männern und Frauen. Daraus geht hervor, dass die als typisch bekannte Schmerzausstrahlung in den linken Arm vor allem bei Männern zu der klas-

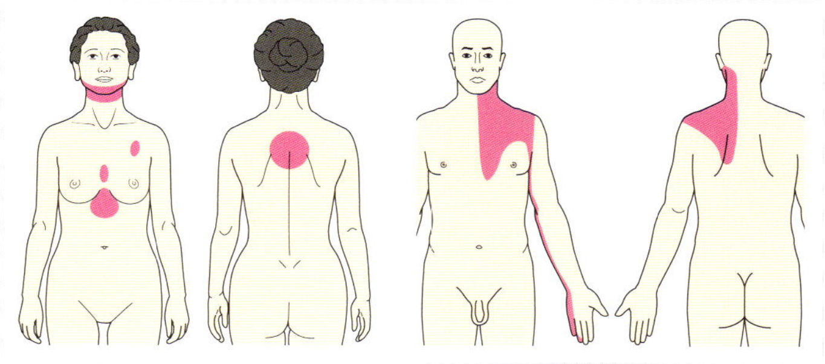

Abb. 3.1 Präsentation Angina pectoris bei Frauen (links) und Männern und Frauen (rechts). (Goodman Snyder)

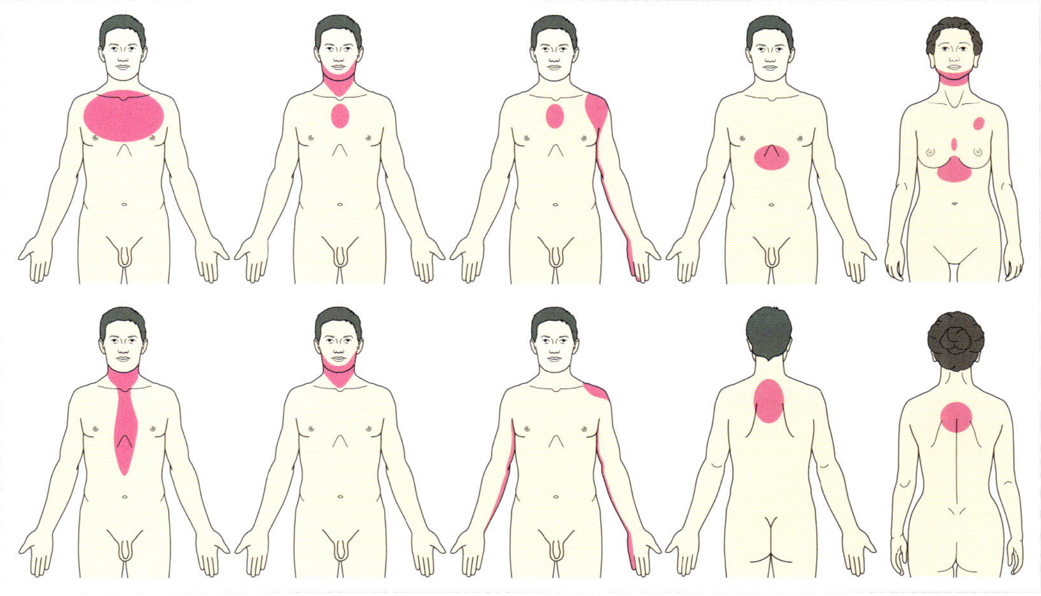

Abb. 3.2 Verteilung der Symptome bei Herzinfarkt. Ganz rechts (oben/unten) eine Verteilung, die nur auf Frauen zutrifft. (Goodman Snyder)

sischen Symptomverteilung gehört, Frauen jedoch auch oft Symptome im Kieferbereich angeben. Die Schmerzqualität bei Herzerkrankungen wird meist als drückend, ziehend oder stechend und bedrohlich angegeben, kann jedoch von Frauen z. B. beschrieben werden als „wie das Einatmen von kalter Luft". Das Symptomverhalten ist bewegungsabhängig, jedoch nur begrenzt bewegungsspezifisch, d. h. Symptome verschlechtern sich mit Aktivitäten, die das kardiovaskuläre System belasten, wie z. B. Treppe steigen, Laufen, Radfahren, sind aber unabhängig von der Bewegungsrichtung (Extension, Flexion, Rotation). Es kann eine Positions- bzw. Lageabhängigkeit im Sinne von Symptomverstärkungen bei Umkehrhaltungen (Kopf niedriger als das Herz) und Positionen des erhöhten Drucks (z. B. Bauchlage, Päckchensitz) vorhanden sein. Unspezifische Symptome wie verminderte Belastbarkeit, Müdigkeit, „außer Atem sein" etc. können bei BWS-Symptomen entscheidende Warnsignale für eine Herzerkrankung sein. Die Lebenszeitprävalenz des Herzinfarktes in der Altersgruppe 40–80 Jahre beträgt 4,7 % (Frauen 2,5 %; Männer 7 %) [Gößwald, 2013]. 60 % der Herzinfarkte ereignen sich im Haus des Patienten. Oft treten Herzinfarkte in den frühen Morgenstunden auf. Der Herzinfarkt ist nach der chronischen ischämischen Herzkrankheit die zweithäufigste Todesursache in Deutschland mit etwa 50.000 Fällen pro Jahr (http://www.gbe-bund.de).

► Präsentation/Leitsymptome Herzinfarkt

- Heftiger, lang anhaltender Brustschmerz mit Ausstrahlungen zwischen die Schulterblätter, in Arm, Kiefer oder Oberbauch,
- Übelkeit, Erbrechen,
- keine Besserung auf Nitrate und Ruhe,
- Vernichtungsgefühl, starke Unruhe, Todesangst,
- Herzrhythmusstörungen (evtl. unbemerkt),
- evtl. Atemnot, kurz dauernder Schweißausbruch, Schwindel.

In knapp 20 % der Fälle, besonders bei langjährigen Diabetikern, verläuft der Infarkt ohne die typischen Angina-pectoris-Schmerzen als *stummer Infarkt.* Alle anderen Symptome bleiben erhalten, werden aber oft fehlinterpretiert. Ursache ist eine diabetisch bedingte Schädigung der schmerzleitenden Nervenfasern (cave: geriatrische Patienten).

Tab. 3.1 Weitere Herzerkrankungen im Überblick

Erkrankung	Symptome	Ursachen	Komplikation
Herzinsuffizienz: Links-Herzinsuffizienz	Dyspnoe bis Orthopnoe, hartnäckiger Husten, evtl. Zyanose	KHK, Herzinfarkt, arterielle Hypertonie, Rhythmusstörungen	Lungenödem
Rechts-Herzinsuffizienz	Ödeme: • Knöchel und Unterschenkel, • im Liegen an der Rückseite des Körpers (Anasarka): Gestaute Halsvenen, Zyanose, gastrointestinale Symptome, Störung der Nierenfunktion, Leber- und Milzvergrößerungen	Linksherzinsuffizienz, Lungenerkrankungen, Klappenfehler, Rhythmusstörungen	Aszites, Nieren-, Leberversagen, Ateminsuffizienz
Herzrhythmusstörungen: Supraventrikuläre Extrasystolen	Pulsunregelmäßigkeiten, „Herzstolpern“	Infarkt, entzündliche Herzerkrankungen, Herzfehler, Hypokaliämie, psychovegetative Einflüsse	selten: Thrombosebildung im Vorhof
Ventrikuläre Extrasystolen	Pulsunregelmäßigkeiten, „Herzstolpern“	Koronare Herzerkrankung (KHK), entzündliche Herzerkrankungen, Elektrolytstörungen	lebensbedrohliches Kammerflimmern
Sinustachykardie	„Herzrasen“, Ruhepuls über 100 Schläge pro Minute	Fieber (10 Schläge je 1°C Temperaturerhöhung), Koffein, Alkohol, Schilddrüsenüberfunktion, Herzerkrankung, kardiogener Schock	
Sinusbradykardie	Ruhepuls unter 60 Schläge pro Minute	Schilddrüsenunterfunktion, Sinusknotenschädigung, bestimmte Medikamente (z. B. Betablocker, Digitalis)	Synkopen
Paroxysmale Tachykardien	anfallsweises Herzjagen mit Frequenzen von 150–200/min	Veränderungen am AV-Knoten, zusätzliche Leitungsbahnen (z. B. WPW-Syndrom), Myokarditis, KHK, Herzklappenfehler	Synkopen, selten Übergang zum Kammerflimmern
Ventrikuläre paroxysmale Tachykardie	Herzjagen	Herzinfarkt, KHK, Myokarditis	Blutdruckabfall, Kreislaufschock, Kammerflimmern
Vorhofflimmern	absolute Arrythmie, Schwindel, Blutdruckabfall	KHK	Thrombenbildung im linken Vorhof, periphere Embolien in den Extremitäten, Hirnembolien mit Schlaganfall

Tab. 3.1 Fortsetzung

Erkrankung	Symptome	Ursachen	Komplikation
Kammerflimmern	Synkope	KHK	Herz-Kreislauf-Stillstand
AV-Block	unregelmäßiger Puls, Synkope	KHK, Digitalistherapie	Herzinsuffizienz, Adams-Stokes-Anfall
Adams-Stokes-Anfall	Pulslosigkeit (Karotispuls), Fehlen der Herztöne, Bewusstlosigkeit (keine Reaktion auf Ansprache oder Schmerzreize), Fehlen der Atmung, weite und lichtstarre Pupillen (nach ca. 1–2 Minuten).	Akuter Herzinfarkt mit Komplikationen (Kammerflimmern, Asystolie), schwere Lungenembolie, Schock, Elektrounfall, Blitzschlag	irreversible Hirnschädigung (3–5 min)
Entzündliche Herzerkrankungen Bakterielle Endokarditis	Fieber und Schüttelfrost, (neue) Herzgeräusche, Mikroembolien in Fingern und Gehirn durch „abgeschossene" Bakterien, BSG-Erhöhung, Leukozytose, Erregernachweis in der Blutkultur, TEE: Auflagerungen auf den Herzklappen	Streptokokkenstreuung aus dem HNO-Bereich	Gehirn-, Nieren- und Milzembolien, Herzrhythmusstörungen, Herzinsuffizienz mit kardialer Dekompensation, schwerste Klappenschäden
Rheumatoide Endokarditis	Fieber, Polyarthritis, Erythema anulare rheumaticum, Erythema nodosum, Chorea minor (fast nur bei Kindern), BSG-Erhöhung, Nachweis von Antikörpern gegen Streptokokken	etwa 10–20 Tage nach einem Streptokokken-Infekt	Zerstörung der Herzklappen (Klappeninsuffizienz u/o Stenose)
Myokarditis	sehr variabel	Virusinfektionen (am häufigsten, z. B. Coxsackie-, Grippeviren), bakterielle Infektionen (Diphtherie, Tuberkulose, Scharlach), rheumatisch, toxisch (Alkohol, bestimmte Medikamente), Protozoen (Toxoplasmose), Parasiten	tödliche Rhythmusstörungen, schwere Herzinsuffizienz, Kardiomyopathie
Akute Perikarditis	Thoraxschmerzen, gestaute Halsvenen, „Perikardreiben" in der Auskultation	Infekte als Begleitsymptom eines Herzinfarktes, rheumatisch, bei Autoimmunerkrankungen, nach Strahlentherapie	Abfall von Blutdruck und Schlagvolumen, Herzinsuffizienz, in schweren Fällen Herzstillstand
Arterielle Hypertonie	Kopfschmerz, Schwindel, Nackenschmerzen, Atemnot bei Belastung, Zeichen einer Angina pectoris, Sehstörungen	primäre (essenzielle) Hypertonie (95 % der Erwachsenen), sekundäre, renale, endokrine, kardiovaskuläre Gestationshypertonie, medikamenteninduzierte Hypertonie	Organschäden an Herz, Lunge, Niere, Auge, Gehirn, Aorta
Hypertensive Krise	Werte über 220/120	Unbehandelte Hypertonie, Weglassen eines Antihypertensivums, Medikamente (z. B. Antirheumatikum)	Herzinfarkt, Herzinsuffizienz, Schlaganfall

BSG = Blutkörperchensenkungsgeschwindigkeit; TEE = transösophageale Echokardiografie

Untersuchungsmethoden bei Verdacht auf eine bestehende Herzerkrankung

► **Physiotherapeutisch durchführbare Diagnostik**

► **Pulsmessung.** Verschiedene Eigenschaften der Pulswelle werden als Pulsqualitäten bezeichnet:

- Pulsfrequenz: Zahl der Pulsschläge pro Minute, normal sind ca. 70,
- Pulsrhythmus: regelmäßig (rhythmisch)/unregelmäßig (arrhythmisch),
- Pulsdefizit: Differenz zwischen Herzfrequenz und peripher tastbarem Puls bei Herzkontraktionen, die so schwach sind, dass sie die peripheren Gefäße nicht erreichen,
- Pulsamplitude: Unterschied zwischen minimalem und maximalen Pulsdruck, z. B. fadenförmiger Puls (bei Schock, Kollaps),
- Pulsspannung: weicher und harter Puls (bei Hypo- bzw. Hypertonie).

► **Blutdruckmessung.** Ideal ist ein Blutdruck um 120/80 mmHg. Eine dauerhafte Erhöhung des Blutdrucks über 140/90 mmHg bezeichnet man als (arterielle) Hypertonie, eine Erniedrigung des Blutdrucks unter 105/60 mmHg (mit gleichzeitigen Beschwerden) als (arterielle) Hypotonie.

► **Auskultation.** Unter Auskultation versteht man das Abhören der Herztöne mittels eines an der Brustwand aufgesetzten Stethoskops. Man hört einen ***ersten Herzton*** zu Beginn der ***Systole*** (Schluss der Segelklappen und Kontraktion der Kammern) und einen ***zweiten Herzton*** zu Beginn der ***Diastole*** (Schluss der Taschenklappen). Darüber hinaus hörbare Herztöne oder ***Herzgeräusche*** können auch beim Gesunden vorkommen, sind aber beim Erwachsenen oft krankhaft.

► **Zusätzliche ärztliche Diagnostik**

► **Elektrokardiogramm (EKG).** Beim EKG wird die Stromflusskurve des Herzens abgeleitet. Das EKG gibt Aufschluss über Rhythmus- und Reizleitungsstörungen sowie Sauerstoffmangelzustände des Herzmuskels. Sonderformen sind das Langzeit-EKG (über 24 Stunden), das Belastungs-EKG (während körperlicher Anstrengung) und das Ösophagus-EKG (von der Speiseröhre aus abgeleitet).

► **Monitoring.** Monitoring ist die fortlaufende apparative Überwachung (Blutdruck, Puls, EKG, evtl. EEG) lebenswichtiger Funktionen, besonders bei akuten Herz-Kreislauf-Erkrankungen.

► **Zentraler Venendruck (ZVD).** Bei der Messung des ZVD wird der Blutdruck im rechten Vorhof bzw. in den herznahen Venen gemessen. Der ZVD beträgt normalerweise 2–12 cm Wassersäule (1,5–9 mm Quecksilbersäule) und ist ein Maß für die Funktion vor allem des rechten Herzens und für den Füllungszustand des venösen Systems. Besonders bei Intensivpatienten mit instabiler Kreislaufsituation ist die ständige Kontrolle des ZVD notwendig.

► **Röntgenaufnahmen.** Eine Röntgenleeraufnahme des Thorax gibt Informationen über Form und Größe von Herz und herznahen Gefäßen.

► **Herzkatheteruntersuchungen.** Ein Katheter wird über periphere Gefäße bis zum Herzen vorgeschoben. So können nicht nur Drücke gemessen werden, sondern bei der Linksherzkatheteruntersuchung durch Kontrastmittelinjektion über den Katheter auch die Herzräume oder die Koronargefäße (Koronarangiographie) dargestellt werden.

Die Koronarangiographie ist wichtig für die Diagnostik einer koronaren Herzkrankheit.

► **Myokardszintigrafie.** Dem Patienten wird während körperlicher Belastung eine radioaktiv markierte Substanz injiziert, und deren Aufnahme in den Herzmuskel wird szintigraphisch registriert. Dies dient dem Nachweis einer koronaren Herzkrankheit und der Unterscheidung zwischen lebendem und abgestorbenem Herzmuskelgewebe.

► **Myokardbiopsie.** Es wird eine Probe aus dem Herzmuskelgewebe entnommen und zum Nachweis spezieller Veränderungen der Zellstruktur (Kardiomyopathien, Entzündungen) histologisch untersucht.

► **Echokardiographie.** Ultraschalluntersuchung des Herzens, gibt Auskunft über:

- die Beweglichkeit und Funktionsfähigkeit des Herzens und der Herzklappen
- die Dicke der Herzwände
- die Pumpleistung des Herzens

Eine Farb-Doppler-Echokardiographie misst zusätzlich die Geschwindigkeit und Richtung des Blutflusses im Herzen.

► **Die am häufigsten verordneten Medikamente bei Herzerkrankungen**

- Sartane,
- Beta-Blocker,

- Diuretika,
- Digitalis,
- Nitrate,
- Ivabradin,
- ACE-Hemmer.

▶ **Nebenwirkungen.** Zahlreich, teils gefährlich, mit geringer therapeutischer Breite (schmale Spanne zwischen richtiger Dosierung und Überdosierung mit Nebenwirkungen):

- Herzrhythmusstörungen (Extrasystolen),
- Reizleitungsstörungen (atrioventrikulärer Block; AV-Block),
- Appetitlosigkeit, Übelkeit und Erbrechen,
- Sehstörungen (Augenflimmern, Gelbsehen).

Erkrankungen des vaskulären Systems

Unterschieden werden Erkrankungen des arteriellen und des venösen Systems. Die vaskuläre Erkrankung mit der höchsten Sterblichkeitsrate ist der Schlaganfall [Lloyd_Jones, 2010]. Bei einigen vaskulären Erkrankungen besteht im Frühstadium eine hohe Verwechslungsgefahr mit muskuloskeletalen Symptomen, z. B. Bein-/Arm-Schmerz bei arterieller Verschlusskrankheit oder Thrombose (s. ▶ Tab. 3.2). Abdominale Aortenaneurysmen (▶ Abb. 3.3) präsentieren sich häufig initial als BWS/LWS-Schmerz.

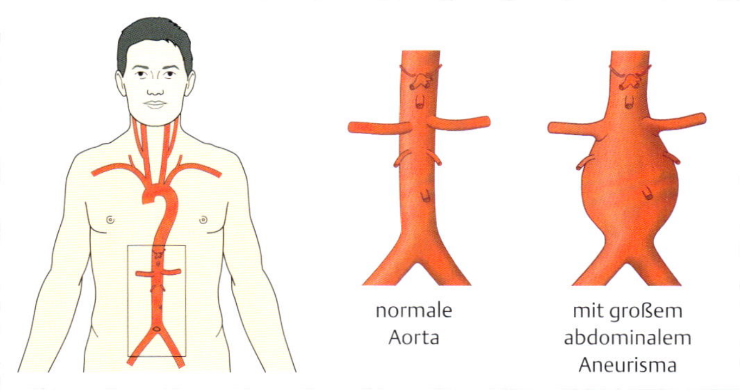

Abb. 3.3 Aortenaneurysma.

Tab. 3.2 Die häufigsten peripher vaskulären Erkrankungen mit muskuloskeletaler Präsentation

Erkrankung	Symptome	Ursachen
Bauchaortenaneurysma	Kleine Aneurysmen machen meist keine Beschwerden. Bei großen Aneurysmen: Schmerzen durch die zunehmende Raumforderung.	Arteriosklerose, Hypertonie, angeborene Gefäßwandschwäche, Entzündungen
Chronische arterielle Verschlusskrankheit (CAVK)	Beckentyp (Verschluss der Bauchaorta oder der Iliakalgefäße): Schwächegefühl in den Beinen Impotenz Schmerzen in Hüft-, Becken- und Oberschenkelmuskulatur Oberschenkeltyp (Verschluss der A. femoralis): typische Gehschmerzen in der Wadenmuskulatur (Claudicatio intermittens) Kältegefühl und Kribbeln der Füße (ca. 50 %) Unterschenkeltyp (Verschluss im Bereich der Wade): schlecht heilende Wunden an den Füßen Drucknekrosen an der Ferse (ca. 20 %) Hirnarterien: zerebrovaskuläre Insuffizienz, birgt die Gefahr eines Schlaganfalls.	Arteriosklerose, Nikotinabusus, (arterielle) Hypertonie, Diabetes mellitus, erhöhte Blutfette, seltener entzündliche Ursache: Endangiitis obliterans Panarteriitis nodosa

Tab. 3.2 Fortsetzung

Erkrankung	Symptome	Ursachen
Akuter arterieller Verschluss: Plötzlicher Verschluss einer Arterie, in ca. 80 % durch einen eingeschwemmten Embolus. In den meisten Fällen handelt es sich dabei um ein Blutgerinnsel (Thrombus), das sich im linken Herzen gebildet oder von einer Gefäßwand abgelöst hat.	Beinarterienverschluss: Plötzlicher, starker Schmerz (Pain) Blässe des Beins (Paleness) Gefühllosigkeit (Parästhesie) Pulslosigkeit (Pulslessness) Bewegungslosigkeit (Paralyse) Schock (Prostration) Hirnarterienverschluss: meist A. cerebri media Schlaganfall mit neurologischen Ausfällen (Halbseitenlähmung, Sprachstörungen) als Leitsymptom. Mesenterialarterienverschluss: Verschluss einer Arterie des Darmgekröses dramatisches Krankheitsbild mit einer hohen Letalität (bis zu 90 %!) Betroffen sind meist ältere Patienten in einem ohnehin schon schlechten Allgemeinzustand. plötzlicher, heftiger Bauchschmerz Übelkeit, evtl. Schock scheinbare Besserung über mehrere Stunden, dann paralytischer Ileus, akutes Abdomen, Durchwanderungsperitonitis	Thrombenbildung im Herzen: meist Blutstromveränderungen durch Infarkt Klappenschäden Rhythmusstörungen Thrombotischen Verschluss einer bereits durch AVK veränderten Arterie Selten eine Luft-, Fett- oder Fremdkörperembolie Arterielle Verschlüsse im Bereich der oberen Extremitäten sind selten (Ausnahme: intravenöser Drogenabusus).
Raynaud-Syndrom: Gefäßerkrankung mit anfallsartigen Durchblutungsstörungen der Finger, überwiegend bei Frauen.	Trikolore der Finger: Plötzliche Blässe der Finger (Weißfingerkrankheit) mit anschließender Blaufärbung, zuletzt Rötung (fehlt oft bei der sekundären Form) Schmerzen, Taubheitsgefühl bei sekundären Formen im Spätstadium Nagel- und Fingerkuppen-Veränderungen (Rattenbissnekrosen)	Primäres Raynaud-Syndrom: funktionell (Kälte, Angst) Sekundäres Raynaud-Syndrom: bei einer anderen Grundkrankheit (Kollagenosen, Sklerodermie), durch Medikamente (Vasokontriktoren)
Thrombosen des Venensystems: Phlebothrombose (Tiefe Venenthrombose)	Meistens ist von der Thrombose nur eine Extremität betroffen. Dort finden sich: einseitige Beinschwellung mit leichter Blaufärbung Schweregefühl Erwärmung evtl. Schmerzen	Virchow-Trias: Veränderungen des Blutstroms Veränderungen der Blutzusammensetzung Veränderungen der Gefäßinnenwand Erblich erhöhte Gerinnungsneigung (Thrombophilie), Bettlägerigkeit, postoperativ, Ovulationshemmer (Pille), Schwangerschaft und Wochenbett, länger dauernde Glukokortikoidtherapie, zu starke Behandlung mit Diuretika (Hämatokriterhöhung), bestimmte bösartige Erkrankungen, Bewegungsmangel, höheres Lebensalter, Fettleibigkeit
Oberflächliche Thrombophlebitis (lokale Entzündung und einen thrombotischen Verschluss einer oberflächlichen, subkutanen Vene)	Dick tastbarer, druckschmerzhafter harter Venenstrang, Rötung und Schwellung in der Umgebung.	Lokale Reizungen (Venenverweilkatheter), oberflächliche Varizen

Tab. 3.2 Fortsetzung

Erkrankung	Symptome	Ursachen
Paget-von-Schroetter-Syndrom = Armvenenstau (akute Thrombose der V. subclavia und/oder V. axillaris)	akut auftretende Schmerzen, Schwellung mit livider Verfärbung des betroffenen Armes, Verstärkung unter Belastung	Halsrippe, Aneurysma der A. subclavia, Überanstrengung bei Tennis und Kegeln, peripher-zentrale Venenkatheter, Ovulationshemmer

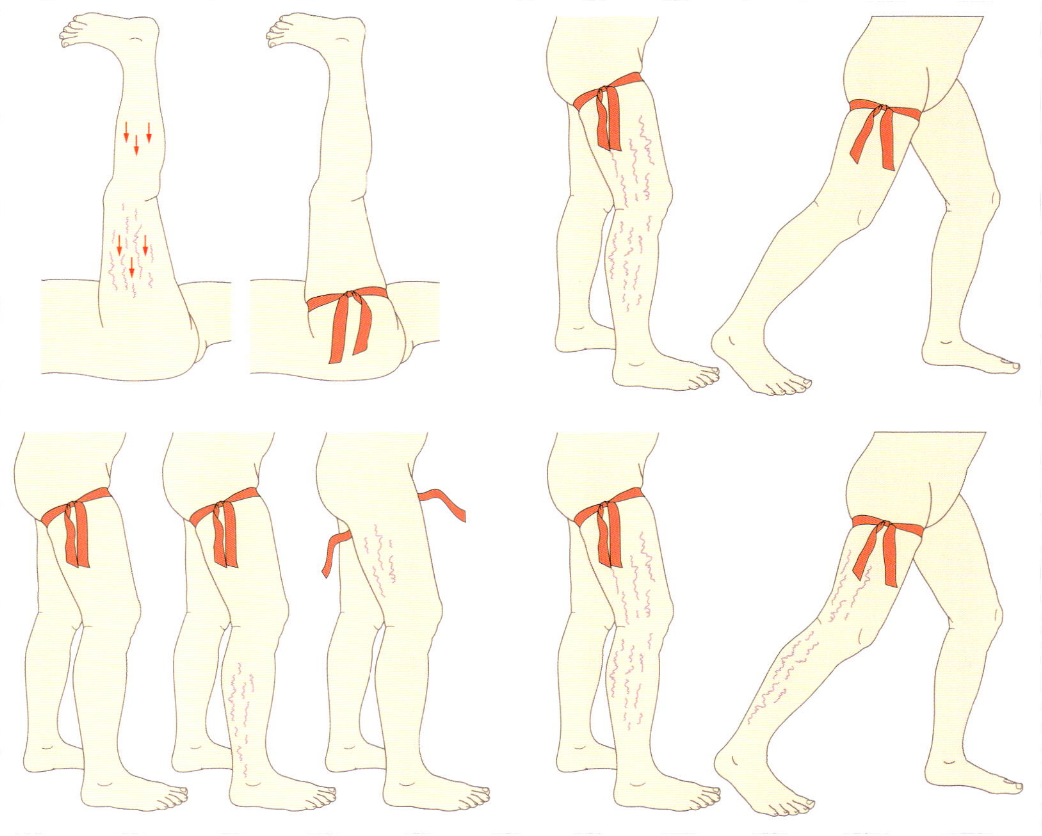

Abb. 3.4 Trendelenburg- und Perthes-Test.

Untersuchungsmethoden bei Verdacht auf eine Erkrankung des vaskulären Systems

▶ Physiotherapeutisch durchführbare Untersuchungen

- Fuß-/Armpulse messen (AVK und Thrombose),
- Trendelenburg- und Perthes-Test (▶ Abb. 3.4), Trendelenburg-Test: der Test ist positiv, wenn eine Venenfüllung trotz Kompression in weniger als 30 Sekunden nach dem Aufstehen zu beobachten ist (tiefe Venenklappen insuffizient), oder sollte dieser Teil negativ sein, wenn nach dem Lösen der Kompression eine plötzliche Füllung der oberflächlichen Venen zu beobachten ist (Insuffizienz der oberflächlichen Venenklappen). Perthes-Test: beim Stauen füllen sich oberflächliche Venen zunächst, sollen sich aber bei Bewe-

gung (Gehen oder Zehenstand) leeren. Sollte eine weitere Füllung zu beobachten sein, weist dies auf eine Insuffizienz der tiefen Venenklappen hin.
- Ratschow-Test (bei AVK) (▶ Abb. 2.55, ▶ Abb. 2.65; ▶ Abb. 2.66),
- Umfangmessungen der oberen/unteren Extremität (Thrombose),
- Palpation: periphere Gefäßverdickungen, Schwellungen, Hauttemperatur (Thrombose, AVK).

Schlaganfall-Screeningtest (Face-Arm-Speech-Test)
- Symmetrie des Gesichtes beim Lächeln,
- Symmetrie der Armbewegungen bei Armelevation,
- einen einfachen Satz nachsprechen, z. B. „Einen sauren Apfel essen", um Sprachstörungen festzustellen.

Aortenaneurysma-Screening
- Inspektion: Ist im Verlauf der abdominalen Aorta ein Pulsschlag sichtbar?
- Palpation: Pulsierende Masse von lateral nach medial palpieren. Verlauf ab Rippenbogen bis Bifurkation folgen und in Richtung beider Beckenkämme weiterverfolgen. Ein Aortendurchmesser von > 5 cm ist ein positiver Befund.
- Abhorchen (▶ Abb. 3.5): Das Stethoskop ohne Druck aufsetzen. Es sollte kein Turbulenzgeräusch hörbar sein.

Die Kombination aus Inspektion, Palpation und Auskultation ist bei Patienten mit einem Bauchumfang von < 100 cm und einem Aortendurchmesser von über 5 cm 100 % sensitiv, d. h. bei Vorhandensein eines Aortenaneurysmas wird dieses zu 100 % erkannt [Fink, 2000].

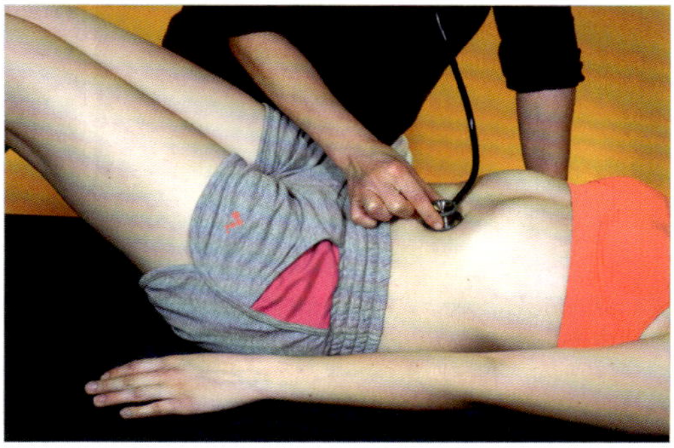

Abb. 3.5 Auskultation AAA.

▶ **Thrombose.** Wells-Score (▶ Tab. 3.3)

< 1 Punkt: geringe Wahrscheinlichkeit einer TVT,

1–2 Punkte: mittlere Wahrscheinlichkeit einer TVT,

> 2 Punkte: hohe Wahrscheinlichkeit einer TVT.

Viele weitere klinische Zeichen wurden für die Untersuchung von tiefen Beinvenenthrombosen beschrieben, z. B.:
- Payr-Zeichen: Fußsohlendruckschmerz im Bereich der medialen Plantarmuskulatur entspricht dem Schmerz, den der Patient spontan beim Auftreten angibt,
- Homan-Zeichen: Wadenschmerz bei Dorsalflexion des Fußes,
- Bisgaard-Zeichen: Druckschmerz retromalleolär,
- Pratt-Zeichen: Druckschmerz in der Kniekehle,
- Sigg-Zeichen: Schmerzen in der Kniekehle bei Überstreckung,
- Ducuing-Zeichen: Schmerz bei manueller Kompression der Wadenmuskulatur,
- Lowenberg-Test: Wadendruckschmerz bei Druck > 100 mmHg (Blutdruckmanschette) nur aussagekräftig bei Seitendifferenz,
- Meyer-Druckpunkte: Druckschmerz medial der Tibiakante.

▶ **Zusätzliche ärztliche Diagnostik**
- (Farb-)Doppler-Sonografie
- (Farb-)Duplex-Sonografie
- Angiografie
- Phlebografie
- Ultraschall
- CT

Die Einteilung arterieller Verschlusskrankheiten im Bereich der unteren Extremitäten nach Stadien ist in ▶ Tab. 3.4 dargestellt.

▶ **Medikamente:**
- Acetylsalicylsäure,
- Heparin, Marcumar,
- Prostaglandine (bei fortgeschrittenen Stadien und Inoperabilität).

Tab. 3.3 Wells-Score bei möglicher Thrombose

Symptome	Punkte	Symptom vorhanden	
aktive Krebserkrankung	1	○ ja	○ nein
Lähmung oder kürzliche Immobilisation der Beine	1	○ ja	○ nein
Bettruhe (> 3Tage); große chirurgie (< 12 Wochen)	1	○ ja	○ nein
Schmerz/Verhärtung entlang der tiefen Venen	1	○ ja	○ nein
Schwellung ganzes Bein	1	○ ja	○ nein
Schwellung Unterschenkel > 3 cm gegenüber Gegenseite	1	○ ja	○ nein
eindrückbares Ödem am symptomatischen Bein	1	○ ja	○ nein
Kollateralvenen	1	○ ja	○ nein
frühere, dokumentierte TVT	1	○ ja	○ nein
alternative Diagnose mindestens ebenso wahrscheinlich wie tiefe Venenthrombose	-2	○ ja	○ nein
Score (Punktezahl)			

Tab. 3.4 Stadieneinteilung bei arterieller Verschlusskrankheit im Bereich der unteren Extremitäten

	Leitsymptom	Therapie
Stadium I	Gefäßeinengung ohne Beschwerden	konservativ
Stadium II	Claudicatio intermittens (Schaufensterkrankheit): Beinschmerzen beim Gehen nach einer gewissen Gehstrecke, die in Ruhe wieder verschwinden	
Stadium IIa	Gehschmerz nach ≥ 200m	konservativ
Stadium IIb	Gehschmerz nach ≤ 200m	interventionell oder operativ
Stadium III	Ruheschmerzen der Extremitäten	In der Regel operativ
Stadium IV	Gewebeuntergang: Nekrose, Gangrän	immer operativ

3.2 Screening bei Verdacht auf eine Erkrankung des pulmonalen Systems

3.2.1 Einleitung

Pulmonale Erkrankungen bzw. Erkrankungen des respiratorischen Systems sind häufig, aber in der Regel gutartig (► Tab. 3.5). Fast alle Besuche beim Hausarzt mit respiratorischen Symptomen werden durch einen Infekt der oberen oder unteren Atemwege ausgelöst [Sandholzer, 2008]. Als weitere häufige Erkrankung betrifft Asthma mit leichten internationalen Schwankungen etwa ca. 5 % der Erwachsenen [Demoly, 2009] und bis zu 4–12 % der Kinder [Zöllner, 2005]. Chronisch obstruktive Lungenerkrankungen (COPD) scheinen häufiger zu werden oder werden eventuell nur früher und besser diagnostiziert. Prävalenzen schwanken sehr und liegen in Deutschland zwischen 2 und 13 % [Burkhardt, 2014]. Sowohl Asthma als auch COPD sowie Mukoviszidose verursachen auch muskuloskeletale Beschwerden, werden jedoch aufgrund der eindeutigen Atemeinschränkungen nicht mit muskuloskeletalen Beschwerden verwechselt. Eine größere Verwechslungsgefahr besteht bei Tuberkulose, die außer der Lunge auch Organe und Gelenke befallen kann. Die Todesrate für TBC nimmt international zwar ab, jedoch ist die Verbreitung des Tuberkuloseerregers auch in der westlichen Welt aufgrund der größeren Reisebereitschaft und der Globalisierung vieler Betriebe nicht unwesentlich [Murray, 2014]. Nach einer Ansteckung können Wochen bis Monate vergehen, bis die Erkrankung ausbricht. Eine Rückverfolgung auf den Ansteckungsherd ist daher meist unmöglich. Aufgrund der Schulter-Arm-Symptome mit einer oft radikulären Symptomverteilung im Bereich des Versorgungsgebietes von C8 ist der Lungenspitzentumor ein malignes, aber seltenes Bronchialkarzinom [Foroulis, 2013]. Die Lunge ist häufiger Absiedelungsort von lymphogen oder hämatogen verbreiteten Metastasen von Mamma-, Schilddrüsen-, Prostata-, Magen-, Hoden-, Nieren-, Knochen- und Hauttumoren.

Lungenmetastasen sind in der Regel einer kurativen Therapie nicht mehr zugänglich. Lediglich einzelne Lungenmetastasen können operativ entfernt werden.

Für das physiotherapeutische Screening von Bedeutung, weil sich Symptome als „muskuloskeletal" präsentieren und im Bereich der Brustwirbelsäule, der Halswirbelsäule und der Schulter manifestieren können, sind insbesondere:

- Tuberkulose,
- Lungenentzündung,
- Lungenembolie,
- Pleuritis/Pleuraerguss,
- Lungenemphysem,
- Pneumothorax,
- Lungentumor inkl. Apextumor (Lungenspitzentumor),
- Asthma,
- Respiratorische Insuffizienz.

3.2.2 Die wichtigsten Screeningfragen für das pulmonale System

Die im Folgenden vorgeschlagenen Screeningfragen sind dazu geeignet, eine effiziente Übersicht über eine mögliche Beteiligung des pulmonalen Systems zu den aktuellen Symptomen zu erhalten. Abhängig von der klinischen Präsentation des Patienten sind genauere Differenzierungen der Symptome notwendig. Die Liste kann beliebig erweitert werden.

► Fragen zur allgemeinen Gesundheit

- Müdigkeit, verminderte Leistungsfähigkeit,
- allgemeine Krankheitsgefühl,
- Fieber/Schüttelfrost/Schweißausbrüche,
- Übelkeit/Erbrechen,
- Schwindel/Benommenheit,
- Erkennungsvermögen/Wahrnehmung.

► Fragen zum pulmonalen System

- Atemnot:
  - Dyspnoe: Gefühl der Atemnot, der Patient empfindet das Atmen als Anstrengung,
  - Orthopnoe: Kann nur noch aufrecht sitzend atmen.
- Beginnender Husten,
- Veränderung des Hustens,
- Auswurf:
  - Weißlich, vor allem morgendlich: chronische Bronchitis (Raucherhusten),
  - gelb-grünes Sputum: bakterielle Infektionen (eitrige Bronchitis),
  - schaumiges und blutiges Sputum: Lungenödem,
  - blutiges Sputum: Bronchialkarzinom, Tuberkulose
  - zähes, glasiges Sputum: Asthma bronchiale.
- Gebogene Fingernägel (Uhrglasnägel, Trommelschlegelfinger, ► Abb. 3.6a-b),
- Zyanose = Blaufärbung der Haut,
- Stridor: Zischen, Pfeifen (inspiratorisch = obere Atemwege; exspiratorisch = untere Atemwege),
- Keuchen, Röcheln.

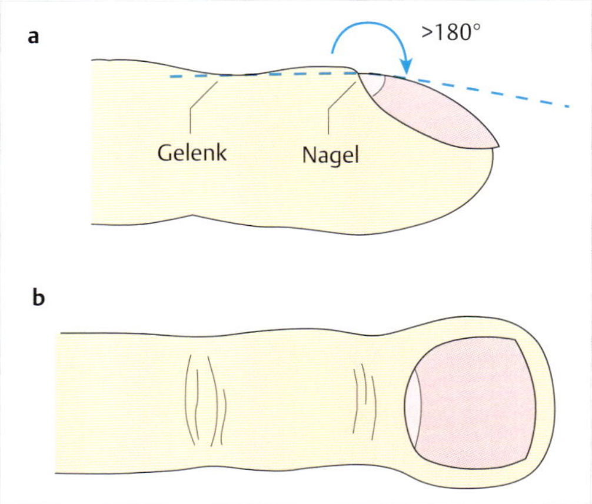

Abb. 3.6 Veränderungen der Finger.
a Uhrglasnagel mit vergrößertem Winkel zwischen Nagel und Nagelbett.
b Trommelschlegelfinger mit aufgetriebenem Fingerendglied.

Tab. 3.5 Häufige pulmonale Erkrankungen mit muskuloskeletaler Symptompräsentation

Erkrankung	Symptome	Ursache	Komplikationen
Respiratorische Insuffizienz = Ateminsuffizienz: Verminderung des Wirkungsgrades der Atmung mit pathologischer Veränderung der Blutgase	**Akut:** Schwerste Dyspnoe, Zyanose, Todesangst, Bewusstseinsstörung **Chronisch:** Dyspnoe, Zyanose, motorische Unruhe, Verwirrtheit, Bewusstseinsstörungen, Tachykardie, Rhythmusstörungen, alveoläre Hyperventilation **Länger bestehende Lungenerkrankung:** Polyglobulie, Uhrglasnägel, Trommelschlegelfinger, Schlafstörungen, Einschlafneigung am Tage, Kopfschmerzen morgens, Leistungsabnahme mit Konzentrationsstörungen	Atemwegsverengung (Asthma, Bronchitis, Fremdkörper, Glottisödem, Laryngospasmus), Lungengewebsveränderungen (Fibrose), Minderbelüftung der Alveolen ohne Erkrankung der Lunge (Schlafapnoe, Störung des Atemzentrums), Herzinsuffizienz, Atemregulationsstörungen (Apoplex, Intoxikation, Schädel-Hirn-Trauma), Störungen des Rückenmarks (Poliomyelitis, traumatische Schäden), neuromuskuläre Störungen (Tetanus, Botulismus, Myastenia gravis), Medikamente (Narkotika, Barbiturate, Opioide, Sedativa), Erkrankungen der Pleura und des Brustkorbes (Erguss, Pneu, extreme Skoliose, Rippenserienfraktur),	Irreversible Organschäden innerhalb weniger Minuten (Gehirn, Niere). Organstörungen durch den niedrigen pH-Wert und Eintrübung des Bewusstseins bis hin zur CO_2-Narkose.
Lungenemphysem: Irreversible Erweiterung der Lufträume distal der Bronchioli terminales infolge Destruktion ihrer Wand.	Fassthorax, Trommelschlegelfinger 2 Emphysemtypen: **Typ PP** („pink puffer" = dyspnoisch-kachektischer Typ), normal-, untergewichtig: Ausgeprägte Dyspnoe, aber kaum Zyanose, evtl. trockener Reizhusten, respiratorische Partialinsuffizienz (nur Hypoxämie) **Typ BB** („blue bloater" = bronchitischer Typ), Übergewicht: ausgeprägte Zyanose mit Polyglobulie, kaum Dyspnoe, Husten und Auswurf, respiratorische Globalinsuffizienz,	Rauchen, sekundäres Emphysem als Komplikation der COPD, angeborener AAT-Mangel (Alpha-1-Antitrypsin-Mangel), Narbenemphysem, Überdehnungsemphysem (nach Resektion in der Restlunge, bei starken Thoraxdeformierungen wie Skoliose), bronchopulmonale Infekte, Pneumonien, chronische Bronchitis, Asthma bronchiale.	Entwicklung eines Cor pulmonale mit Rechtsherzinsuffizienz, beim BB früher als beim PP, Pneumothorax

Tab. 3.5 Fortsetzung

Erkrankung	Symptome	Ursache	Komplikationen
Asthma bronchiale: Chronische entzündliche Erkrankung der Atemwege, die bei prädisponierten Personen zu anfallsweiser Atemnot infolge Atemwegsverengung (Bronchialobstruktion) führt.	Beschwerden können auf bestimmte Jahreszeiten beschränkt sein (Pollenallergie) oder ganzjährig auftreten. Leitsymptom ist die anfallsweise auftretende Atemnot unter dem Bild des exspiratorischen Stridors. Quälender Hustenreiz (Frühsymptom eines hyperreagiblen Bronchialsystems), verlängertes Exspirium, Tachykardie.	**Allergisches Asthma** (häufig) = extrinsisch, exogenes Asthma **Nichtallergisches Asthma:** Infekte, Analgetika, chemische oder toxische Stoffe (evtl. Berufskrankheit), gastroösophagealer Reflux, Anstrengungsasthma (bes. Kinder und Jugendliche). Genetische Anlage und exogene Auslöser (Allergene, Infekte) führen zu einer Entzündung der Bronchien → bronchiale Hyperreaktivität → ev. Asthma. Auslösende Ursachen eines akuten Asthmaanfalles: Antigenexposition, inhalative Reizstoffe, respiratorische Virusinfekte, asthmaauslösende Medikamente (ASS, Betablocker, Parasympathomimetika), körperliche Anstrengung (Anstrengungsasthma), psychischer Stress, Angst.	Status asthmaticus: akuter Asthmaanfall, der länger als einen Tag andauert, Beta-2-resistent ist und vital bedrohlich, obstruktives Lungenemphysem, pulmonale Hypertonie mit Cor pulmonale, respiratorische Insuffizienz.
Lungenödem: Massiver Austritt von Flüssigkeit aus den Lungenkapillaren in das Interstitium und den Alveolarraum.	Interstitielles Lungenödem: Tachypnoe, verschärftes Atemgeräusch, Dyspnoe, Orthopnoe, Husten (Asthma cardiale), alveoläres Lungenödem, schwerste Dyspnoe, Angst, Zyanose/Blässe, feuchte Rasselgeräusche (evtl. schon ohne Stethoskop), schaumiges Sputum.	**Kardiales Lungenödem (am häufigsten):** Linksherzinsuffizienz mit Druckanstieg im Lungenkreislauf (Herzinfarkt, Myokarditis, Rhythmusstörungen, dekompenierte Klappenvitien). **Nichtkardiales Lungenödem:** Herabgesetzter onkotischer Druck (Überwässerung bei Oligo-/Anurie bei Niereninsuffizienz), erniedrigter Alveolardruck, Höhenlungenödem (erniedrigter Alveolardruck und O_2-Mangel mit pulmonaler Vasokonstriktion), Permeabilitätssteigerung der Lungenkapillaren (allergisch, toxisch), Lungenembolie, Schädelhirntraumen.	

Tab. 3.5 Fortsetzung

Erkrankung	Symptome	Ursache	Komplikationen
Lungenembolie (LE): Verschluss einer Lungenarterie durch Einschwemmen eines Embolus. In über 90 % der Fälle stammt die Embolie aus dem Einzugsbereich der V. cava inferior (TVT der Bein- oder Beckenvenen). Embolien aus dem Einflussgebiet der oberen Hohlvene (zentraler Venenkatheter, Drogensüchtige) und dem rechten Herzen (Schrittmacherkabel, Rhythmusstörungen, Vitien) sind selten (▶ Tab. 3.7).	Akut einsetzende Symptomatik: Dyspnoe/Tachypnoe und Tachykardie (90 %), Thoraxschmerzen (70 %), ev. infradiaphragmale Schmerzprojektion, Angst, Beklemmungsgefühl (60 %), Husten, auskultatorisch RGs (50 %), Hämoptysen (blutiger Auswurf) (10 %), Schweißausbruch (30 %), Synkope, Schock (15 %). Beachte: Die Mehrzahl der letalen Embolien verläuft in Schüben. Typisch für rezidivierende Lungenembolien sind Schwindelanfälle, kurzfristige Synkopen, unklares Fieber und Tachykardie.	Thrombose der tiefen Bein- und Beckenvenen, Fettembolie (Einschwemmung von Fetttröpfchen in die Blutbahn) nach Röhrenknochenfraktur Luftembolie, Fruchtwasserembolie (Risikofaktoren: vorzeitige Plazentalösung/Blasensprung, Kaiserschnitt) Bakterienembolie (bei Endokarditis, Dauerkatheter).	Pleuritis mit atemsynchronen Thoraxschmerzen, Pleuraerguss, Lungeninfarkt (zusätzlicher Infarkt des Lungengewebes selbst (Vasa privata) mit Nekrosen des Lungengewebes und nachfolgender Entzündung), Infarktpneumonie, Abszessbildung, Rechtsherzversagen, Embolierezidive (ohne Antikoagulation in ca. 30 % d.F.), Chronisches Cor pulmonale mit rezidivierender LE.
Tuberkulose = TBC: Akut oder chronisch verlaufende Infektionskrankheit, hervorgerufen durch das Mycobakterium tuberculosis. Meldepflichtig sind Erkrankung und Tod (▶ Tab. 3.7).	Bevorzugt betroffene Organe: Lunge, Lymphknoten, Urogenitaltrakt, Skelettsystem. **Primärtuberkulose:** Latenzzeit von 5–6 Wochen zu einem Primärkomplex, dessen Klinik meist stumm ist und in 50 % die einzige Manifestation der TBC darstellt. Fakultative Symptome: Subfebrile Temperaturen, Husten, Nachtschweiß, Appetitverlust, Erythema nodosum **Postprimäre Tuberkulose:** Häufig durch endogene Reinfektion alter Organherde mit noch lebenden TBC, seltener durch exogene Reinfektion oder Superinfektion. Lokalisation: pulmonal – 85 %, extrapulmonal – 15 % (periphere Lymphknoten, Urogenitaltrakt, Knochen/Gelenke)	Infektion mit TBC führt dann zu einer Erkrankung, wenn Zahl und Virulenz der TBC groß sind u./o. die Resistenz des Infizierten gering ist (Immunsupprimierte), ca. 10 %.	Hiluslymphknoten-TBC, Pleuritis exsudativa (häufigste klinische Erscheinungsform, beginnt manchmal mit Pleuritis sicca mit Schmerzen beim Atmen und Pleurareiben → Reiben verschwindet und damit der Schmerz → „nasse Rippenfellentzündung“ mit Pleuraerguss, Miliar-TBC (hämatogene Generalisation am häufigsten in: Lunge Meningen, Leber/Milz, Niere, NN, Choroidea der Augen), käsige Pneumonie (Prognose ohne Therapie infaust) = „galoppierende Schwindsucht“, Sepsis Landouzy (Seltene Komplikation bei Immunschwäche, AIDS, meist tödlich innerhalb weniger Tage, unbehandelt lebensbedrohlich.

Tab. 3.5 Fortsetzung

Erkrankung	Symptome	Ursache	Komplikationen
Tumore der Lunge: Gutartige Tumore sind selten, eine maligne Entartung ist möglich. Bronchialadenom: Altersgipfel 30–40, oft zentral lokalisiert			Komplikationen: Bronchialverschluss, Atelektasen, rezidivierende Pneumonien, evtl. Lungenblutung.
Bösartige Tumore: Primärer Lungentumor: Bronchialkarzinom – häufigste bösartige Erkrankung des Mannes. Altersgipfel zwischen dem 55. und 65. Lebensjahr.	Erst-, aber Spätsymptome: Hartnäckiger Reizhusten (75 %), lang dauernde „Erkältung“, ständige „Atemwegsinfekte“, evtl. Brustschmerzen. Im fortgeschrittenen Stadium: Blutiger Auswurf (15 %), Pleuraerguss, Appetitlosigkeit, Gewichtsverlust, Fieber, Nachtschweiß, Heiserkeit, Zwerchfelllähmung (Schädigung N. recurrens/phrenicus), Atelektasen mit nachfolgender Pneumonie, Kopfschmerzen, Lähmungen, Kreuzschmerzen durch Metastasen in Gehirn und Knochen.	Rauchen (x 30), exogene Noxen (Industrie- und Verkehrsabgase, Asbest, radioaktive Verbindungen, Arsenverbindungen, Lungenvorerkrankungen, genetische Disposition (x 2–3 bei einem betroffenem Elternteil).	**Kleinzelliges Karzinom (25 %)** Vorwiegend zentral, schlechteste Prognose, in 80 % der Diagnosestellung bereits metastasiert, Tumorverdopplungszeit (TVZ) nur ca. 50 Tage. **Plattenepithelkarzinom (40 %):** Vorwiegend zentral, TVZ ca. 300 Tage. **Adenokarzinom (25 %)** Oft peripher, häufigste Krebsform bei Nichtrauchern, TVZ ca. 180 Tage. **Großzelliges Karzinom (10 %).** Metastasierung: Lymphogen (zu Lungenhilus, Hals, Achselhöhle), hämatogen (ins Gehirn, Knochen (Rippen, Wirbelsäule), Leber, Nebenniere).
Pleuritis: Brustfellentzündung, Rippenfellentzündung: entzündliche Veränderung des Brustfells. Die Pleuritis sicca verläuft ohne Pleuraerguss, häufiger ist aber die Pleuritis exsudativa mit Pleuraerguss.	**Pleuritis sicca:** atemabhängiger Schmerz **Pleuritis exsudativa:** je nach Ergussmenge Atemnot und Beklemmungsgefühl, Fieber je nach Grunderkrankung. Leitsymptom der Pleuritis ist der atemabhängige Schmerz.	Primäre Entzündungen sind selten, meistens ist die Pleuritis Ausdruck einer anderen Grunderkrankung. Dabei ist die Tuberkulose als klassische Ursache der Pleuritis in den letzten Jahrzehnten zunehmend verdrängt worden durch: Entzündungen, in der Regel Pneumonie, Lungen- oder Herzinfarkt, Pleurametastasen, am häufigsten bei Lungen-, Brust- und Magentumoren, Kollagenosen (v. a. Lupus erythematodes).	Pleuraschwarte

Tab. 3.5 Fortsetzung

Erkrankung	Symptome	Ursache	Komplikationen
Pleuraerguss = Flüssigkeitsansammlung im Pleuraraum.	Abhängig von der Grunderkrankung. Gemeinsames Symptom des Pleuraergusses ist die Atemnot. Beim Pleuraemphysem ist der Allgemeinzustand des Patienten deutlich reduziert: Fieber, toxische Kreislaufstörungen.	**Malignes Exsudat:** Bronchialkarzinom, metastasierendes Mammakarzinom, maligne Lymphome, seltener andere Malignome, z. B. Mesotheliom. **Infektiöses Exsudat:** Tuberkulose, bronchopulmonale Infekte, Pneumonien, iatrogen nach Pleurapunktion/-drainage. Andere Ursachen: Dekompensierte Linksherzinsuffizienz, Lungenembolie, posttraumatisch, subphrenischer Abszess, Pankreatitis, abdominale Erkrankungen, rheumatische Erkrankungen: rheumatoide Arthritis, systemischer Lupus erythematodes, Postmyokardinfarkt-Syndrom (= Dressier-Syndrom) und Postkardiotomie-Syndrom, Transsudat durch niedrigen kolloidosmotischen Druck des Plasmas: Dystrophie, nephrotisches Syndrom, Urämie, Leberzirrhose, exsudative Enteropathie. Meigs-Syndrom: 75 % aller Ovarialfibrome gehen mit Aszites und/oder Pleuraerguss (Trans- und Exsudat) einher.	Pleuraschwarte

Tab. 3.5 Fortsetzung

Erkrankung	Symptome	Ursache	Komplikationen
Pneumothorax = Eindringen von Luft in den Pleuraspalt = > Kollabieren der Lunge. Geschlossener Pneu: ohne Verbindung zur Außenluft Offener Pneu: mit Verbindung zur Außenluft: Spontanpneumothorax Traumatischer Pneumothorax	Plötzlich auftretende Atemnot, stechende Thoraxschmerzen, Dyspnoe und Zyanose bis hin zum Kreislaufkollaps. traumatisch Symptomatik: Die Symptome entsprechen denen des Spontanpneumothorax, sind aber wegen des meist größeren Defektes und der Begleitverletzungen oft schwerer: Lebensbedrohliche Atemnot, Schock, Zeichen der Herz-Kreislauf-Insuffizienz, Verlagerung des Mediastinums (Mediastinalflattern).	Traumatisch: Ursachen: Brustwanderöffnung als Folge einer durchspießenden Verletzung mit Eindringen von Außenluft in den Pleuraspalt (offener Pneumothorax), Lungenverletzungen, Bronchieneinrisse mit Eindringen von „Innenluft" in den Pleuraspalt (geschlossener Pneumothorax). Spontanpneumothorax: Häufig ist eine konkrete Ursache nicht festzustellen, auslösend können z. B. ein Lungenemphysem (geplatzte Emphysemblase) oder Asthma sein. Der Spontanpneumothorax ist die häufigste Form des Pneumothorax. Der Spontanpneumothorax tritt häufig bei jungen Männern ohne vorbestehende Lungenerkrankung auf.	Spannungspneumothorax (Ventilpneumothorax) Beim Spannungspneumothorax (Ventilpneumothorax) kommt es zu einer Ventilwirkung der Verletzung des Pleuraspaltes. Durch den Ventilmechanismus dringt dann Luft in den Pleuraspalt ein, ohne dass die Luft zurückströmen kann. Folge ist eine zunehmende Spannung der betroffenen Seite mit einer lebensbedrohlichen Verdrängung der anderen Lungenhälfte, des Mediastinums und der großen Gefäße. Der Spannungspneumothorax kann als Komplikation jeder Pneumothoraxform auftreten. Massive Verdrängung der Lunge mit Lungenkollaps, Verdrängung von Mediastinum und Zwerchfell, • Verdrängung der großen Gefäße mit Kreislaufinsuffizienz.

3.2.3 Weitere Risikofaktoren für pulmonale Erkrankungen

Unter anderem:
- Auslandsreisen, insbesondere in Länder mit einer hohen Tuberkulose-Prävalenz,
- Rauchen.

Untersuchungsmethoden bei Verdacht auf eine bestehende Lungenerkrankung

▸ Physiotherapeutisch durchführbare Diagnostik
- Abhören der Lunge (▸ Abb. 3.7) und Perkussion/Stimmfremitus (▸ Abb. 3.8)
- Inspektion und Palpation (▸ Abb. 3.9): Fassförmiger Thorax, horizontal verlaufende Rippen, geblähte Schlüsselbeingruben, verminderte Differenz zwischen in- und exspiratorischem Brustumfang, exspiratorische Atembehinderung.

Bei Verdacht auf eine Lungenembolie zeigen die Screeninginstrumente Wells-Score (▸ Tab. 3.6) und Genfer Score die besten Testgütekriterien [Cook, 2013/1 oder Cook, 2013/2 - prüfen].

▸ Zusätzliche ärztliche Diagnostik
- Röntgen-Thorax,
- Sputumuntersuchung,
- Lungenfunktionsprüfung,
- Blutgasanalyse,
- Blutsenkung,
- Entzündungswerte,
- Bronchoskopie (+ Biopsie),
- Mediastinoskopie,
- Thorakoskopie,
- Lungenperfusionsszintigraphie,
- Perkussion,
- Auskultation,
- Hochauflösende CT,
- Nachweis eines Embolus: Spiral-CT mit Röntgen-Kontrastmittel, Angiografie, MRT,

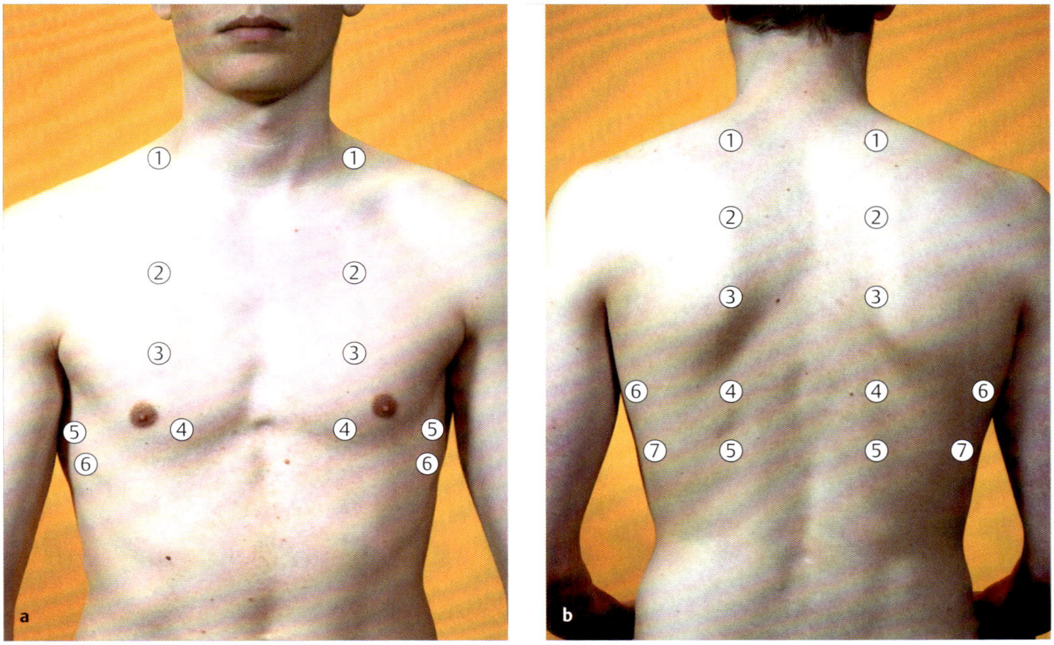

Abb. 3.7 Abhören der Lunge.
a Vordere und seitliche Brustwand.
b Hintere und seitliche Brustwand.

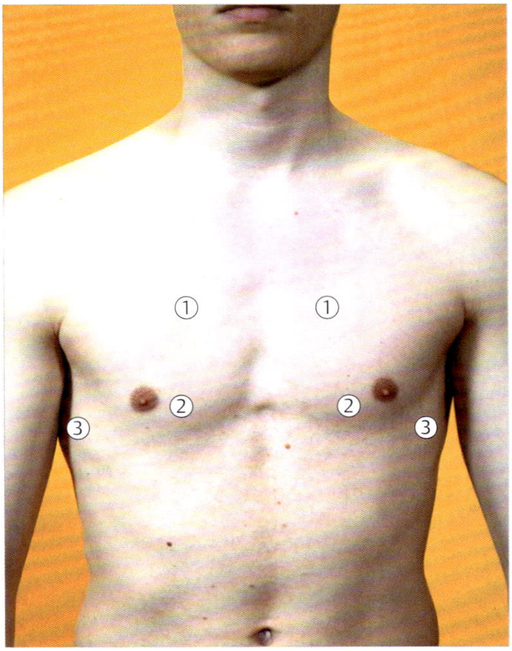

Abb. 3.8 Perkussion/Stimmfremitus.

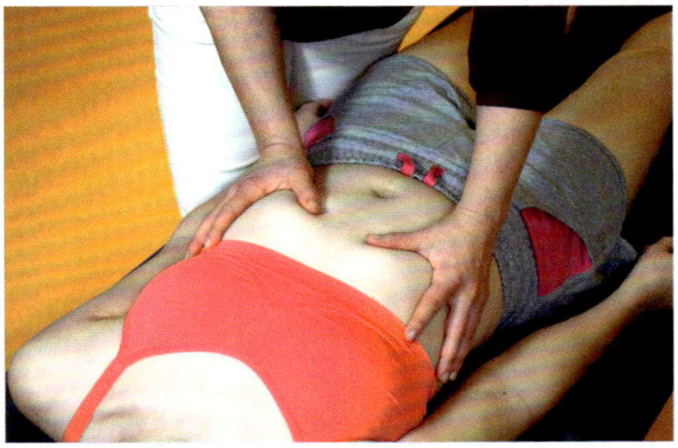

Abb. 3.9 Inspektion und Palpation

- Tuberkulintest (Tine-Test = Stempeltest),
- Mendel-Mantoux-Test (intrakutane Injektion der Testsubstanz)
- Tuberkelbakteriennachweis in Sputum, Bronchialsekret, Magensaft oder bei Organbefall z. B. in Harn, Liquor oder Gelenkpunktat mittels Kultur oder Antigen-Nachweis (PCR = Polymerase Chain Reaction).

Tab. 3.6 Kriterien für den Wells-Score bei möglicher Lungenembolie

Kriterium	Punktezahl
Klinische Zeichen und Symptome einer tiefen Beinvenentrombose (mindestens Beinschwellung und schmerzhafte Palpation der tiefen Venen)	3
Lungenembolie wahrscheinlicher als andere Diagnosen	3
Herzfrequenz über 100p.min	1,5
Immobilisation (mehr als 3 Tage) oder Operation in den vorhergehenden 4 Wochen	1,5
Frühere Lungenembolie oder tiefe Beinvenenthrombose	1,5
Hämoptyse (Blut im Sputum)	1
Malignom (behandelt aktuell oder in den letzten 6 Monaten oder palliative Behandlung)	1
Beurteilung: weniger als 2 Punkte = sehr kleines Risiko für Lungenembolie; höchstens 4 Punkte = kleines Risiko für Lungenembolie (in Kombination mit negativem D-Dimer-Test 1,5 % falsch negative Resultate).	

Tab. 3.7 Medikamente

Medikament	Anwendungsbereich	Häufige Nebenwirkungen
Antikoagulanzientherapie mit Cumarinen: Heparin, Marcumar	Embolie	Leberschäden, Blutungen, Fruchtschädigung! Nur zu Beginn der Einnahme: Thrombose, Embolie
Bei AT-III-Mangel Substitution		Anaphylaxie, Thrombozytopenie
Tuberkulostatika: (in normalen Fällen 6–9 Monate, Nachkontrolle nach 2 Jahren) Kombination von 3–4 Medikamenten	Tuberkulose	Krämpfe, Leberschäden, Polyneuropahtie, Gleichgewichtsstörungen
Isoniazid	Tuberkulose	Leberschäden, zentrales Nervensystem, peripheres Nervensystem
Ethambutol	Tuberkulose	Sehstörungen, Einschränkung der Nierenfunktion
Rifampicin	Tuberkulose	Leberschäden
Streptomycin		Störungen des Gehör- und Gleichgewichtsorgans, Nierenfunktionseinschränkungen
Pyrazinamid	Tuberkulose	Leber- und Nierenschäden
Glukokortikoide	Tuberkulose bei lebensbedrohlichen Komplikationen und lang anhaltendem Fieber	

3.3 Screening bei Verdacht auf eine Erkrankung des gastrointestinalen Systems

3.3.1 Einleitung

Erkrankungen des gastrointestinalen Systems sind häufige Gründe für einen Hausarztbesuch, und in der Regel lassen sich gastrointestinale Erkrankungen gut von muskuloskeletalen Dysfunktionen abgrenzen. Frauen suchen häufiger wegen gastrointestinaler Probleme einen Arzt auf; ein höherer Body-Mass-Index steigert das Risiko für gastrointestinale Erkrankungen [Stanghelli, 1999]. Interessanterweise stehen gastrointestinale Symptome nachweislich in einem engen Zusammenhang mit Depressionen und Angsterkrankungen [Mussell, 2008]. Auch eine Verbindung zu Rückenschmerzen konnte nachgewiesen werden, die anhand viszerosomatischer Konvergenzen, systemisch veränderter Schmerzwahrnehmung, vermehrter Wirbelsäulenbelastung – z. B. Pressen bei Verstopfung – und einer verringerten Stabilisation der Wirbelsäule durch Veränderungen der Bauchmuskulatur zu erklären sind [Smith, 2008]. Die einzelnen Organe zeigen klinisch oft spezifische Schmerzausstrahlungszonen, so äußern sich Erkrankungen der Leber z. B. überdurchschnittlich häufig als Schmerz in der rechten Schulter [Steinhauser, 2013, Eisenberg, 2003].

Für das physiotherapeutische Screening von Bedeutung, weil sich Symptome als „muskuloskeletal" präsentieren und im Bereich der Lendenwirbelsäule, des thorakolumbalen Überganges und der Schultergelenke manifestieren können, sind insbesondere:

- Reizdarm (Irritable Bowel Disease/Syndrome),
- Gallensteine,
- Morbus Crohn,
- Appendizitis,
- Darmkrebs,
- Oesophagitis,
- Colitis ulcerosa,
- Peritonitis/akutes Abdomen,
- Divertikulitis,
- Hepatitis,
- Pankreatitis,
- Ulcus duodeni (Zwölffingerdarmgeschwür).

3.3.2 Die wichtigsten Screeningfragen für das gastrointestinale System

Die im Folgenden vorgeschlagenen Screeningfragen sind dazu geeignet, eine effiziente Übersicht über eine mögliche Beteiligung des gastrointestinalen Systems zu den aktuellen Symptomen zu erhalten. Abhängig von der klinischen Präsentation des Patienten sind genauere Differenzierungen der Symptome notwendig. Die Liste kann beliebig erweitert werden.

► **Fragen zur allgemeinen Gesundheit**

- Müdigkeit, verminderte Leistungsfähigkeit,
- allgemeines Krankheitsgefühl,
- Fieber/Schüttelfrost/Schweißausbrüche,
- Übelkeit/Erbrechen,
- Schwindel/Benommenheit,
- Erkennungsvermögen/Wahrnehmung.

► **Fragen zum gastrointestinalen System**

- Schluckstörungen,
- Sodbrennen, Magenverstimmung,
- Nahrungsmittelunverträglichkeiten,
- Veränderung des Appetites,
- Darmfunktionsstörungen:
  - Farbe, z. B. schwarz oder entfärbt,
  - Häufigkeit,
  - Form/Größe,
  - Verdauung/Durchfall,
  - Probleme zu initiieren,
  - Inkontinenz.
- Gewichtsveränderungen.

3.3.3 Weitere Risikofaktoren für gastrointestinale Erkrankungen

- Stress,
- „ungesunde" Lebensweise (Fast Food, fettreiche, fleischreiche Ernährung),
- Familiengeschichte,
- Gelbverfärbung der Haut und der Augen,
- Hautauschläge,
- Juckreiz,
- dunkle Augenringe,
- Rauchen,
- Völlegefühl, aufgeblähtes Abdomen.

Tab. 3.8 Häufige gastrointestinale Erkrankungen mit muskuloskeletaler Symptompräsentation

Erkrankung	Symptome	Ursache	Komplikationen
Gallensteine	kolikartige Schmerzen im thorakolumbalen Übergang, Übelkeit, Erbrechen, Blähungen, Entfärbung des Stuhls und Braunfärbung des Urins bei Cholestase	genetische Häufung, Übergewicht, hoher Cholesterinspiegel und Medikamente gegen Cholesterin, Östrogene, Diabetes, schneller Gewichtsverlust	Ikterus, Entzündung der Gallenblase und des Pankreas
Inflammatory bowel disease (Reizdarm)	Bauchschmerzen, Blähungen, Rückenschmerzen, Verstopfung oder Durchfall	Stress; vermutet werden bakterielle Infektionen des Magen-Darm-Trakts, eine Störung der lokalen Immunfunktion im Bereich des Verdauungssystems, oder eine abnormale Darmperistaltik (Motilitätsstörung)	Chronifizierung der Symptome
Hepatitis, akut und chronisch, Formen A–E	Fieber, allgemeine Krankheitszeichen, dunkler Urin, Durchfall, Gelbfärbung der Haut und der Augen, Übelkeit, Erbrechen, Gliederschmerzen	infektiöse, toxische, immunpathologische, physikalische, angeborene Ursachen	Chronische Hepatitis B kann zu Leberkrebs führen.
Darmkrebs. Betrifft ca. 6 % der industrialisierten Welt.	Bauch- und Rückenschmerzen, okkultes Blut im Stuhl (evtl Teerstuhl), Darmkrämpfe, Wechsel zwischen Durchfällen und Verstopfung, Blähungen, unerklärliche Gewichtsabnahme, Appetitlosigkeit, Müdigkeit, Antriebslosigkeit	Morbus Crohn, Colitis ulcerosa, Alkohol, Rauchen, ungesunde Ernährung (rotes Fleisch, fettreich, ballaststoffarm, salzreich, verbrannte Lebensmittel, Geräuchertes etc.), Übergewicht, Bewegungsarmut	Krebsart mit der zweithöchsten Todesrate (nach Lungenkrebs).
Oesophagitis	Sodbrennen, retrosternale Beschwerden, Schluckbeschwerden, Erbrechen, Adipsie	Alkoholismus, Refluxösophagitis, Herpesviren, Zytomegalie, Candida-Pilze	Barrett Ösophagus, Ösophaguskarzinom
Colitis ulcerosa	Diarrhoen, Darmblutungen, Koliken, Blähungen, Stuhlinkontinenz und zwanghafte (imperative) Stuhlgänge, oft Zusammenhang mit Rückenschmerzen	Nicht vollständig geklärt: vermutet werden Autoimmunprozesse, eine genetische Prädisposition, Psychosomatik, Ernährung.	Darmperforation, Blutungen, Karzinom
Peritonitis/akutes Abdomen	Bauchschmerzen, Fieber, Übelkeit, Brechreiz, Erbrechen, Schock, Psoas, Anspann- und Dehnungsschmerz	Perforierte Appendizitis ist häufigste Ursache, aber Eindringen jeder Art von Keime denkbar, z. B. bei Divertikulitis, perforierten gynäkologischen Pathologien etc.	Peritonitis ist ein medizinischer Notfall mit einer Sterblichkeitsrate von bis zu 50 %.
Divertikulitis	Schmerz im linken Unterbauch und Rückenschmerzen. Fieber, Übelkeit, Erbrechen, Durchfall/Verstopfung	begünstigt durch ballaststoffarme Ernährung	Darmstenose, Perforation, Peritonitis, Fistelbildung, Blutung

Tab. 3.8 Fortsetzung

Erkrankung	Symptome	Ursache	Komplikationen
Morbus Crohn (systemische Erkrankung des rheumatischen Formenkreises)	Durchfall, Fieber, Gewichtsverlust, Bauchschmerz, Blutung, Entzündungen der Gelenke, Augen etc.	Genetische Komponente. Eine Autoimmunreaktion wird vermutet. Die Erstdiagnose erfolgt meist in der 3. Lebensdekade.	Darmperforation, peritonitis, systemische Erkrankung, daher Beteiligung aller Gelenke, Augen, Mund etc. möglich. Oft Gallensteine und Nierensteine
Appendizitis (Blinddarmentzündung)	rechtsseitiger Bauchschmerz, Übelkeit, Erbrechen, Fieber	infektiös oder mechanisch (Obstkerne)	Perforation, Peritonitis
Pankreatitis	Oberbauchschmerzen, die in den Rücken ausstrahlen (gürtelförmig), Übelkeit, Erbrechen, Fieber	Gallensteine, Alkoholmissbrauch, Infektionen	Diabetes mellitus, Ikterus
Magengeschwür und Ulcus duodeni (Zwölffingerdarmgeschwür)	Schmerzen, Druck und Völlegefühl im Oberbauch, Blähungen, Übelkeit oder Erbrechen Magengeschwür: Schmerz direkt nach dem Essen Zwölffingerdarmgeschwür: Schmerz am stärksten bei leerem Magen	Hypersekretion von Magensaft, Infektionen mit dem Bakterium Helicobacter pylori, Medikamente (Diclofenac und Aspirin), Nikotin, Stress	Blutung, Perforation, Peritonitis

Untersuchungsmethoden bei Verdacht auf eine bestehende gastrointestinale Erkrankung

► **Physiotherapeutisch durchführbare Diagnostik**

- Abhören Abdomen: Sind Darmgeräusche hörbar?
- Palpation Abdomen: ein hartes Abdomen oder lokale Druckdolenz geben Hinweise auf das betroffene Organ. Bei einer akuten Peritonitis ist die gesamte Bauchwand hart und druckempfindlich.

Die Palpation der Leber und Milz, sowie die Aszitis Perkussion sind in ► Abb. 3.10 bis ► Abb. 3.13 dargestellt.

► **Zusätzliche ärztliche Diagnostik**

- Labortest auf okkultes Blut im Stuhl,
- Laboruntersuchung auf spezielle Erreger,
- Sonografie,
- Röntgenkontrastuntersuchungen,
- Computertomografie (CT),
- Kernspintomografie,
- Magenspiegelung (Gastroskopie),
- Darmspiegelung (Koloskopie).

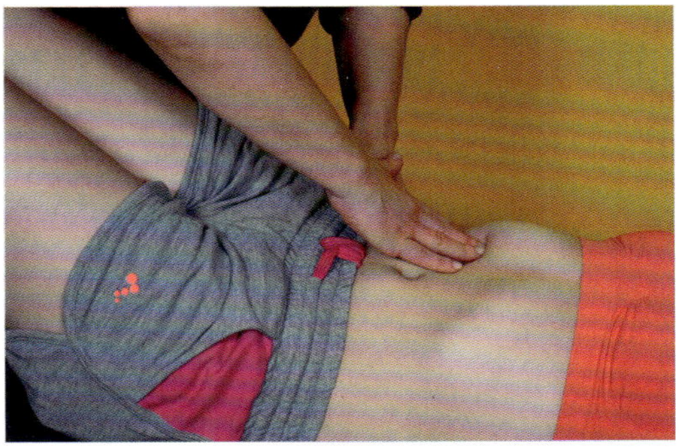

Abb. 3.10 Palpation der Leber.

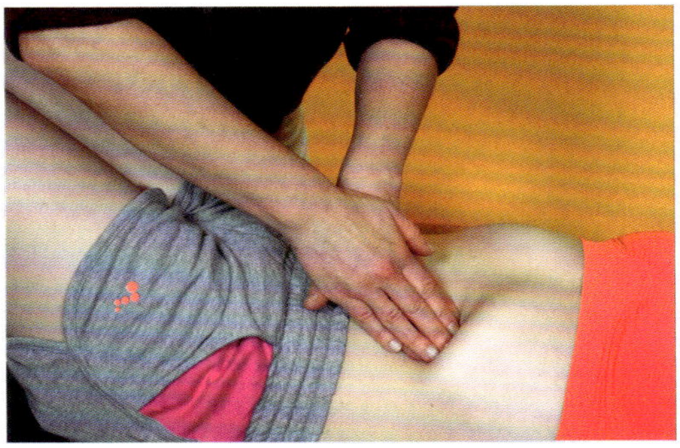

Abb. 3.11 Palpation der Milz.

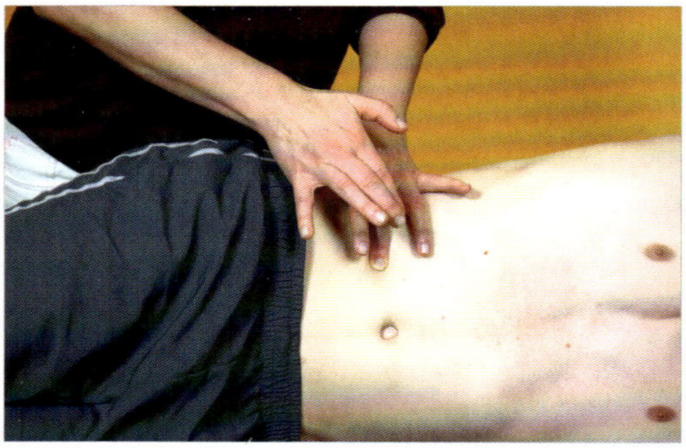

Abb. 3.12 Aszitis Perkussion in Seitlage.

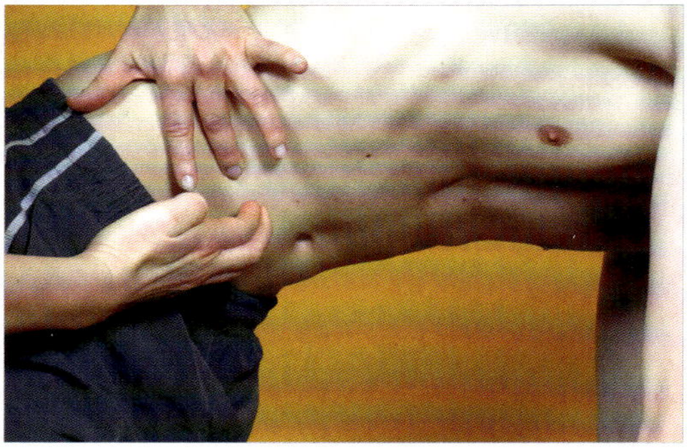

Abb. 3.13 Aszitis Perkussion im Vierfüßlerstand.

Tab. 3.9 Medikamente mit den häufigsten gastrointestinalen Nebenwirkungen

Medikament	Anwendungsbereich
Acetylsalicylsäure (ASS)	Schmerzen, Fieber, Entzündungen
Nichtsteroidale Antiphlogistika	Entzündungen und Schmerzen des muskuloskeletalen Systems, Rheuma
Antimalariamittel	Malaria, rheumatoide Arthritis
Immunsuppressiva	Organtransplantation, Rheuma, Asthma, Autoimmunerkrankungen
COX-2-Hemmer	entzündliche Erkrankungen, Gelenkschmerzen
Kortikosteroide	Entzündungen, Epilepsie, Multiple Sklerose, Migräne
Antibiotika, Antimykotika	Bakterielle und Pilzerkrankungen
Calciumantagonisten	Bluthochdruck, koronare Herzerkrankung
Muskelrelaxantien	Erkrankungen des zentralen Nervensystems und Hypertonus der Skelettmuskulatur

3.4 Screening bei Verdacht auf eine Erkrankung des zentralen oder peripheren Nervensystems

3.4.1 Einleitung

Im Rahmen dieses Buches über Screening kann nur eine kurze Übersicht über neurologische Erkrankungen gegeben werden, da die Präsentation, Ursachen und Krankheitsverläufe in der Neurologie besonders vielfältig sind. Insbesondere sollen hier die Pathologien aufgelistet werden, für die ein physiotherapeutischer Erstkontakt denkbar wäre. Dies sind:

► **Erkrankungen des zentralen Nervensystems**
- Schlaganfall,
- Multiple Sklerose,
- Morbus Parkinson,
- zervikale Myelopathie,
- Meningitis,
- Hirntumor.

► **Erkrankungen des peripheren Nervensystems**
- Polyneuropathie,
- Cauda-Equina-Syndrom.

3.4.2 Die wichtigsten Screeningfragen für das Nervensystem

Neurologische Erkrankungen, zentral oder peripher, haben eine besondere Symptomqualität. Ist Schmerz das Leitsymptom, so ist dieser meist brennend oder bohrend wie z. B. die neuropathische Schmerzkomponente des Herpes zoster. Oft ist das Leitsymptom aber eine gestörte Sensorik oder Motorik, bei zentralen Störungen eine Beeinträchtigung der Koordination. Viele Störungen des zentralen Nervensystems werden begleitet von einem reduzierten Allgemeinzustand.

▸ Fragen zur allgemeinen Gesundheit

- Müdigkeit, verminderte Leistungsfähigkeit,
- allgemeines Krankheitsgefühl,
- Fieber/Schüttelfrost/Schweißausbrüche,
- Übelkeit/Erbrechen,
- Schwindel/Benommenheit,
- Erkennungsvermögen/Wahrnehmung.

▸ Fragen zum neurologischen System

- Gangstörungen (Ataxie, Unsicherheit, Fußheberschwäche ...),
- Persönlichkeitsveränderungen,
- Sehstörungen,
- Schluck- oder Sprechstörungen,
- Kopfschmerzen,
- Koordinationsstörungen,
- Ohrgeräusche, Hörverlust,
- Kraftverlust, Sensibilitätsverlust.

3.4.3 Weitere Risikofaktoren für neurologische Erkrankungen

Risikofaktoren für neurologische Erkrankungen sind besonders vielfältig und abhängig von der entsprechenden Pathologie. So gehören zu den Risikofaktoren für Schlaganfall alle Risikofaktoren für Gefäßerkrankungen [O'Donnell, 2010]. Risikofaktoren für zervikale Myelopathie [Edwards, 2003] und Cauda-equina-Syndrom [Schoenfeld, 2012] reichen von bestehenden Bandscheibenvorfällen und degenerativen Veränderungen bis hin zu lokal entzündlichem Geschehen und Tumoren. Bei Multipler Sklerose und Morbus Parkinson spielen sowohl eine familiäre Häufung als auch Umweltfaktoren eine Rolle [Kuuisto, 2008; Petersen, 2015].

Tab. 3.10 Häufige neurologische Erkrankungen mit muskuloskeletaler Symptompräsentation

Erkrankungen des zentralen Nervensystems	Symptome	Ursache
Multiple Sklerose	zentrale Paresen, Sensibilitätsstörungen, Ataxie, schubförmiger Verlauf mit Parästhesien, Paresen, Koordinations-, Miktionsstörungen. Vielfältige, auch psychopathologische Symptome. Beteiligung der Hirnnerven, oft Optikusneuritis und Trigeminusneuralgie. Fatigue. Die Charcot-Trias: Nystagmus, skandierendes Sprechen, Intentionstremor. Trias von Marburg: Temporale Abblassung der Papille, Paraspastik, fehlender Bauchhautreflex.	Die Ursachen der Multiplen Sklerose sind unbekannt. Genetische Komponente (HLA-System); Autoimmunvorgänge nach einer in der Adoleszenz erworbenen Virus-Infektion (Masern?).
Morbus Parkinson	Kardinalsymptome: (Ruhe-)Tremor; Rigor mit „Zahnrad-Phänomen"; Akinese. Weiterhin: Dysphagie, Hypersalivation, Sprechstörungen; Seborrhö (Salbengesicht); Mikrographie; psychopathologische Begleitsymptome; Demenz; Hypomimie; Schlafumkehr (typ. für postenzephalitische Verläufe); Gangstörungen: Startschwierigkeiten, kein Armpendel, kleinschrittig; plötzliche Bewegungsblockaden „freezing"; Fallneigung!	Männer > Frauen; > 40–60 Jahre; progrediente Degeneration nigrostriataler dopaminerger Neurone (Systematrophie); Dopaminverlust in Substantia nigra und Striatum. Formen: idiopathischer M. Parkinson (80–90 %, genetische Faktoren, Umweltgifte), symptomatischen Formen (z. B. neurotoxisch (bei Drogenabhängigen), postenzephalitisch, vaskulär, Hirntumore oder Schädel-Hirn-Trauma).

Tab. 3.10 Fortsetzung

Erkrankungen des zentralen Nervensystems	Symptome	Ursache
Zervikale Myelopathie	Schmerz; Bewegungseinschränkung; bilaterale Parästhesien/Muskelschwäche obere Extremität; Parästhesien untere Extremität; Gangunsicherheit; Blasen-/Darmkontrollverlust; zunächst Hypo- später Hyperreflexie.	Bandscheibenvorfall; degenerativ (Osteophytenbildung); traumatisch; Tumor; entzündlich (z. B. TBC).
Meningitis	starke Kopfschmerzen; Nackensteifigkeit (Meningismus); hohes Fieber; Bewusstseinsstörungen; Photophobie; Phonophobie; bei Meningokokken: Hautausschlag.	Bakterien (Streptokokken, Meningokokken, Pneumokokken ...); Viren; Pilze; Parasiten; aseptische Form (Krebszellen, Nebenwirkungen von Medikamenten ...).
Hirntumor	Abhängig von Lokalisation des Tumors: Kopfschmerzen, besonders nachts, zunehmende Intensität; epileptische Anfälle; Sehstörungen, Sprachstörungen; Persönlichkeitsveränderung bei Lokalisation im Frontallappen; Gedächtnisstörungen; Ataxie bei Lokalisation im Kleinhirn; Übelkeit, Erbrechen.	Keine Risikofaktoren bekannt. Krebserkrankung in der Vorgeschichte? Familiäre Häufung?

Tab. 3.11 Erkrankungen des peripheren Nervensystems

Erkrankungen des peripheren Nervensystems	Symptome	Ursache
Polyneuropathie	Missempfindungen z. B. der Zehen beidseits; Verteilung oft „handschuh- oder sockenförmig"; Kribbeln; unangenehm und störend taub; brennende Schmerzen; Fehlempfindungen wie Hitze- oder Kältegefühl; Schwellungsgefühl „wie im Schraubstock"; periphere ataktische Koordinationsstörungen (bedingt durch die fehlende oder verfälschte sensible Information über die Gelenkstellungen, Druck beim Auftreten und den Muskelzustand); Gangunsicherheit (v. a. mit geschlossenen Augen); periphere und symmetrische Lähmungen; trophische Veränderungen der Haut (vegetatives Nervensystem betroffen); Magen-, Darm- und Blasenentleerungsstörungen; Potenzstörungen; Ruhetachykardie; Störungen der Pupillomotorik.	Diabetes mellitus; Alkoholmissbrauch; idiopathische Polyneuropathie (ohne erkennbare Ursache); Autoimmun (Guillain-Barré-Syndrom, CIDP); toxisch (neben Alkohol: Medikamente, Giftstoffe); Infektionskrankheiten (Mononukleose, Typhus, Diphtherie, HIV, Lues, Borrelien); Polyneuropathie bei Krebserkrankungen als paraneoplastisches Syndrom oder als Nebenwirkung bestimmter Wirkstoffe der Chemotherapie (z. B. Oxaliplatin). Mögliche weitere Ursachen: Vitamin-B12-Mangel, Vitamin-E-Mangel, Morbus Fabry (Mangel an alpha-Galactosidase), Vaskulitis.
Cauda-Equina-Syndrom	Blasendysfunktion (Verhalt, Inkontinenz); Darmdysfunktion (Inkontinenz, Tonusverlust); N. pudendus S 2–4; sexuelle Dysfunktion (reduzierte Sensibilität, Impotenz); sensorische Defizite; Perineum + Reithosenanästhesie; untere Extremität; motorische Ausfälle der unteren Extremität; Hyporeflexie.	Verletzung der LWS; Bandscheibenvorfall; Spinalstenose (kongenital oder erworben); degenerative Spondylolysthesis (auch degenerativ); Wirbelfraktur; Morbus Bechterew; WS-Primärtumor oder Metastasen; TBC.

Untersuchungsmethoden bei Verdacht auf eine bestehende neurologische Erkrankung

► **Physiotherapeutisch durchführbare Diagnostik**

► **Zentrales Nervensystem**

- Hirnnerventests (S. 89) :
  - 1. Hirnnerv: N. olfactorius: Ein Nasenloch zuhalten und Geruchserkennung vergleichen.
  - 2. Hirnnerv: N. opticus: z. B. Buchstaben- und Zahlentafel von Optiker verwenden. Jedes Auge separat testen
  - 3. Hirnnerv: N. oculomotorius: Patient folgt mit den Augen dem Finger des Therapeuten in horizontaler und vertikaler Richtung (► Abb. 2.58, positiver Test: Doppelbilder). Pupillenlichtreflex: mangelnde Pupillenreaktion auf Lichteinfall (► Abb. 2.57).
  - 4. Hirnnerv: N. trochlearis: Wie 3. Hirnnerv. Positiver Test: Augen folgen nicht nach unten-innen.
  - 5. Hirnnerv: N. trigeminus: Berührungsempfindlichkeit im Gesicht prüfen und Kraft des M. masseter und M. temporalis testen
  - 6. Hirnnerv: N. abducens: Wie 3. und 4. Hirnnerv. Positives Zeichen: kann mit Augen nicht nach lateral folgen
  - 7. Hirnnerv: N. facialis: Patient zum Lächeln auffordern: Symmetrie?
  - 8. Hirnnerv: N. vestibulocochlearis: Augen maximal nach rechts und links bewegen: Nystagmus? Weber- und Rinne-Test (► Abb. 2.60).
  - 9. Hirnnerv: N. glossopharyngeus: Mund öffnen, „Aah" sagen: Hebt sich Palatinum?
  - 10. Hirnnerv: N. vagus: Würg-Reflex wenn Palatinum mit Watte berührt wird.
  - 11. Hirnnerv: N. accessorius: HWS-Rotation gegen Widerstand.
  - 12. Hirnnerv: N. hypoglossus: Zunge herausstrecken: Deviation?
- Einbeinstand, schmalspuriges Gehen, Babinski (► Abb. 3.14 und ► Abb. 3.15), Klonus (► Abb. 3.16), Unterberger-Tretversuch, Romberg, Gleichgewichtsprobe, Finger-Nase-Test (► Abb. 3.17), Hacke-Knie-Versuch, Lhermitte-Zeichen (► Abb. 2.6) etc.
- Face-Arm-Speech-Test (FAST)

► **Peripheres Nervensystem:**

- Dermatome,
- Myotome,
- Reflexe.

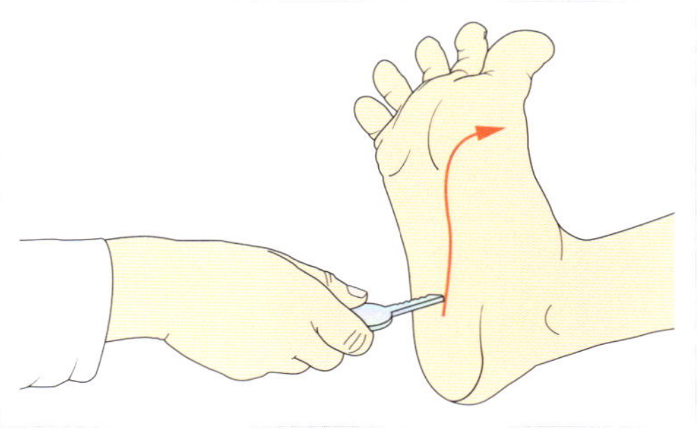

Abb. 3.14 Babinski-Test positiv.

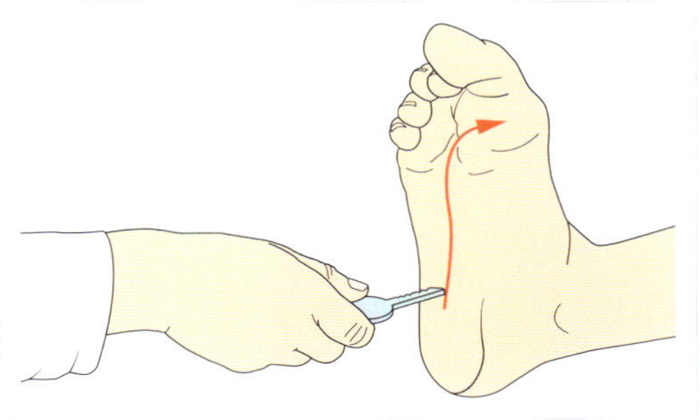

Abb. 3.15 Babinski-Test negativ.

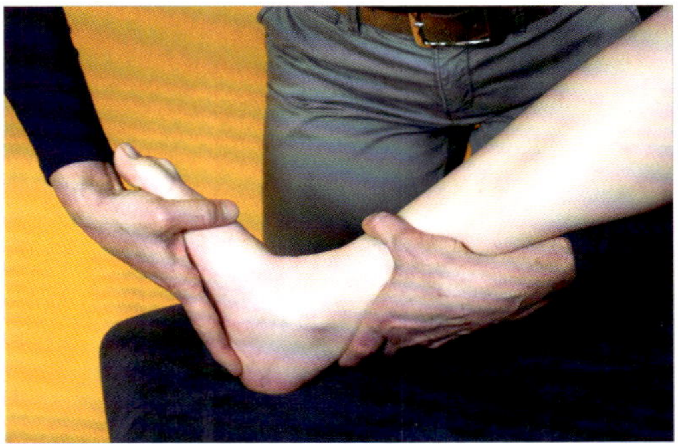

Abb. 3.16 Klonus.

Beschreibungen der oben genannten Tests inklusive Gütekriterien und Evidenznachweis finden sich in dem Buch Orthopedic Physical Examination Tests [Cook, 2013/1 oder Cook, 2013/2] und in vielen Standardwerken für die neurologische Untersuchung [Hüter-Becker, 2010, Jesel, 2004].

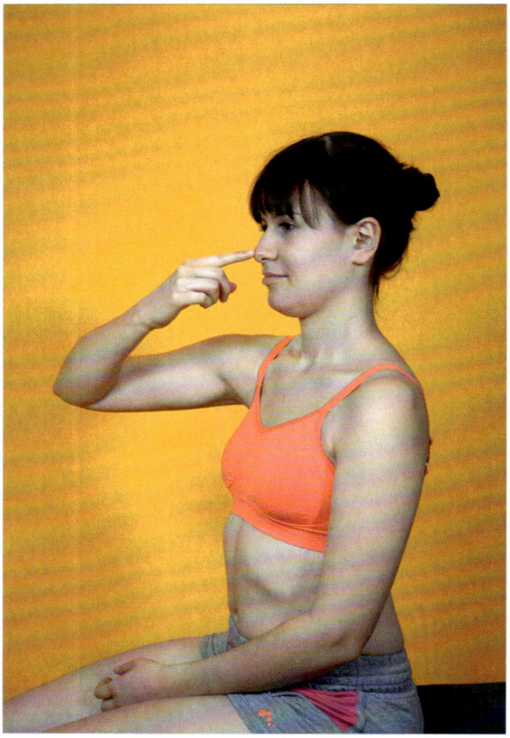

Abb. 3.17 Finger-Nase-Test.

► **Zusätzliche ärztliche Diagnostik:**
- MRT,
- Nervenleitgeschwindigeit (somatosensorisch, visuell, motorisch evozierte Potenziale),
- laborchemische Untersuchungen,
- Liquor-Untersuchungen,
- Nervenbiopsie (typ. N. suralis), v. a. bei Verdacht auf Vaskulitiden als Ursache der Polyneuropathie,
- Schweißtest, Kipptischuntersuchung sowie eine Messung der Herzfrequenzvariabilität zum Nachweis der Beteiligung des autonomen Nervensystems.

3.5 Screening bei Verdacht auf eine Erkrankung des Harnwegssystems

► **Einleitung.** Harnwegsinfekte machen etwa 5 % der Hausarztkontakte aus. Etwa 40 % aller Frauen und 12 % aller Männer haben einmal im Leben einen Harnwegsinfekt [Ali, 2014]. Die Erkrankung ist gutartig und mit gezielter Antibiotikagabe schnell heilbar. Bei Nichtbehandlung kann eine Nierenbeckenentzündung die Folge sein, die dann zu Beschwerden im thorakolumbalen Übergang auf der betroffenen Seite führen kann. Schon früh wurde ein Zusammenhang von Harnwegserkrankungen und Rückenschmerzen dokumentiert [Kutzmann, 1927]. Patienten mit Nierensteinen beschreiben typischerweise Rückenschmerzen oder Flankenschmerzen [Moore, 2013]. Auch andere muskuloskeletale Beschwerden können im Zusammenhang mit Harnwegsinfekten auftreten. Am genauesten beschrieben ist der Morbus Reiter [Selmi, 2014]. Dieses Syndrom bezeichnet das Zusammentreffen einer Harnwegsinfektion (oft verursacht durch Chlamydien oder Mykoplasmen) mit Gelenkentzündungen (reaktive Arthritis) und einer Entzündung der Bindehaut des Auges. Gefährdet sind vor allem Träger des HLA-B27-Merkmals, das auch beim Morbus Bechterew positiv ist.

Für das physiotherapeutische Screening von Bedeutung, weil sich Symptome als „muskuloskeletal" präsentieren und im Bereich des thorakolumbalen Überganges, eines der großen Gelenke (z. B. Kniegelenk oder Hüftgelenk) oder der Lendenwirbelsäule manifestieren können, sind insbesondere:
- Nierenbeckenentzündung,
- Morbus Reiter,
- Nierensteine,
- Blasenkarzinom.

3.5.1 Die wichtigsten Screeningfragen für das Harnwegssystem

Harnwegsinfekte sind von typischen Schmerzen vor dem und während des Wasserlassens begleitet und von häufigem Harndrang begleitet. Kinder haben zusätzlich oft Fieber.

► **Fragen zur allgemeinen Gesundheit**
- Müdigkeit, verminderte Leistungsfähigkeit,
- allgemeine Krankheitsgefühl,
- Fieber,
- Übelkeit/Erbrechen (Nierensteine).

► **Fragen zum Harnwegssystem**
- Häufigkeit,
- Dringlichkeit,
- Inkontinenz,
- reduzierte Menge oder geringerer Strahl,
- Schwierigkeiten, Urinstrahl zu initiieren,
- Farbe,
- Polyurie, Dysurie,
- Schmerz beim Wasserlassen.

3.5.2 Weitere Risikofaktoren für Harnwegserkrankungen

- Harnwegsinfekt/Nierenbeckenentzündung:
  - weiblich,
  - sexuell aktiv,
  - Diabetes mellitus,
  - Diaphragma,
  - Östrogenmangel.
- Nierensteine:
  - erhöhter Harnsäurespiegel,
  - erhöhter Kalziumspiegel,
  - Harnstauung,
  - Harnwegsinfekte,
  - Dehydration, Diät.
- Blasenkarzinome:
  - aromatische Amine,
  - Rauchen,
  - Süßstoffe,
  - Chlor?
- Morbus Reiter:
  - Träger des HLA-B27-Merkmals bzw. Morbus Bechterew,
  - Gelenkentzündung im Zusammenhang mit einem Harnwegsinfekt,
  - Augenentzündung im Zusammenhang mit einem Harnwegsinfekt.

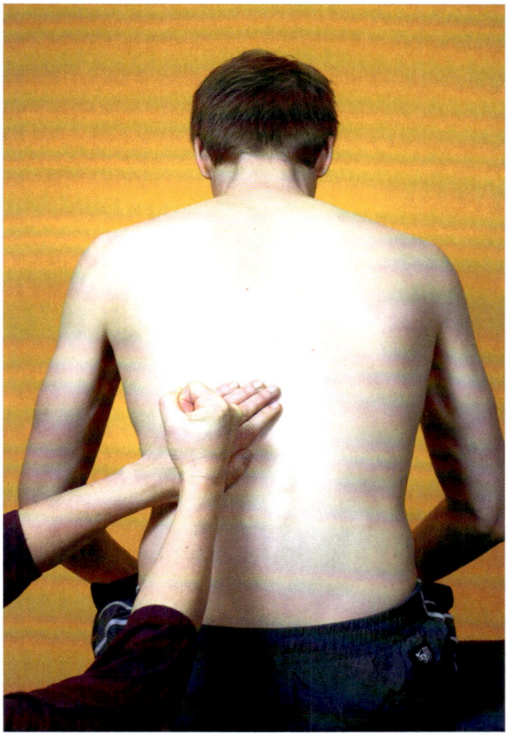

Abb. 3.18 Nieren-Klopftest (Murphy-Percussion-Test).

Untersuchungsmethoden bei Verdacht auf eine bestehende Harnwegserkrankung

► **Physiotherapeutisch durchführbare Diagnostik**
- Fieber messen,
- Nieren-Klopftest (► Abb. 3.18).

► **Zusätzliche ärztliche Diagnostik**
- Labor: Erregernachweis,
- Ultraschall,
- Röntgen (Nierensteine),
- CT,
- MRT bei reaktiver Arthritis,
- selten: Biopsie.

3.6 Screening bei Verdacht auf eine Erkrankung der Systeme Gynäkologie oder Andrologie

3.6.1 Einleitung

Fast alle gynäkologischen Erkrankungen können von Rückenschmerzen begleitet sein. Das häufigste Beispiel ist das prämenstruelle Syndrom. In einer Studie mit knapp 4000 Frauen gaben 90 % an, mindestens eines der psychischen oder physischen Symptome zu haben, etwa 3 % waren als PMS diagnostiziert [Tschudin, 2010]. Differenzialdiagnostisches Kriterium ist das Auftreten der Symptome vor oder zu Beginn der Menstruation und das komplette Abklingen der Symptome nach der Menstruation. Eine Verwechslung mit muskuloskeletalen Dysfunktionen besteht daher nicht. Gynäkologische Karzinome (Zervix-CA, Ovarial-CA, Vulva-CA, Vaginal-CA, Uterus-CA, beim Mann Prostata-CA) können je nach Lage und Größe des

Tumors auch Rückenschmerzen oder Becken-/Hüftschmerzen verursachen [Cooper, 2013]. Eine Differenzierung ist klinisch nicht möglich. Weitere Schmerzen im Beckenbereich werden oft durch Infekte hervorgerufen, wie z. B. Chlamydien, Gonorrhoe etc. [De Seta, 2012]. Beim Mann kann eine akute (bakterielle) oder chronische Prostatitis Rückenschmerzen, Leisten- und Beckenschmerzen hervorrufen [Murphy, 2009]. Chronische Beckenschmerzen bei der Frau dagegen werden oft mit psychosomatischen Prozessen in Verbindung gebracht, z. B. bei Missbrauchserfahrungen [Poleshuck, 2005]. Bei unklaren Beschwerden sollte zudem die Möglichkeit einer Eileiterschwangerschaft in Erwägung gezogen werden.

3.6.2 Die wichtigsten Screeningfragen für das gynäkologische System

Fragen zur allgemeinen Gesundheit zielen vor allem auf Infektionen und Tumorerkrankungen ab.

► **Fragen zur allgemeinen Gesundheit**
- Müdigkeit, verminderte Leistungsfähigkeit,
- allgemeines Krankheitsgefühl,
- Fieber/Schüttelfrost/Schweißausbrüche,
- Gewichtsabnahme oder -zunahme.

Fragen zum gynäkologischen System werden unterschieden für männliche und weibliche Patienten:
- Männlich:
  - Uretherausfluss,
  - Impotenz,
  - Schmerz beim Geschlechtsverkehr, Ejakulation.
- Weiblich:
  - Vaginaler Ausfluss,
  - Schmerz beim Geschlechtsverkehr,
  - Veränderung der Menstruation,
  - Häufigkeit und Dauer des Zyklus,
  - Dysmenorrhoe,
  - Blutfluss,
  - Datum der letzten Periode,
  - Anzahl der Schwangerschaften,
  - Anzahl Geburten,
  - Menopause (perimenopausal, postmenopausal),
  - vaginale Blutung außerhalb der Menstruation.

3.6.3 Weitere Risikofaktoren für gynäkologische Erkrankungen

- Krebserkrankung in der Vergangenheit,
- Brennen oder Jucken,
- Rücken- oder Bauchschmerzen,
- aufgeblähter Bauch,
- neuer oder wechselnde Sexualpartner,
- ungeschützter (Kondom) Geschlechtsverkehr,
- Rauchen,
- Beschwerden sind unabhängig von Bewegungen der LWS.

Untersuchungsmethoden bei Verdacht auf eine bestehende gynäkologische Erkrankung

► **Physiotherapeutisch durchführbare Diagnostik.** Keine.

► **Ärztliche Diagnostik**
- Labor,
- Ultraschall,
- MRT,
- Biopsie.

Literatur

Ali AB, Bagnis CI. [Urinary tract infections in adults]. La Revue Du Praticien, 2014; 64, 7: 964–966

Burkhardt R, Pankow W. The diagnosis of chronic obstructive pulmonary disease. Deutsches Ärzteblatt International. 2014; 111, 49: 834–846

Cook CE, Hegedus EJ. Orthopedic Physical Examination Tests: An Evidence-Based Approach. 2. Auflage. Boston: Prentice Hall; 2012

Cook CE, Hegedus EJ. Orthopedic Physical Examination Tests: An Evidence-Based Approach. 2. Auflage. Boston: Prentice Hall; 2013

Cook CE, Hegedus EJ. Orthopedic Physical Examination Tests: An Evidence-Based Approach. 2. Auflage. Boston: Prentice Hall; 2013

Cooper CP, Polonec L, Stewart SL et al. Gynaecologic cancer symptom awareness, concern and care seeking among US women: a multi-site qualitative study. Family Practice. 2013; 30, 1: 96–104

De Seta F, Banco R, Turrisi A et al. Pelvic inflammatory disease (PID) from Chlamydia trachomatis versus PID from Neisseria gonorrhea: from clinical suspicion to therapy. Giornale Italiano Di Dermatologia E Venereologia: Organo Ufficiale, Società Italiana Di Dermatologia E Sifilografia. 2012; 147, 5: 423–430

Demoly P, Paggiaro P, Plaza V, et al. Prevalence of asthma control among adults in France, Germany, Italy, Spain and the UK. European Respiratory Review: An Official Journal of the European Respiratory Society. 2009; 18, 112: 105–112

Edwards CC, Riew KD, Anderson PA et al. Cervical myelopathy. current diagnostic and treatment strategies. The Spine Journal: Official Journal of the North American Spine Society. 2003; 3, 1: 68–81

Eisenberg E, Konopniki M, Veitsman E et al. Prevalence and characteristics of pain induced by percutaneous liver biopsy. Anesthesia and Analgesia. 2003; 96, 5: 1392–1396, table of contents

Fink HA, Lederle FA, Roth CS et al. The accuracy of physical examination to detect abdominal aortic aneurysm. Arch Intern Med. 2000; 160: 833–836.

Foroulis CN, Zarogoulidis P, Darwiche K et al. Superior sulcus (Pancoast) tumors: current evidence on diagnosis and radical treatment. Journal of Thoracic Disease. 2013; 5 Suppl 4: S342–358

Gößwald DA, Schienkiewitz A, Nowossadeck E et al. (2013) Prävalenz von Herzinfarkt und koronarer Herzkrankheit bei Erwachsenen im Alter von 40 bis 79 Jahren in Deutschland. Bundesgesundheitsblatt – Gesundheitsforschung – Gesundheitsschutz. 2013; 56: 650–655

Hüter-Becker A, Dölken M. (2010) Physiotherapie in der Neurologie: physiolehrbuch Praxis. Auflage: 3., unveränderte Auflage. Stuttgart: Thieme; 2010

Jesel M. Neurologie für Physiotherapeuten. Stuttgart: Thieme; 2004

Kutzmann AA. Back pain of urologic origin. California and Western Medicine. 1927; 27, 2: 208–211

Kuusisto H, Kaprio J, Kinnunen E et al. Concordance and heritability of multiple sclerosis in Finland: study on a nationwide series of twins. European Journal of Neurology: The Official Journal of the European Federation of Neurological Societies. 2008; 15, 10: 1106–1110

Lloyd-Jones D et al. Heart Disease and Stroke Statistics—2010 Update A Report From the American Heart Association. Circulation. 2010; 121: e46–e215.

Moore CL, Daniels B, Singh D et al. Prevalence and clinical importance of alternative causes of symptoms using a renal colic computed tomography protocol in patients with flank or back pain and absence of pyuria. Academic Emergency Medicine: Official Journal of the Society for Academic Emergency Medicine. 2013; 20, 5: 470–478

Murphy AB, Macejko A, Taylor A et al. Chronic prostatitis: management strategies. Drugs. 2009; 69, 1: 71–84

Murray CJL, Ortblad KF, Guinovart C et al. Global, regional, and national incidence and mortality for HIV, tuberculosis, and malaria during 1990–2013: a systematic analysis for the Global Burden of Disease Study 2013. The Lancet. 2014; 384, 9947: 1005–1070

Mussell M, Kroenke K, Spitzer RL et al. Gastrointestinal symptoms in primary care: prevalence and association with depression and anxiety. Journal of Psychosomatic Research. 2008; 64, 6: 605–612

O'Donnell MJ, Xavier D, Liu L et al. Risk factors for ischaemic and intracerebral haemorrhagic stroke in 22 countries (the INTERSTROKE study): a case-control study. Lancet. 2010; 376, 9735: 112–123

Petersen MS, Bech S, Nosova E et al. Familial aggregation of Parkinson's disease in the Faroe Islands. Movement Disorders: Official Journal of the Movement Disorder Society. 2015; Apr 30, 4: 538–44

Poleshuck EL, Dworkin RH, Howard FM et al. Contributions of physical and sexual abuse to women's experiences with chronic pelvic pain. The Journal of Reproductive Medicine. 2005; 50, 2: 91–100

Sandholzer H, Sandhöfer A, Meier C et al. [Respiratory symptoms in the general practice. An analysis of the Leipzig SESAM Study]. MMW Fortschritte der Medizin. 2008; 149 Suppl 4: 125–127

Schimpf O, Jourdan C [n.d.]. Checkliste Physiotherapie in der Neurologie. 1999; E-Book PDF. https://www.thieme.de/shop/Neurorehabilitation/Schimpf-Jourdan-Checkliste-Physiotherapie-in-der-Neurologie-9783131602114/p/000000000126644401; abgerufen am 29.1.2015

Schoenfeld AJ, Bader JO. Cauda equina syndrome: an analysis of incidence rates and risk factors among a closed North American military population. Clinical Neurology and Neurosurgery. 2012; 114, 7: 947–950

Selmi C, Gershwin ME. Diagnosis and classification of reactive arthritis. Autoimmunity Reviews. 2014; 13, 4–5: 546–549

Shehab A, Yasin J, Hashim MJ et al. Gender Differences in Acute Coronary Syndrome in Arab Emirati Women—Implications for Clinical Management. Angiology. 2013; 64: 9–14

Smith MD, Russell A, Hodges PW. How common is back pain in women with gastrointestinal problems? The Clinical Journal of Pain. 2008; 24, 3: 199–203

Stanghellini V. Three-month prevalence rates of gastrointestinal symptoms and the influence of demographic factors: results from the Domestic/International Gastroenterology Surveillance Study (DIGEST). Scandinavian Journal of Gastroenterology. 1999; Supplement, 231: 20–28

Steinhauser T, Francque S, Kunnen J et al. Spontaneous liver bleeding in a patient with congenital arterioportal fistulisation. Presentation of a casus princeps and review of the literature. Acta Gastro-Enterologica Belgica. 2013; 76, 1: 62–65

Tschudin S, Bertea PC, Zemp E. Prevalence and predictors of premenstrual syndrome and premenstrual dysphoric disorder in a population-based sample. Archives of Women's Mental Health. 2010; 13, 6: 485–494

Zöllner IK, Weiland SK, Piechotowski I et al. No increase in the prevalence of asthma, allergies, and atopic sensitisation among children in Germany: 1992–2001. Thorax. 2005; 60, 7: 545–548

4 Fallbeispiele

Im Folgenden einige kurze Fallbeispiele, wie sie z. B. für die Prüfung zum sektoralen Heilpraktiker für Physiotherapie in den Bundesländern Hamburg und Nordrhein-Westfalen vorgesehen sind. Gefragt sind differenzialdiagnostische Hypothesen und Strategien (Folgefragen und Tests), um diese Hypothesen zu überprüfen.

Fall 1 **B**

Männlicher Patient, 45 Jahre, Bandscheibenvorfall L 5/S 1 rechts mit Radikulopathie (MRT). Physiotherapeutisch behandelt auf Arztanweisung mit foraminaler Öffnungstechnik und muskulären Stabilisationsübungen sowie neurodynamischer Mobilisation. Symptome über 3 Wochen stabil, dann zunächst Verschlechterung der Sensorik rechts, erneutes MRT zeigt eine Vergrößerung des BSP. Nach einer Woche Parästhesien auch im linken Bein.

Fall 2 **B**

48-jähriger männlicher Patient, chronische Rückenschmerzen, behandelt durch Akupunktur. Seit 2 Wochen akute LWS-Schmerzen, Fieber und allgemeine Krankheitszeichen. Behandlung mit nichtsteroidalen Entzündungshemmern nicht erfolgreich, die Schmerzen wurden konstant und störten seinen Nachtschlaf. Bewegungen stark eingeschränkt, lageunabhängig, lokal druckdolent, keine neurologischen Zeichen.

Fall 3 **B**

74-jähriger Rentner mit chronischen Rückenschmerzen. Schmerzen über dem rechten Iliosakralgelenk mit einer Intensität von 5/10, schleichender Beginn. Symptomverstärkung durch Stehen, Gehen, aber insbesondere beim Treppesteigen. Früher starker Raucher, seit 15 Jahren Nichtraucher. Behandlung erfolgte zunächst mit manueller Therapie des rechten Iliosakralgelenks und Triggerpunktbehandlung mit initialer Verbesserung der Symptome. Bei der 5. Behandlung hatten die Symptome ihre Qualität verändert, wurden als pulsierend wahrgenommen, und der Patient konnte nicht auf dem Bauch liegen.

Fall 4 **B**

66-jähriger Maurer; Schmerz LWS/Gesäß/Wade rechts, verstärkt durch ca. 15 Minuten Gehen. Röntgenbefund L 5/S 1 Stenose rechts. Physiotherapie verbessert LWS und Gesäßbeschwerden, aber nicht Wadenschmerzen. Herzinfarkt vor 10 Jahren, jetzt Herzschrittmacher.

Fall 5 **B**

57-jährige Lehrerin; Schmerz BWS beim Schreiben an der Tafel und Wäscheaufhängen. Brustkrebs vor 10 Jahren, letzter Kontrolltermin (Mammografie) vor ca. 1 Jahr. Fühlt sich im Beruf gestresst und oft erschöpft. Menopause seit ca. 7 Jahren, Hitzewallungen und Nachtschweiß.

Fall 6 **B**

47-jähriger Journalist und Reisebuch-Autor. Beschwerden in der BWS beim Schreiben am PC. Vor 3 Wochen neues Buch begonnen, steht sehr unter Zeitdruck und fühlt sich gestresst und erschöpft. Neuerdings Beschwerden beim Atmen und seit 2 Wochen Husten.

Fall 7 **B**

70-jährige Rentnerin; in der Wohnung über Teppich gestolpert, konnte sich aber mit der Hand am Sofatisch abstützen und so einen Sturz verhindern. Die Hand ist seitdem schmerzhaft bewegungseingeschränkt und geschwollen.

Fall 8 B

35-jährige Frau (joggt gelegentlich) klagt über vor 3 Tagen plötzlich aufgetretene Schmerzen im anterolateralen Bereich des Vorfußes. Der Schmerz fing während des Joggens an und verschlimmert sich bei Gewichtsübernahme. Bei Palpation ist der Bereich mittelgradig schmerzhaft. Fuß- und Knöchelbeweglichkeit relativ normal.

Fall 9 B

58-jährige Frau, gesund, aber inaktiv, berichtet von plötzlich aufgetretenen Schmerzen im unteren Rücken, seit sie von einem Bordstein abgerutscht und fast gestürzt ist. Der Schmerz verschlimmert sich bei Bewegung und verbessert sich im Liegen. Myotome und Dermatome sind normal. Palpation ergibt eine mittlere Empfindlichkeit der paraspinalen Muskulatur rechts im thorakalen Bereich.

Fall 10 B

60-jährige Frau berichtet von plötzlich aufgetretenen Schmerzen im rechten Knie. Sie scheint gesund, ist allerdings wenig aktiv und kann sich an keine schmerzauslösende Aktivität erinnern. Das Gelenk ist sehr empfindlich, warm und gerötet. Das Bewegungsausmaß ist schmerzhaft eingeschränkt. Es werden keine weiteren Gelenkbeschwerden angegeben.

Fall 11 B

17-jähriges Mädchen, Knieschmerz. Der Schmerz ist aufgetreten, nachdem sie sich beim Softball-Spielen verletzt hat. Sie ist beim Laufen in ein Bodenloch getreten und musste das Spiel abbrechen. Die mediale Seite des Kniegelenks ist leicht geschwollen und empfindlich. Der Schmerz verschlimmert sich bei endgradiger Flexion und Extension und bei Valgusstress.

Fall 12 B

Ein 70-jähriger Mann klagt über dumpfe, teilweise pulsierende, konstante thorakolumbale Schmerzen, die sich seit 2 Tagen verschlimmern. Der Schmerz wird schlimmer bei Aktivität, ist aber nicht von einer bestimmten Körperhaltung abhängig. Keine ausstrahlenden Schmerzen, keine motorischen oder sensorischen Defizite.

Fall 13 B

55-jährige Frau berichtet von konstanten, intensiven Rückenschmerzen, rechts unter dem Rippenbogen. Die Beschwerden bestehen seit 2–3 Tagen und strahlen von der LWS entlang des Beckenkamms nach rechts aus. Kein Auslöser/Trauma. Die Beschwerden verändern sich nicht bei Lagewechsel oder Wärmekissenanwendung.

Fall 14 B

45-jähriger Mann, leichte bis mittlere tiefe Thoraxschmerzen, die seinen Schlaf stören. Schmerz ist intermittierend, hat sich aber in den letzten 2 Wochen verschlechtert und lässt sich durch Lagewechsel nicht beeinflussen. Nachts schlimmer als tagsüber. Der Patient fühlt sich oft sehr müde, was er seinem gestörten Schlaf zuschreibt.

Fallbeispiele Lösungen B

Fall 1 (Kap. 2.1.6):
Hypothesen: Cauda-Equina-Syndrom
Fragen: Blasen-/Darminkontinenz
Tests: Reflexe, Dermatome, Myotome

Fall 2 (Kap. 2.1.4):
Hypothesen: Infektion
Fragen:
Infektion in letzten 4 Wochen?
OP in letzten 4 Wochen?
Wann war letzte Akupunktur?
Tests: Keine

Fall 3 (Kap. 2.1.7):
Hypothesen: kardiovaskulär; peripher vaskulär (Aortenaneurysma)
Fragen: Vorgeschichte kardiovaskulär; Familiengeschichte kardiovaskulär; Allgemeinzustand/Leistungsfähigkeit im Alltag
Tests: Blutdruck/Puls; Screening Aorta: Inspektion, Palpation, Auskultation

Fall 4 (Kap. 2.1.7):
Hypothesen: peripher vaskulär
Fragen: Symptomverhalten Wadenschmerz im Vergleich zu LWS-Schmerz (Zusammenhang oder separate Symptombereiche?)
Test: Fußpulse; Ratschow-Test; Inspektion: Haut- und Nagelveränderungen Fuß

Fall 5 (Kap. 2.3.2, Kap. 2.3.3, Kap. 2.3.4):
Hypothesen: CA-Metastasen; Infektion; Osteoporose/Wirbelfraktur
Fragen: Symptomverhalten im Alltag; Infektion oder Operation in den letzten 4 Wochen; Knochendichtemessung wann zuletzt?
Tests: Passt BWS-Funktionsuntersuchung zu einem klinischen Muster?; Klopftest/Vibration Dornfortsatz

Fall 6 (Kap. 2.3.3, Kap. 2.3.4, Kap. 2.3.7):
Hypothesen: Infektion; psychogen; CA Lunge
Fragen: Rauchen; Allgemeine Krankheitszeichen, z. B. Fieber; Zusammenhang von Husten und BWS-Beschwerden; Auslandsreisen
Tests: Depressionsfragebogen, z. B. Beck Depression Inventory (BDI); Lunge abhorchen?

Fall 7 (Kap. 2.6.2):
Hypothesen: Fraktur
Fragen: Risikofaktoren Osteoporose
Tests: Vibration (Stimmgabel)

Fall 8 (Kap. 2.9.1):
Hypothesen: Stressfraktur
Fragen: Progredienz der Symptome seit Beginn
Tests: Vibration

Fall 9 (Kap. 2.1.2):
Hypothesen: Osteoporose
Fragen: Risikofaktoren für Osteoporose
Tests: Klopftest oder Vibration über Dornfortsätzen

Fall 10 (Kap. 2.8.5):
Hypothesen: entzündlich
Fragen: Infektion, Operation oder Injektion/Akupunktur in letzten 4 Wochen; weitere Gelenkregionen betroffen; allgemeiner Gesundheitszustand
Tests: Keine

Fall 11 (Kap. 2.8.3, Kap. 2.8.4):
Hypothesen: Meniskus- oder Ligamentruptur
Fragen: Gewichtsübernahme möglich; Symptomverhalten bei z. B. rotatorischen Aktivitäten
Tests: Knietests Erkrankungen des vaskulären Systems

Fall 12 (Kap. 2.1.7, Kap. 2.3.6):
Hypothesen: kardiovaskulär; peripher vaskulär: Aortenaneurysma
Fragen: kardiovaskuläre Risikofaktoren; Vorgeschichte von kardiovaskulären Erkrankungen; Familiengeschichte von kardiovaskulären Erkrankungen
Tests: Puls; Blutdruck; Screening Aorta

Fall 13 (Kap. 2.3.6):
Hypothesen: gastrointestinal; urogynäkologisch
Fragen: gastrointestinale Symptome; urologische Symptome; gynäkologische Symptome
Tests: Murphy-Percussion-Test

Fall 14 (Kap. 2.3.3, Kap. 2.3.4, Kap. 2.3.6):
Hypothesen: kardiovaskulär; peripher vaskulär: Aortenaneurysma; CA; Infektion
Fragen: allgemeiner Gesundheitszustand; Infektion/Operation letzte 4 Wochen; Vorgeschichte/Familiengeschichte CA; Risikofaktoren kardiovaskulär
Tests: Puls; Blutdruck; Screening Aortenaneurysma; Vibration/Klopftest Dornfortsätze evtl. positiv bei Knochenmetastasen oder lokaler Infektion, aber kein sicheres Ausschlusskriterium

5 Übungsfragen

5.1 Symptome in der LWS

Frage 1

Welche Organsysteme können LWS-Beschwerden verursachen?

1. Urologisches und gynäkologisches System.
2. Gastrointestinales und urologisches System.
3. Urologisches, gynäkologisches und gastrointestinales System.
4. Urologisches, gynäkologisches, kardiovaskuläres und gastrointestinales System.
5. Urologisches, gynäkologisches, pulmonales und gastrointestinales System.

a) Nur Aussage 1 trifft zu.
b) Nur Aussage 2 trifft zu.
c) Nur Aussage 3 trifft zu.
d) Nur Aussage 4 trifft zu.
e) Nur Aussage 5 trifft zu.

Frage 2

Welche dieser Zeichen sind Rückenmarkszeichen?

1. Babinski.
2. Unilaterale Hyposensitivität.
3. Unilateraler Kraftverlust.
4. Blaseninkontinenz.
5. Sattelanästhesie.

a) Nur Aussage 1 trifft zu.
b) Nur Aussagen 1 und 2 treffen zu.
c) Nur Aussage 3 trifft zu.
d) Nur Aussagen 1, 2 und 4 treffen zu.
e) Nur Aussagen 1, 4 und 5 treffen zu.

Frage 3

Ein abdominales Aortenaneurisma kann ein Physiotherapeut diagnostizieren, indem er ...

1. ... eine pulsierende Masse beobachtet.
2. ... eine pulsierende Masse palpiert.
3. ... ein Strömungsgeräusch mit dem Stethoskop hört.
4. ... den Blutdruck misst.
5. ... die Pulsfrequenz misst.

a) Nur Aussage 1 trifft zu.
b) Nur Aussagen 1 und 3 treffen zu.
c) Nur Aussage 2 trifft zu.
d) Nur Aussagen 1, 2 und 3 treffen zu.
e) Nur Aussagen 2 und 3 treffen zu.

5.2 Symptome in der HWS

Frage 4

Zu den Kriterien der kanadischen HWS Regeln, die die Notwendigkeit von Bildgebung bestimmen, gehören:

1. Sturz aus über 1 m Höhe oder > 5 Stufen.
2. Axiale Belastung auf Kopf, z. B. Kopfsprung in flaches Wasser.
3. Autounfall bei hoher Geschwindigkeit (ab 100 km/h) ODER überschlagen ODER aus dem Auto katapultiert.
4. Fahrradunfall.
5. Skiunfall.

a) Nur Aussagen 1, 2, 3 und 4 sind richtig.
b) Nur Aussagen 1, 3 und 4 sind richtig.
c) Nur Aussagen 1 und 2 sind richtig.
d) Nur Aussagen 1, 2, 4 und 5 sind richtig.
e) Alle Aussagen sind richtig.

Frage 5

Das Lhermitte-Zeichen ist positiv, wenn bei HWS-Flexion ...

1. ... ein elektrisierender Schmerz im Rücken zu spüren ist.
2. ... ein elektrisierender Schmerz in beiden Armen zu spüren ist.
3. ... eine Taubheit in beiden Hände auftritt.
4. ... Flexion < 45° möglich ist.
5. ... ein elektrisierender Schmerz in beiden Füßen auftritt.

a) Nur Aussage 1 ist richtig.
b) Nur Aussagen 1 und 2 sind richtig.
c) Nur Aussagen 1 und 3 sind richtig.
d) Nur Aussagen 1 und 4 sind richtig.
e) Alle Aussagen sind richtig.

Frage 6

Zu den Risikofaktoren für eine Infektion gehören:

1. Höheres Lebensalter.
2. Immunsuppression.
3. Diabetes.
4. Tumorerkrankung.
5. Alkohol-/Drogenmissbrauch.

a) Nur Aussagen 1, 2 und 3 sind richtig.
b) Nur Aussagen 1, 3 und 4 sind richtig.
c) Nur Aussagen 1 und 2 sind richtig.
d) Nur Aussagen 1, 2, 4 und 5 sind richtig.
e) Alle Aussagen sind richtig.

Frage 7

Red Flags für das Vorhandensein einer zervikalen Myelopathie sind:

1. Neurologische Symptome der unteren Extremität.
2. Ganganomalien.
3. Babinski.
4. Veränderung des Reflexverhaltens.
5. Evtl. Blasen-/Darmkontrollverlust.

a) Nur Aussagen 1, 2 und 3 sind richtig.
b) Nur Aussagen 1, 3 und 4 sind richtig.
c) Nur Aussagen 1 und 2 sind richtig.
d) Nur Aussagen 1, 2, 4 und 5 sind richtig.
e) Alle Aussagen sind richtig.

Frage 8

Welche Organsysteme können bei HWS-Beschwerden beteiligt sein?

1. Urologisches System.
2. Pulmonales System.
3. Gastrointestinales System.
4. Peripher vaskuläres System.
5. Kardiovaskuläres System.

a) Nur Aussagen 2, 3 und 5 sind richtig.
b) Nur Aussagen 2, 3 und 4 sind richtig.
c) Nur Aussagen 2 und 3 sind richtig.
d) Nur Aussagen 1, 2, 4 und 5 sind richtig.
e) Alle Aussagen sind richtig.

5.3 Symptome im Thorax

Frage 9

Red Flags oder Risikofaktoren für eine BWS-Metastase sind:

1. Ungeklärter Gewichtsverlust.
2. Allgemeine Krankheitszeichen.
3. Kraftverlust in beiden Händen.
4. Frühere Krebserkrankung.
5. Abnahme der Belastbarkeit.

a) Nur Aussagen 1, 2 und 3 sind richtig.
b) Nur Aussagen 1, 3 und 4 sind richtig.
c) Nur Aussagen 1 und 2 sind richtig.
d) Nur Aussagen 1, 2, 4 und 5 sind richtig.
e) Alle Aussagen sind richtig.

Frage 10

Red Flags für eine lokale oder systemische entzündliche Erkrankung der BWS sind:

1. Konstanter Schmerz.
2. Fieber.
3. Nächtliches Schwitzen.
4. Hautausschlag.
5. Allgemeine Krankheitszeichen.

a) Nur Aussagen 1, 2 und 3 sind richtig.
b) Nur Aussagen 1, 3 und 4 sind richtig.
c) Nur Aussagen 1 und 2 sind richtig.
d) Nur Aussagen 1, 2, 4 und 5 sind richtig.
e) Alle Aussagen sind richtig.

Frage 11

Welche Organsysteme müssen beim Screening der BWS berücksichtigt werden:

1. Kardiovaskuläres System.
2. Pulmonales System.
3. Gastrointestinales System.
4. Urologisches System.
5. Neurologisches System.

a) Nur Aussagen 1, 2 und 3 sind richtig.
b) Nur Aussagen 1, 3 und 4 sind richtig.
c) Nur Aussagen 1 und 2 sind richtig.
d) Nur Aussagen 1, 2, 3 und 4 sind richtig.
e) Alle Aussagen sind richtig.

Frage 12

Welche Symptome weisen sowohl auf eine kardiovaskuläre als auch auf eine psychogene Ursache hin:

1. Herzrasen.
2. Atemnot.
3. Schwitzen.
4. Depression.
5. Schwindel/Kreislaufstörungen.

a) Nur Aussagen 1, 2 und 3 sind richtig.
b) Nur Aussagen 1, 2, 3 und 5 sind richtig.
c) Nur Aussagen 1 und 2 sind richtig.
d) Nur Aussagen 1, 2 und 5 sind richtig.
e) Alle Aussagen sind richtig.

Frage 13

Risikofaktoren für eine Wirbelfraktur sind:

1. Schmerzen bei der Atmung.
2. Risikofaktoren für Osteoporose.
3. Rheumatische Erkrankungen.
4. Chronisch obstruktive Lungenerkrankung (COPD).
5. Sportart mit repetitiver Belastung des Brustkorbes, z. B. Rudern.

a) Nur Aussagen 1, 2 und 3 sind richtig.
b) Nur Aussagen 1, 3 und 4 sind richtig.
c) Nur Aussagen 1 und 2 sind richtig.
d) Nur Aussagen 1, 2 und 5 sind richtig.
e) Alle Aussagen sind richtig.

5.4 Symptome im Schultergürtel

Frage 14

Risikofaktoren für eine Humerusfraktur:

1. Erhöhtes Sturzrisiko.
2. Risikofaktoren für Osteoporose.
3. Bilaterale Hand-Parästhesien.
4. Diskoloration der Finger.
5. Tastbare Deformität des Oberarms.

a) Nur Aussagen 1, 2 und 3 sind richtig.
b) Nur Aussagen 1, 3 und 4 sind richtig.
c) Nur Aussagen 1 und 2 sind richtig.
d) Nur Aussagen 1, 2 und 5 sind richtig.
e) Alle Aussagen sind richtig.

Frage 15

Risikofaktoren für eine Ligamentruptur im Schultergürtel:

1. Trauma.
2. Drogenmissbrauch.
3. Alter > 50 Jahre.
4. Wurfsportart.
5. Rauchen.

a) Nur Aussagen 1, 2 und 3 sind richtig.
b) Nur Aussagen 1, 3 und 4 sind richtig.
c) Nur Aussagen 1 und 2 sind richtig.
d) Nur Aussagen 1, 2 und 5 sind richtig.
e) Alle Aussagen sind richtig.

Frage 16

Zu den Rupturtests gehören:

1. Apprehension-Test.
2. Load-and-Shift-Test.
3. Lift-off-Test.
4. Sulkuszeichen.
5. Drop-Arm-Test.

a) Nur Aussagen 1, 2 und 3 sind richtig.
b) Nur Aussagen 1, 3 und 4 sind richtig.
c) Nur Aussagen 1 und 2 sind richtig.
d) Nur Aussagen 1, 2 und 5 sind richtig.
e) Alle Aussagen sind richtig.

Frage 17

Die Diagnose „Thoracic Outlet-Syndrom" wird durch folgende Zeichen bestätigt:

1. Symptomverstärkung durch Armelevation.
2. Gangunsicherheit.
3. Parästhesie C 7–Th
4. Schmerz bei Palpation des Plexus brachialis und der Mm. Scaleni in der Fossa supraclavicularis.
5. Provokation der Symptome durch Hands-up-Test.

a) Nur Aussagen 1, 2 und 3 sind richtig.
b) Nur Aussagen 1, 3, 4 und 5 sind richtig.
c) Nur Aussagen 1 und 2 sind richtig.
d) Nur Aussagen 1, 2 und 5 sind richtig.
e) Alle Aussagen sind richtig.

Frage 18

Welche Organsysteme können sich als Symptome im Schultergürtel präsentieren?

1. Pulmonales System.
2. Gastrointestinales System.
3. Gynäkologisches System.
4. Urologisches System.
5. Kardiovaskuläres System.

a) Nur Aussagen 1, 2, 3 und 5 sind richtig.
b) Nur Aussagen 1, 3, 4 und 5 sind richtig.
c) Nur Aussagen 1 und 2 sind richtig.
d) Nur Aussagen 1, 2 und 5 sind richtig.
e) Alle Aussagen sind richtig.

5.5 Symptome im Ellbogen

Frage 19

Frakturzeichen im Ellbogenbereich sind:

1. Sichtbare Schwellung.
2. Knöcherne Deformität.
3. Arm wird in Schonhaltung von dem anderen Arm oder einer Schlinge gestützt.
4. Krepitus.
5. Hohe Schmerzintensität.

a) Nur Aussagen 1, 2 und 3 sind richtig.
b) Nur Aussagen 1, 3 und 4 sind richtig.
c) Nur Aussagen 1 und 2 sind richtig.
d) Nur Aussagen 2, 4 und 5 sind richtig.
e) Alle Aussagen sind richtig.

5.6 Symptome in der Hand

Frage 20

Die häufigsten Frakturen im Bereich der Hand sind:

1. Distaler Radius.
2. Scaphoid.
3. Trapezium.
4. Metacarpale.
5. Os posiforme.

a) Nur Aussagen 1, 2 und 3 sind richtig.
b) Nur Aussagen 1, 3 und 4 sind richtig.
c) Nur Aussagen 1 und 2 sind richtig.
d) Nur Aussagen 2, 3 und 5 sind richtig.
e) Alle Aussagen sind richtig.

Frage 21

Risikofaktoren für Osteoporose sind:

1. Menopause.
2. Alkoholkonsum.
3. Phosphathaltige Getränke.
4. Immobilität.
5. Rauchen.

a) Nur Aussagen 1, 2 und 3 sind richtig.
b) Nur Aussagen 1, 3 und 4 sind richtig.
c) Nur Aussagen 1 und 2 sind richtig.
d) Nur Aussagen 2, 4 und 5 sind richtig.
e) Alle Aussagen sind richtig.

Frage 22

Folgende Medikamente können Osteoporose begünstigen:

1. Kortisonpräparate.
2. Heparin.
3. Antiepileptika.
4. Antidepressiva.
5. Hormonentzugstherapie.

a) Nur Aussagen 1, 2 und 3 sind richtig.
b) Nur Aussagen 1, 3 und 4 sind richtig.
c) Nur Aussagen 1 und 2 sind richtig.
d) Nur Aussagen 2, 3 und 5 sind richtig.
e) Alle Aussagen sind richtig.

Frage 23

Zeichen einer Scaphoidfraktur:

1. Daumen- und Zeigefinger-„Pinch“ schmerzhaft.
2. Pronation des Unterarms schmerzhaft.
3. Supination des Unterarms schmerzhaft.
4. Daumenabduktion schmerzhaft.
5. Druckempfindlichkeit in der Foveola radialis.

a) Nur Aussagen 1, 2 und 3 sind richtig.
b) Nur Aussagen 1, 3 und 4 sind richtig.
c) Nur Aussagen 1, 2, 4 und 5 sind richtig.
d) Nur Aussagen 2, 3, 4 und 5 sind richtig.
e) Alle Aussagen sind richtig.

Frage 24

Zu den IASP-Diagnosekriterien für CRPS gehört:

1. Hyperalgesie.
2. Asymmetrie der Hauttemperatur.
3. Asymmetrie beim Schwitzen.
4. Bewegungseinschränkung nur in Supination.
5. Parästhesie im Versorgungsgebiet des N. medianus.

a) Nur Aussagen n 1, 2 und 3 sind richtig.
b) Nur Aussagen 1, 3 und 4 sind richtig.
c) Nur Aussagen 1, 2, 4 und 5 sind richtig
d) Nur Aussagen 2, 3, 4 und 5 sind richtig.
e) Alle Aussagen sind richtig.

Frage 25

Zu den Red Flags für Karpaltunnelsyndrom gehören:

1. Hände schlafen ein.
2. Anfangs Mittelfinger.
3. Vor allem nachts.
4. Hyperhidrose.
5. Atrophie des radialen Thenar.

a) Nur Aussagen 1, 2 und 3 sind richtig.
b) Nur Aussagen 1, 3 und 4 sind richtig.
c) Nur Aussagen 1, 2, 3 und 5 sind richtig.
d) Nur Aussagen 2, 3 und 5 sind richtig.
e) Alle Aussagen sind richtig.

Frage 26

Geeignete physiotherapeutische Untersuchungen bei Karpaltunnelsyndrom sind:

1. Phalen-Test.
2. Hoffmann-Tinel-Test.
3. Zweipunktdiskrimination.
4. Murphy-Percussion-Test.
5. Armelevationstest.

a) Nur Aussagen 1, 2 und 3 sind richtig.
b) Nur Aussagen 1, 3 und 4 sind richtig.
c) Nur Aussagen 1, 2, 3 und 5 sind richtig.
d) Nur Aussagen 2, 3, 4 und 5 sind richtig.
e) Alle Aussagen sind richtig.

5.7 Symptome im Bereich von Hüfte und Becken

Frage 27

Geeignete Tests für die Untersuchung einer Femurschaftfraktur sind:

1. Patella-Pubic-Percussion-Test.
2. Fulcrum-Test.
3. Vibrationstest.
4. Fersen-Klopftest.
5. Faber-Test.

a) Nur Aussagen 2, 3, 4 und 5 sind richtig.
b) Nur Aussagen 1, 2, 3 und 4 sind richtig.
c) Nur Aussagen 1, 2, 4 und 5 sind richtig.
d) Nur Aussagen 3, 4 und 5 sind richtig.
e) Alle Aussagen sind richtig.

Frage 28

Zur physiotherapeutischen Untersuchung bei Hüftimpingement bzw. Verdacht auf Labrumabriss gehören:

1. Passive Hüftextension.
2. Fersen-Klopftest.
3. Tiefe Hocke.
4. 90° Flexion plus Innenrotation.
5. Faber-Test.

a) Nur Aussagen 2, 3 und 4 sind richtig.
b) Nur Aussagen 1, 2 und 4 sind richtig.
c) Nur Aussagen 3, 4 und 5 sind richtig.
d) Nur Aussagen 2, 4 und 5 sind richtig.
e) Alle Aussagen sind richtig.

Frage 29

Entzündliche Erkrankungen im Bereich des Hüftgelenks sind:

1. Herpes zoster/Gürtelrose.
2. Bakterielle Coxitis.
3. Borreliose.
4. Coxitis fugax.
5. Bursitis trochanterica.

a) Nur Aussagen 2, 3 und 4 sind richtig.
b) Nur Aussagen 1, 2 und 4 sind richtig.
c) Nur Aussagen 3, 4 und 5 sind richtig.
d) Nur Aussagen 2, 4 und 5 sind richtig.
e) Alle Aussagen sind richtig.

Frage 30

Hüfterkrankungen im Kindesalter sind:

1. Burstitis trochanterica.
2. Morbus Perthes.
3. Morbus Osgood-Schlatter.
4. Epiphyseolysis capitis femoris.
5. Coxitis fugax.

a) Nur Aussagen 2, 4 und 5 sind richtig.
b) Nur Aussagen 1, 2 und 4 sind richtig.
c) Nur Aussagen 3, 4 und 5 sind richtig.
d) Nur Aussagen 1, 3 und 4 sind richtig.
e) Alle Aussagen sind richtig.

Frage 31

Was sind keine Red Flags für Leistenhernien?

1. Schwangerschaft.
2. Sitzende Tätigkeit.
3. Chronische Verstopfung.
4. Genetisch bekannte Bindegewebsschwäche.
5. Männliches Geschlecht.

a) Nur Aussagen 1 und 2 sind richtig.
b) Nur Aussage 2 ist richtig.
c) Nur Aussagen 2, 3 und 5 sind richtig.
d) Nur Aussagen 2 und 4 sind richtig.
e) Alle Antworten sind richtig.

5.8 Symptome im Bereich des Kniegelenks

Frage 32

Geeignete Tests bei Verdacht auf eine Meniskusläsion sind:

1. Lachmann-Test.
2. Thessaly-Test.
3. McMurray-Test.
4. Apley-Test.
5. Payr-Zeichen.

a) Nur Aussagen 2, 3, 4 und 5 sind richtig.
b) Nur Aussagen 1, 3, 4 und 5 sind richtig.
c) Nur Aussagen 1, 2, 4 und 5 sind richtig.
d) Nur Aussagen 3, 4 und 5 sind richtig.
e) Alle Aussagen sind richtig.

Frage 33

Geeignete Tests bei Verdacht auf eine Ligamentruptur im Kniegelenk sind:

1. Lachmann-Test.
2. Thessaly-Test.
3. McMurray-Test.
4. Apley-Test.
5. Pivot-Test.

a) Nur Aussagen 2, 3, 4 und 5 sind richtig.
b) Nur Aussagen 1 und 4 sind richtig.
c) Nur Aussagen 1 und 5 sind richtig.
d) Nur Aussagen 3 und 5 sind richtig.
e) Alle Aussagen sind richtig.

Frage 34

Systemische Gelenkerkrankungen, bei denen das Kniegelenk beteiligt sein kann, sind:

1. Primär chronische Polyarthritis.
2. Gicht.
3. Lupus erythematodes.
4. Morbus Bechterew.
5. Morbus Crohn.

a) Nur Antworten 2, 3, 4 und 5 sind richtig.
b) Nur Antworten 1 und 4 sind richtig.
c) Nur Antworten 1 und 5 sind richtig.
d) Nur Antworten 1, 2, 4 und 5 sind richtig.
e) Alle Antworten sind richtig.

Frage 35

Red Flags für Chondromalazie sind:

1. Schmerzverstärkung bei Rotation.
2. Schmerzverstärkung durch Berg- und Treppabgehen.
3. Schmerz nach längerem Sitzen.
4. Gelenk-„Locking“.
5. Erguss.

a) Nur Aussagen 2, 3 und 5 sind richtig.
b) Nur Aussagen 1 und 4 sind richtig.
c) Nur Aussagen 1, 2 und 3 sind richtig.
d) Nur Aussagen 3, 4 und 5 sind richtig.
e) Alle Aussagen sind richtig.

5.9 Symptome im Bereich des Fußes

Frage 36

Zu den Ottawa Ankle Rules gehört, dass nach einem Trauma eine Bildgebung erfolgen soll, wenn ...

1. ... eine sichtbare Deformität vorhanden ist.
2. ... Palpationsempfindlichkeit im Malleolenbereich vorliegt.
3. ... Schmerzen im Bereich der Malleolen vorhanden sind.
4. ... Schmerzen im Bereich des Mittelfußes vorhanden sind.
5. ... der Patient keine 4 Schritte gehen kann.

a) Nur Aussagen 1, 2, 4 und 5 sind richtig.
b) Nur Aussagen 1, 3, 4 und 5 sind richtig.
c) Nur Aussagen 2, 3, 4 und 5 sind richtig.
d) Nur Aussagen 1, 2, 3 und 4 sind richtig.
e) Alle Aussagen sind richtig.

Frage 37

Die häufigste Stressfraktur des Fußes ist:

1. Metatarsale.
2. Calcaneus.
3. Distale phalanx dig. 5.
4. Talus.
5. Hallux.

a) Nur Aussage 1 ist richtig.
b) Nur Aussage 2 ist richtig.
c) Nur Aussage 3 ist richtig.
d) Nur Aussage 4 ist richtig.
e) Nur Aussage 5 ist richtig.

Frage 38

Red Flags/Risikofaktoren für ein entzündliches Geschehen im Bereich des Fußes sind:

1. Schwellung, Rötung, Überwärmung, Schmerz, Bewegungseinschränkung.
2. Allgemeines Krankheitsgefühl.
3. Zustand post-OP.
4. Zustand post-Infektion.
5. Zeckenbiss.

a) Nur Aussagen 1, 2, 4 und 5 sind richtig.
b) Nur Aussagen 1, 3, 4 und 5 sind richtig.
c) Nur Aussagen 2, 3, 4 und 5 sind richtig.
d) Nur Aussagen 1, 2, 3 und
e) Alle Aussagen sind richtig.

Frage 39

Risikofaktoren für ein Tarsaltunnelsyndrom sind:

1. Ausdauersportart, z. B. Joggen.
2. Pes planus.
3. Übergewicht.
4. Rheumatoide Arthritis.
5. Trauma.

a) Nur Aussagen 2, 3, 4 und 5 sind richtig.
b) Nur Aussagen 1, 3, 4 und 5 sind richtig.
c) Nur Aussagen 2, 4 und 5 sind richtig.
d) Nur Aussagen 2, 3 und 5 sind richtig.
e) Alle Aussagen sind richtig.

Frage 40

Risikofaktoren für periphere Polyneuropathien sind:

1. Diabetes.
2. Alkoholabusus.
3. Vitamin B_6- und B_{12}-Mangel.
4. Vergiftungen.
5. Medikamentenebenwirkungen.

a) Nur Aussagen 2, 3, 4 und 5 sind richtig.
b) Nur Aussagen 1, 3, 4 und 5 sind richtig.
c) Nur Aussagen 2, 4 und 5 sind richtig.
d) Nur Aussagen 1, 2, 3 und 4 sind richtig.
e) Alle Aussagen sind richtig.

5.10 Symptome im Bereich der langen Röhrenknochen

Frage 41

Risikofaktoren für eine Tibia-Stressfraktur sind:

1. Schmerz lässt nach Aufwärmphase nicht nach.
2. Stumpfes Trauma.
3. Ausdauernde/repetive Belastungen.
4. Veränderung der Trainingsbelastung.
5. Rheumatoide Arthritis.

a) Nur Aussagen 1, 3, 4 und 5 sind richtig.
b) Nur Aussagen 1, 2, 3 und 5 sind richtig.
c) Nur Aussagen 1, 2, 3 und 4 sind richtig.
d) Nur Aussagen 2, 3, 4 und 5 sind richtig.
e) Alle Aussagen sind richtig.

Frage 42

Physiotherapeutisch durchführbare Tests zur Einschätzung des Risikos einer Stressfraktur sind:

1. Fulcrum-Test.
2. Stethoskop-Klopf-Test.
3. Stimmgabel-Stethoskop-Test.
4. Vibration.
5. Rinne-Test.

a) Nur Aussagen 1, 2 und 4 sind richtig.
b) Nur Aussagen 1, 2 und 3 sind richtig.
c) Nur Aussagen 1, 2, 3 und 4 sind richtig.
d) Nur Aussagen 1, 2 und 5 sind richtig.
e) Alle Aussagen sind richtig.

Frage 43

Beim Tibiakantensyndrom kommt es zu ...

1. ... Schmerz medial der Tibia nach sportlicher Aktivität.
2. ... neurologischen Ausfällen.
3. ... Verfärbungen der Haut und Zehennägel.
4. ... Symptomen am Tag nach dem Training.
5. ... Nachlassen der Symptome nach der Aufwärmphase.

a) Nur Aussagen 1, 2 und 4 sind richtig.
b) Nur Aussagen 1, 4 und 5 sind richtig.
c) Nur Aussagen 1, 2, 4 und 5 sind richtig.
d) Nur Aussagen 2, 4 und 5 sind richtig.
e) Alle Aussagen sind richtig.

Frage 44

Ursachen für ein anteriores Kompartmentsyndrom können sein:

1. Stumpfes Trauma.
2. Muskelfaserriss.
3. Zu enger Gipsverband.
4. Tragen von Schienbeinschonern.
5. Anhaltende muskuläre Überlastung.

a) Nur Aussagen 1, 2 und 5 sind richtig.
b) Nur Aussagen 1, 2, 4 und 5 sind richtig.
c) Nur Aussagen 1, 2, 3 und 5 sind richtig.
d) Nur Aussagen 2, 3 und 5 sind richtig.
e) Alle Aussagen sind richtig.

Frage 45

Risikofaktoren für eine akute tiefe Beinvenenthrombose sind (Wells-Score):

1. Immobilisation.
2. Aktive Krebserkrankung.
3. Schwellung des gesamten Beines.
4. Kollateralvenen.
5. Frühere dokumentierte tiefe Beinvenenthrombose.

a) Nur Aussagen 1, 2 und 5 sind richtig.
b) Nur Aussagen 1, 2, 4 und 5 sind richtig.
c) Nur Aussagen 1, 2, 3 und 5 sind richtig.
d) Nur Aussagen 2, 3, 4 und 5 sind richtig.
e) Alle Aussagen sind richtig.

Frage 46

Risikofaktoren für eine periphere arterielle Verschlusskrankheit sind:

1. Schmerzen beim Gehen.
2. Ödembildung.
3. Blasse, kalte Füße.
4. Nageldystrophie.
5. Haarverlust an der betroffenen Extremität.

a) Nur Aussagen 1, 2 und 5 sind richtig.
b) Nur Aussagen 1, 2, 4 und 5 sind richtig.
c) Nur Aussagen 1, 3, 4 und 5 sind richtig.
d) Nur Aussagen 2, 3, 4 und 5 sind richtig.
e) Alle Aussagen sind richtig.

Frage 47

Red Flags/Risikofaktoren für einen Knochentumor sind:

1. Frühere Krebserkrankung.
2. Nachtschmerz.
3. Palpierbare Masse entlang der langen Röhrenknochen.
4. Unilaterales Ödem.
5. Progredientes Schmerzverhalten mit abnehmender Belastbarkeit.

a) Nur Aussagen 1, 2 und 5 sind richtig.
b) Nur Aussagen 1, 2, 4 und 5 sind richtig.
c) Nur Aussagen 1, 3, 4 und 5 sind richtig.
d) Nur Aussagen 2, 3, 4 und 5 sind richtig.
e) Alle Aussagen sind richtig.

5.11 Kopfschmerz und Schwindel

Frage 48

Welche der folgenden Symptome gehören zu den Red Flags bei Kopfschmerzen?

1. Plötzlicher heftiger Beginn.
2. Neurologische Begleiterscheinungen.
3. Schwindel.
4. Systemische Zeichen wie Fieber etc.
5. Übelkeit.

a) Nur Aussagen 1, 2 und 4 sind richtig.
b) Nur Aussagen 2, 3, 4 und 5 sind richtig.
c) Nur Aussagen 1, 2 und 3 sind richtig.
d) Nur Aussagen 1, 3 und 4 sind richtig.
e) Alle Aussagen sind richtig.

Frage 49

Mit welchen Tests kann man die Kranialnerven untersuchen?

1. Pupillenreaktion.
2. Weber-Test.
3. Hörtest.
4. Rinne-Test.
5. Thompson-Test.

a) Nur Aussagen 1, 2 und 3 sind richtig.
b) Nur Aussagen 1, 2 und 4 sind richtig.
c) Nur Aussagen 1, 2, 3 und 4 sind richtig.
d) Nur Aussagen 2, 4 und 5 sind richtig.
e) Alle Aussagen sind richtig.

Frage 50

Welche Symptome gehören nicht zu den Red Flags bei Schwindel?

1. Seh-, Sprech-, Schluckstörungen oder andere neurologische Defizite.
2. Gestörte Vigilanz, Bewusstseinsverlust.
3. Hörverlust.
4. Übelkeit, Erbrechen.
5. Kopfschmerzen.

a) Nur Aussagen 1, 2 und 3 sind richtig.
b) Nur Aussagen 1, 2, 3 und 5 sind richtig.
c) Nur Aussage 4 ist richtig.
d) Nur Aussagen 4 und 5 sind richtig.
e) Alle Aussagen sind richtig.

Frage 51

Zentrale Ursachen für Schwindel sind

1. Vestibuläre Migräne.
2. Morbus Ménière.
3. Labyrinthitis.
4. Multiple Sklerose.
5. Psychogener Schwindel.

a) Nur Aussagen 1, 4 und 5 sind richtig.
b) Nur Aussagen 1, 2, 3 und 4 sind richtig.
c) Nur Aussagen 1 und 4 sind richtig.
d) Nur Aussagen 4 und 5 sind richtig.
e) Alle Aussagen sind richtig.

Frage 52

Die Dix-Hallpike Lagerungsprobe ist positiv bei ...

1. ... benignem Lagerungsschwindel.
2. ... Morbus Ménière.
3. ... vestibulärer Migräne.
4. ... Akustikusneurom.
5. ... Kleinhirntumor.

a) Nur Aussagen 1 und 2 sind richtig.
b) Nur Aussagen 1 und 5 sind richtig.
c) Nur Aussage 1 ist richtig.
d) Nur Aussage 4 ist richtig.
e) Alle Aussagen sind richtig.

5.12 Fragen zu Kapitel 3: Überprüfung der Organsysteme

Frage 53

Typische Symptome bei Hyperglykämie sind:

1. Bauchschmerzen.
2. Gesteigerte Reflexe.
3. Hypertonie.
4. Polydipsie.
5. Geruch nach Aceton im Atem.

a) Nur Aussagen 1 und 4 sind zutreffend.
b) Nur Aussagen 2 und 5 sind zutreffend.
c) Nur Aussagen 2, 3 und 4 sind zutreffend.
d) Nur Aussagen 1, 4 und 5 sind zutreffend.
e) Alle Aussagen sind zutreffend.

Frage 54

Fokale Zeichen bei Hypoglykämie sind:

1. Hemiplegie.
2. Periphere Atemstörung.
3. Doppelbilder.
4. Krampfanfälle.
5. Somnolenz.

a) Nur Aussagen 1, 2 und 4 sind zutreffend.
b) Nur Aussagen 2, 3 und 5 sind zutreffend.
c) Nur Aussagen 1, 3, 4 und 5 sind zutreffend.
d) Nur Aussagen 2, 3, 4 und 5 sind zutreffend.
e) Alle Aussagen sind zutreffend.

Frage 55

Typische Nebenwirkungen von Psychopharmaka sind:

1. Gewichtsabnahme.
2. Schwindel.
3. Paresen.
4. Übelkeit.

a) Nur Aussagen 1 und 4 sind zutreffend.
b) Nur Aussagen 2 und 4 sind zutreffend.
c) Nur Aussagen 2, 3 und 4 sind zutreffend.
d) Nur Aussagen 3 und 4 sind zutreffend.
e) Alle Aussagen sind zutreffend.

Frage 56

Typische Symptome bei einer bakteriellen Endokarditis sind:

1. Fieber und Schüttelfrost.
2. Neue Herzgeräusche.
3. BSG-Erhöhung.
4. Gehirnembolien.
5. Herzrhythmusstörungen.

a) Nur Aussagen 1, 3 und 4 sind zutreffend.
b) Nur Aussagen 2, 4 und 5 sind zutreffend.
c) Nur Aussagen 1, 2, 3 und 4 sind zutreffend.
d) Nur Aussagen 1, 3 und 4 sind zutreffend.
e) Alle Aussagen sind zutreffend.

Frage 57

Die Hauptsymptome der COPD sind:

1. Auswurf.
2. Atemnot.
3. Fieber.
4. Chronischer Husten.
5. Stridor.

a) Nur Aussagen 1 und 5 sind zutreffend.
b) Nur Aussagen 2 und 5 sind zutreffend.
c) Nur Aussagen 1, 2 und 4 sind zutreffend.
d) Nur Aussagen 1, 2 und 5 sind zutreffend.
e) Alle Aussagen sind zutreffend.

Frage 58

Ungünstig für den Verlauf einer Lungenentzündung sind:

1. Weibliches Geschlecht.
2. Hohes Alter.
3. Erhöhtes HbA1c.
4. AIDS.
5. Nosokomiale Erreger.

a) Nur Aussagen 1 und 4 sind zutreffend.
b) Nur Aussagen 2, 3, 4 und 5 sind zutreffend.
c) Nur Aussagen 1, 2, 3 und 4 sind zutreffend.
d) Nur Aussagen 3, 4 und 5 sind zutreffend.
e) Alle Aussagen sind zutreffend.

Frage 59

Körperliche Befunde bei einem Emphysem sind:

1. Steil verlaufende Rippen.
2. Fassförmiger Thorax.
3. Inspiratorische Atembehinderung.
4. Hochstehendes Zwerchfell.
5. Abnahme der 1-Sek.-Funktionskapazität der Lunge.

a) Nur Aussagen 1 und 4 sind zutreffend.
b) Nur Aussagen 2 und 5 sind zutreffend.
c) Nur Aussagen 2, 3 und 4 sind zutreffend.
d) Nur Aussagen 2 und 4 sind zutreffend.
e) Alle Aussagen sind zutreffend.

Frage 60

Typische Ursachen einer Lungenembolie sind:

1. Unterschenkel-Gips.
2. Frakturen der WK.
3. Thrombophlebitis.
4. Endokarditis.

a) Nur Aussagen 1 und 4 sind zutreffend.
b) Nur Aussagen 2 und 4 sind zutreffend.
c) Nur Aussagen 2, 3 und 4 sind zutreffend.
d) Nur Aussagen 3 und 4 sind zutreffend.
e) Alle Aussagen sind zutreffend.

Frage 61

Spätschäden bei arterieller Hypertonie betreffen folgende Organe:

1. Gehirn.
2. Auge.
3. Herz.
4. Leber.
5. Milz.

a) Nur Aussagen 1, 2 und 3 sind zutreffend.
b) Nur Aussagen 2, 3 und 4 sind zutreffend.
c) Nur Aussagen 2, 3 und 5 sind zutreffend.
d) Nur Aussagen 3 und 4 sind zutreffend.
e) Nur Aussagen 3 und 5 sind zutreffend.

Frage 62

Folgende Aussagen treffen auf Hirntumore zu:

1. Kommen nicht bei Kindern vor.
2. Sind immer lebensverkürzend.
3. Sind spät im CT zu sehen.
4. Können Apraxien verursachen.
5. Lassen sich immer operativ entfernen.

a) Nur Aussagen 1 und 4 sind zutreffend.
b) Nur Aussagen 4 und 5 sind zutreffend.
c) Nur Aussage 2 ist zutreffend.
d) Nur Aussage 4 ist zutreffend.
e) Alle Aussagen sind zutreffend.

Frage 63

Häufige Ursachen für eine Polyneuropathie sind:

1. Idiopathisch.
2. Diabetes mellitus.
3. Chemotherapie.
4. Lues.
5. Alkohol.

a) Nur Aussagen 1, 3 und 4 sind zutreffend.
b) Nur Aussagen 2, 4 und 5 sind zutreffend.
c) Nur Aussagen 2, 3 und 4 sind zutreffend.
d) Nur Aussagen 1, 2 und 4 sind zutreffend.
e) Alle Aussagen sind zutreffend.

Frage 64

Welche Aussagen treffen auf die Multiple Sklerose zu?

1. Frauen sind häufiger betroffen.
2. Es ist eine Entmarkungskrankheit.
3. Ein Fatigue-Syndrom kann vorkommen.
4. Schubförmiger Verlauf ist typisch.
5. IgG im Liquor oft erhöht.

a) Nur Aussagen 1, 3 und 4 sind zutreffend.
b) Nur Aussagen 2, 4 und 5 sind zutreffend.
c) Nur Aussagen 2, 3 und 5 sind zutreffend.
d) Nur Aussagen 1, 2 und 4 sind zutreffend.
e) Alle Aussagen sind zutreffend.

6 Antwortenkatalog

Frage 1: Antwort c
Frage 2: Antwort e
Frage 3: Antwort d
Frage 4: Antwort a
Frage 5: Antwort b
Frage 6: Antwort e
Frage 7: Antwort e
Frage 8: Antwort a
Frage 9: Antwort d
Frage 10: Antwort e
Frage 11: Antwort d
Frage 12: Antwort b
Frage 13: Antwort e
Frage 14: Antwort d
Frage 15: Antwort e
Frage 16: Antwort e
Frage 17: Antwort b
Frage 18: Antwort a
Frage 19: Antwort e
Frage 20: Antwort c
Frage 21: Antwort e
Frage 22: Antwort e
Frage 23: Antwort c
Frage 24: Antwort a
Frage 25: Antwort c
Frage 26: Antwort c
Frage 27: Antwort b
Frage 28: Antwort c
Frage 29: Antwort e
Frage 30: Antwort a
Frage 31: Antwort b
Frage 32: Antwort a
Frage 33: Antwort c
Frage 34: Antwort e
Frage 35: Antwort a
Frage 36: Antwort c
Frage 37: Antwort a
Frage 38: Antwort e
Frage 39: Antwort a
Frage 40: Antwort e
Frage 41: Antwort a
Frage 42: Antwort c
Frage 43: Antwort b
Frage 44: Antwort c
Frage 45: Antwort e
Frage 46: Antwort c
Frage 47: Antwort e
Frage 48: Antwort a
Frage 49: Antwort c
Frage 50: Antwort d
Frage 51: Antwort a
Frage 52: Antwort c
Frage 53: Antwort d
Frage 54: Antwort c
Frage 55: Antwort b
Frage 56: Antwort e
Frage 57: Antwort c
Frage 58: Antwort b
Frage 59: Antwort b
Frage 60: Antwort a
Frage 61: Antwort a
Frage 62: Antwort d
Frage 63: Antwort e
Frage 64: Antwort e

7 Erstkontaktfragebogen

Um Sie gründlich und gezielt untersuchen zu können, benötigen wir von Ihnen einige wichtige Informationen. Wenn Sie eine Frage nicht verstehen, lassen Sie sie zunächst aus, wir helfen Ihnen gerne. Vielen Dank!

Name:	
Beruf:	
Hobbies:	
Allergien: Sind Sie allergisch gegen Medikamente? Welche?	
Reagieren Sie empfindlich auf Latex?	□ ja □ nein
Sind andere Allergien bekannt, die für die Behandlung wichtig sein könnten? Welche?	
Sind Sie bei einer der folgenden Berufsgruppen in Behandlung?	
□ Hausarzt	□ Psychiater/Psychologe
□ Osteopath	□ Physiotherapeut/Krankengymnast
□ Zahnarzt	□ Chiropraktiker
□ Andere:	Datum der letzten Untersuchung:
Gehen Sie zu den altersentsprechenden Vorsorgeuntersuchungen?	□ ja □ nein
Für welche Art von Beschwerden wurden Sie in den letzten 3 Monaten bei einer der oben angegebenen Berufsgruppen behandelt?	

Wurde bei Ihnen jemals eine der folgenden Erkrankungen diagnostiziert?

Krebs. Wenn ja, welche Art?	□ ja □ nein Art:	Rheumatoide Arthritis	□ ja □ nein
Herzprobleme. Wenn ja, welche Art?	□ ja □ nein Art:	Andere entzündliche Gelenkserkrankungen	□ ja □ nein
Hoher Blutdruck	□ ja □ nein	Depressionen	□ ja □ nein
Kreislaufprobleme	□ ja □ nein	Hepatitis	□ ja □ nein
Asthma	□ ja □ nein	Tuberkulose	□ ja □ nein
Magengeschwüre	□ ja □ nein	Schlaganfall	□ ja □ nein
Abhängigkeit von Alkohol, Medikamenten, anderen Substanzen?	□ ja □ nein welche?............................	Nierenerkrankungen. Wenn ja, welche Art?	□ ja □ nein Art: ....
Schilddrüsenprobleme	□ ja □ nein	Thrombose	□ ja □ nein
Diabetes	□ ja □ nein	Osteoporose	□ ja □ nein
Multiple Sklerose	□ ja □ nein	Andere	□ ja □ nein

Haben Sie sich im letzten Monat niedergeschlagen, hoffnungslos oder depressiv gefühlt?	□ ja □ nein
Haben Sie sich im letzten Monat für nichts interessiert und an nichts Freude gefunden?	□ ja □ nein
Sind Sie jemals von Ihrem Partner oder reiner anderen, Ihnen nahestehenden Person bedroht, verletzt oder eingeschüchtert worden?	□ ja □ nein
Bitte nennen Sie alle Operationen, die bei Ihnen durchgeführt wurden und jeden Krankenhausaufenthalt unter Angabe von Grund und Datum:	□ ja □ nein
Bitte nennen Sie alle ernsthaften Verletzungen, für die Sie behandelt werden mussten (z. B. Knochenbrüche, Bandverletzungen etc.) und das ungefähre Datum der Verletzung:	□ ja □ nein Datum: Verletzung:
Wurde ein Familienmitglied (Eltern, Geschwister) von Ihnen jemals wegen einer der folgenden Erkrankungen behandelt?	□ ja □ nein

Diabetes	□ ja □ nein	Krebs	□ ja □ nein
Herzerkrankungen	□ ja □ nein	Abhängigkeit (Alkohol, Medikamente)	□ ja □ nein
Hoher Blutdruck	□ ja □ nein	Depressionen	□ ja □ nein
Schlaganfall	□ ja □ nein	Nierenerkrankungen	□ ja □ nein
entzündliche Gelenkerkrankungen (Rheuma, M.Bechterew)	□ ja □ nein		□ ja □ nein

Welche der folgenden Medikamente haben Sie in der vergangenen Woche eingenommen?

Aspirin	verordnet	nicht verordnet
Paracetamol	□ ja □ nein	□ ja □ nein
Ibuprofen, Diclofenac, etc.	□ ja □ nein	□ ja □ nein
Medikamente gegen Magengeschwüre	□ ja □ nein	□ ja □ nein
Vitamine/Mineralien (Nahrungsergänzung)	□ ja □ nein	□ ja □ nein
Pflanzliche Mittel	□ ja □ nein	□ ja □ nein
Andere, die Ihnen nicht verordnet wurden	welche?	

Bitte listen sie die Medikamente auf, die Sie auf Verordnung Ihres Arztes derzeit einnehmen (Tabletten, Injektionen, Medikamentenpflaster etc.)

1. .... 4. ....

2. .... 5. ....

3. .... 6. ....

Wieviel Kaffee oder andere koffeinhaltige Getränke konsumieren Sie pro Tag?

Wie viele Zigaretten rauchen Sie pro Tag?

Seit wie vielen Jahren rauchen Sie?

Wann haben Sie mit dem Rauchen aufgehört?

An wie vielen Tagen pro Woche trinken Sie Alkohol?

Wie viele Gläser Bier oder Wein o. ä. trinken Sie an diesen Tagen?			
Bitte umkreisen Sie die derzeitigen Beschwerden, die für Sie neu, ungewöhnlich oder atypisch sind:			
Gewichtsveränderungen	□ ja □ nein	Gelenk-/Muskelschwellung	□ ja □ nein
Übelkeit/Erbrechen	□ ja □ nein	Hämatome ungeklärter Herkunft (blaue Flecken)	□ ja □ nein
Schwindel	□ ja □ nein	starke Blutung	□ ja □ nein
Müdigkeit	□ ja □ nein	Atemnot	□ ja □ nein
Schwächegefühl	□ ja □ nein	regelmäiges Husten	□ ja □ nein
Fieber, Schüttelfrost, Schwitzen	□ ja □ nein	Arm-/Beinschwellung	□ ja □ nein
Kribbeln oder Taubheit	□ ja □ nein	Herzrasen	□ ja □ nein
Zittern	□ ja □ nein	Schluckbeschwerden	□ ja □ nein
Anfallsleiden/Epilepsie	□ ja □ nein	Sodbrennen	□ ja □ nein
Doppelbilder sehen	□ ja □ nein	Verstopfung/ Durchfall	□ ja □ nein
Verlust der Sehschärfe	□ ja □ nein	Blut im Stuhl	□ ja □ nein
gerötete Augen	□ ja □ nein	Post-/Menopause (Wechseljahre)	□ ja □ nein
Hautausschlag	□ ja □ nein	Probleme beim Wasserlassen	□ ja □ nein
Schlafstörungen	□ ja □ nein	Urininkontinenz	□ ja □ nein
Störungen der Sexualfunktion	□ ja □ nein	Blut im Urin	□ ja □ nein
nächtliches Schwitzen	□ ja □ nein	(mögliche) Schwangerschaft	□ ja □ nein
Hörstörungen	□ ja □ nein	Stress bei der Arbeit oder zu Hause	□ ja □ nein
Unterschrift Therapeut	Datum	Unterschrift Patient	Datum
William Boissonnault 2010, Übersetzung Kerstin Lüdtke			

Sachverzeichnis

M

N

O

P

R

S

T

U

V

W

Y

Z